3rd
EDITION

原书第3版

牛津护理指南系列（*Oxford Handbooks in Nursing*）经典译丛

Oxford Handbook of Cardiac Nursing

牛津心脏护理指南

原著　[英] Kate Olson

组织编译　国家心血管病专家委员会护理专业委员会

主审　李庆印　张宇清

主译　张　辰　马　艳

中国科学技术出版社

·北京·

图书在版编目（CIP）数据

牛津心脏护理指南：原书第 3 版 /（英）凯特·奥尔森 (Kate Olson) 原著；张辰，马艳主译. — 北京：中国科学技术出版社，2024.9

书名原文：Oxford Handbook of Cardiac Nursing, 3e

ISBN 978-7-5236-0636-0

Ⅰ .①牛… Ⅱ .①凯… ②张… ③马… Ⅲ .①心脏病—护理—手册 Ⅳ .① R473.5-62

中国国家版本馆 CIP 数据核字（2024）第 071715 号

著作权合同登记号：01-2023-5939

策划编辑　刘　阳　黄维佳
责任编辑　刘　阳
装帧设计　佳木水轩
责任印制　徐　飞

出　　版　中国科学技术出版社
发　　行　中国科学技术出版社有限公司
地　　址　北京市海淀区中关村南大街 16 号
邮　　编　100081
发行电话　010-62173865
传　　真　010-62179148
网　　址　http://www.cspbooks.com.cn

开　　本　889mm×1194mm　1/16
字　　数　358 千字
印　　张　13
版　　次　2024 年 9 月第 1 版
印　　次　2024 年 9 月第 1 次印刷
印　　刷　北京博海升彩色印刷有限公司
书　　号　ISBN 978-7-5236-0636-0/R·3217
定　　价　138.00 元

版权声明

译者名单

组织编译　国家心血管病专家委员会护理专业委员会

主　审　李庆印　张宇清

主　译　张　辰　马　艳

译　者　（以姓氏笔画为序）

于　萌　河北医科大学第二医院

于　漫　阜外华中心血管病医院

马　艳　中国医学科学院阜外医院

王　珍　空军军医大学第二附属医院

王敏慧　上海交通大学医学院附属瑞金医院

叶　曼　中南大学湘雅二医院

叶　晶　北京大学第一医院

冯　佳　浙江大学医学院附属第二医院

刘　庚　中国医学科学院阜外医院

刘华芬　武汉大学人民医院

刘周周　中国医学科学院阜外医院

刘聪颖　北京大学第三医院

孙国珍　南京医科大学第一附属医院

李永刚　中国医学科学院阜外医院

李庆印　中国医学科学院阜外医院

杨巧芳　阜外华中心血管病医院

吴　岳　中国医学科学院阜外医院

宋剑平　浙江大学医学院附属第二医院

张　辰　中国医学科学院阜外医院

张　瑜　兰州大学第一医院

张宇清　中国医学科学院阜外医院

张婷婷　上海交通大学医学院附属新华医院

罗雯懿　上海交通大学医学院附属上海儿童医学中心

金金花　浙江大学医学院附属邵逸夫医院

胡美玲　中南大学湘雅医院

席文杰　中国医学科学院阜外医院

黄　峥　郑州大学第一附属医院

崔盼盼　河北医科大学第二医院

梁　榕　广西医科大学第二附属医院

梁宝凤　天津市胸科医院

曾　珠　华中科技大学同济医学院附属协和医院
曾晓霞　山西省心血管病医院
温　雅　四川大学华西医院
赖敏华　广州医科大学附属第三医院
翟　贝　河北医科大学第二医院
潘婷婷　贵州省人民医院

内容提要

　　本书引进自牛津大学出版社，由英国心脏护理专家 Kate Olson 领衔编写。全书共 19 章，涵盖了临床工作中可能遇到的所有类型心脏病（不包括周围血管疾病）的基本知识，包括心脏疾病负担的程度、影响心脏护理近期发展的政策驱动因素、危险和健康促进因素、检查和评估、干预措施、药物管理等，还收录了大量 2014 年以来发布的新版指南。书中特别强调了专科护士在心血管护理工作中的角色，还新增了脑卒中、遗传学及基因组的内容，可帮助读者更好地了解遗传性心脏病。本书力求通过提供先进的技术、药物及临床照护路径，促进患者获得更好的健康结局及就医体验，可作为初级医疗保健、普通病房及心脏专科医院心血管护士的实用参考书。

原书序

我们的专业和职业都不可避免地处于一个具有挑战性的时代。在全球范围内，心血管疾病仍是导致过早死亡的五大原因之一。在英国，心血管导致的过早死亡占比甚至超过 1/4。目前，英国约有 740 万人患有心血管疾病，随着人口老龄化程度的加深和人口不断增长，这一数字有不断升高的趋势，因此对医疗卫生服务的需求日益增长。然而，伴随着医疗卫生服务需求的日益增长，医疗卫生服务系统面临着严峻挑战，如医疗人员短缺、英国脱欧的影响等。相关分析预测表明，英国国家医疗服务体系（National Health Service，NHS）未来 10 年可能会面临 25 万至 35 万医疗人员的短缺。尽管如此，NHS 在 2019 年 1 月公布的《NHS 长期计划》（*NHS Long Term Plan*）指出，将在未来 10 年中为患者制订宏大的医疗服务改进计划，包括针对重大健康问题提供世界一流的护理。该计划需综合考虑基于利益相关者的价值和偏好，借助大数据及科学技术，提供照护协作网、综合护理信息系统等，"以不同的方式做事"来提供以人为本的护理。

当然，机遇与挑战并存，我相信这也是成为一名心血管临床护士的好时机。我们已经是这个充满活力并持续发展的专业的一部分，通过提供先进的技术、药物及临床照护路径，力求患者获得最好的健康结局及就医体验。本书作为全新第 3 版，将上述诸多内容都予以专业呈现，如冠状动脉 CT（第 3 章），瓣中瓣植入、免缝合主动脉瓣置换术（第 4 章），术后心房颤动（第 9 章），三维电子解剖图（第 13 章），家族性高胆固醇血症、遗传学和基因组学及心源性猝死（第 14 章），同时还涵盖了大量 2014 年以来发布的新版指南。同样，我很高兴新版本增加了一章专门用来强调专科护士的角色，该章是关于护士主导的瓣膜门诊的内容（第 14 章），心力衰竭专科护士的部分亦有所增加（第 10 章），这些都是护士角色发展和进步的体现。但是，本书仍有不足之处，并未涉及需要心血管临床护士参与的研究，也缺乏需要心血管临床护士引导、可为临床实践提供循证证据的临床研究。随着英国对临床护理学位及临床研究应用的日益重视，心血管临床护士将会有越来越多的机会去构建和传播世界级高水平的心血管护理知识。

Professor Julie Sanders

Director Clinical Research，St Bartholomew's Hospital，

Barts Health NHS Trust and

Clinical Professor of Cardiovascular Nursing，

Queen Mary University of London

（李庆印　译）

译者前言

在我从事心血管临床及管理工作的二十多年里，一直希望能有一部可以让广大心血管临床护士"轻松看、容易学、愿意用"的心血管专科指导书，恰逢机缘巧合了解到这部 *Oxford Handbook of Cardiac Nursing, 3e*。该书独特的呈现方式及思路拓展，让我迫切地想将此书翻译成中文供广大心血管护士阅读学习。在国家心血管疾病专家委员会护理专业委员会多位专家的支持下，来自全国多个地区近 40 位心血管临床护理专家组成了翻译小组，经多次讨论沟通翻译思路及策略，翻译小组迅速开展任务并完成了翻译及审校工作。

本书第 1 章用了较大篇幅讨论心血管疾病的危险因素和健康促进因素，与我国"以基层为重点，以预防为主"的国家方针不谋而合，紧扣我国卫生事业发展的时代主题，说明"健康中国行动"与全球心血管疾病防治策略的发展方向一致。该部分内容对心血管疾病二级预防、健康宣教等护理措施的制订起到了重要指导意义。

本书精练且系统地介绍了心血管科护士必须掌握的心脏病基础知识，贴合心血管护士临床需求，方便护士学以致用。在翻译过程中尽量遵照原著特色，比如，采用大量符号替代常用词语，对易混易忘的内容应用图、表和框进行总结对比，使读者对重点难点均可一目了然且印象深刻。重点疾病的护理内容除护理原则外，还展示了详细具体的临床护理路径，对改进心血管护理策略具有非常好的指导意义。

本书可贵之处还在于开拓了心血管护士的工作范畴及思路，比如，通过介绍心脏病的发展趋势及护理在其中的角色，明确提出了多种未来的护理方式；此外，每章都提供了与本章内容相关的指南列表及深入学习资源的链接，这部分内容不仅是宝贵的学习资源，也很好地提醒了临床护士应不断探索学习专科知识。

翻译本书的过程中收获良多，非常感谢翻译组专家在此过程中的不懈努力及支持，确保了本书较高的专业水准及质量。因本书为翻译著作，书中涉及相关检查指标范围等仅作为培训学习使用，不作为国内临床诊断依据。

尽管译者竭尽全力希望可以精准呈现原著的内容，但由于中外术语规范及语言表达习惯有所差异，中文版中可能存在译释疏漏之处，敬请各位读者和同仁指正。

主任护师　　张　辰

中国医学科学院阜外医院护理部主任

原书前言

随着世界心脏护理领域的不断发展，自 *Oxford Handbook of Cardiac Nursing, 2e* 出版以来，该领域发生了许多变化。因此，本书作为全新第 3 版对各章进行了全面的修订和更新。自上一版出版以来，已经发布或更新的众多循证指南，本书将在相应章末呈现。

脑卒中首次被列入心血管急诊这一章，作为心房颤动等一些疾病的潜在并发症，脑卒中的紧急治疗是非常有必要的。遗传学和基因组学作为医学领域中蓬勃发展的学科，对理解一些遗传性心脏疾病非常重要，因此本书也首次涵盖了该学科的内容。新版本一如既往地采纳了读者对上一版的反馈建议并做出了相应的改进，也欢迎广大读者继续对新版提出修改建议。

Kate Olson

（李庆印 译）

致 谢

全新第 3 版的完成得益于众多人员所做的贡献，我要特别感谢 Tracey Bowden、Rachel Grant 和 Lynda Filer，他们对本书的 3 个版本进行了更新。感谢 Alex Chamberlain 和 Imelda Sotto，他们为新版本更新了内容。同时也要感谢为本书作序的 Julie Sanders 教授。在此还要感谢两位审校者 Anne McLeod 和 Maria Bliss，为本书提出了很多建设性建议。

我永远对 Steve Olson 和 Evie Olson 充满感激，在编写本书过程中，他们给了我无尽的支持、耐心和理解。

Kate Olson

（李庆印 译）

有关新型冠状病毒感染

本书自 2019 年开始修订更新以来，全球一直处于 COVID-19 大流行的状态，虽然其影响程度在一段时间内可能尚不完全清楚，但这种状态无疑会产生深远的影响。众所周知，患有心脏和循环系统疾病的感染者成为重症的风险更高，＞70 岁的老年感染者更甚。虽然居家隔离可以减少接触病毒的机会，但是也存在一定的潜在影响，如社会性孤立、社会流动性降低，这些也会对身心产生不利影响。

心脏康复等服务项目已经暂停线下业务，但是以线上直播形式开展的运动课程等新的服务模式被引入。遗憾的是，英国心脏基金会在 2020 年 4 月报告称，英国疑似心脏病发作的就诊人数从 3 月初的每日平均 300 例减少到 3 月底的每日 150 例，总共减少了约 5000 例患者[1]。许多有症状的患者不去就医的原因主要是害怕在医院感染病毒，以及不想给国家卫生服务系统增加负担。与 2019 年同期相比，2020 年 3 月直接经皮冠状动脉介入治疗（percutaneous coronary intervention，PCI）的数量下降了38%[2]。

基于超声心动图等检查的诊断数据调查显示，2020 年 4—5 月就诊患者数量下降了 2/3，这是由于除紧急情况外的其他服务都暂停了[3]。有报道称，2020 年 6 月即使英国的医疗服务可以恢复，但由于约 28 000 例住院患者的心脏手术被推迟了[4]，导致仍有大量积压的工作，欧洲和美国也有类似的情况。

尽管今年的科研经费被削减，但是有关 COVID-19 对循环系统，特别是对内皮细胞的影响仍在进行重要研究[5]。例如，利用干细胞技术探索心力衰竭治疗方法的研究，可帮助我们理解 COVID-19 对心脏的影响[6]。

许多在心脏病领域工作的医护人员都经过了一段时间的重新安排和再培训，以便于对新型冠状病毒感染的患者进行救治。毫无疑问，NHS 和工作人员的负担是巨大的，而且可能还会持续一段时间。对在 NHS 工作人员的支持是显而易见的，迄今为止，NHS 慈善机构和 COVID-19 紧急求助已经筹集了超过 1.3 亿英镑基金，其中一些已用于资助 NHS 工作人员、志愿者和患者的即时和实际需求[7]。就心血管疾病及其管理而言，COVID-19 大流行的后遗效应难以预见；然而，已证明工作人员具备较强的灵活性，并催生了一些心血管护理以前未采用的创新方法和措施。当然，这些措施的影响还有待进一步评估。

Kate Olson

（刘周周　译）

参考文献

[1] British Heart Foundation (2020) Lives at risk due to 50% drop in heart attack A & E attendances.. www.bhf.org.uk, (accessed 27/7/2020).

[2] British Heart Foundation (2020) Lives at risk due to 50% drop in heart attack A & E attendances.www.bhf.org.uk, (accessed 27/7/2020 ）.

[3] British Heart Foundation (2020) Around 190 000 fewer vital heart ultrasounds in England during lockdown. www.bhf.org.uk, (accessed 27/7/2020).

[4] British Heart Foundation (2020) Heart and circulatory patients among millions on treatment waiting lists. www.bhf.org.uk (accessed 27/7/2020).

[5] Varga Z，Flammer AJ, Steiger P, Haberecker M et al (2020) Endothelial cell infection and endotheliitis in Covid-19.The Lancet. 395 (10234), 1417-1418 https://www.thelancet.com/journals/lancet/article/PIIS0140-6736 (20) 30937-5/fulltext (accessed 27/7/2020).

[6] British Heart Foundation (2020) 'Heart-in-a-dish' to study the effects of Coronavirus. www.bhf.org.uk (accessed 27/7/2020).

[7] NHS Charities Together (2020) £65 million in Covid-19 Appeal grants allocated to NHS charities. www.nhscharitiestogether.co.uk (accessed 27/7/2020).

目　录

第 1 章　预防心血管疾病

Introduction: prevention of cardiovascular disease

一、本书涵盖哪些内容

本书旨在为从事心血管护理工作的护士提供参考。此书虽未深入涵盖心脏病的各个方面，但它提供了护理心脏病患者所需的基本知识。虽然心血管疾病（cardiovascular disease，CVD）影响整个心血管系统，但本书暂不讨论周围血管病（peripheral vascular disease，PVD）。然而，在这个版本中已新增脑卒中一章（➡ 第 18 章的"脑卒中"）。本书涵盖了心血管专科护士可能遇到的所有类型的心脏病（如瓣膜病、感染性疾病、先天性和遗传性心脏病，常见的心律失常、心脏急诊），但此书的重点还是冠状动脉性心脏病（coronary heart disease，CHD）这一当今英国最大的单一杀手之一。相关主题将在本书中相互引用。

这本书涵盖了与心脏病患者护理相关的各种问题，无论它们在哪个临床领域被管理。本书的最初几章涵盖了对患者的评估，并概述了对患者可能进行的调查。患者可能需要的干预措施和药物管理也包括在内。

本书为在英国各专科领域工作的护士提供了相关信息。心脏病患者并不总是在专科医院治疗，事实上，许多心脏病患者在出现首发症状时通常会去看全科医师或执业护士，或者他们在治疗其他不相关的疾病时发现了这些症状。约 80% 的 CVD 患者至少有一种其他疾病[1]。无论您是在初级医疗保健、普通病房还是在心脏专科医院工作，本书都将帮助您了解您可能不熟悉的心脏问题的基本知识。如果您想要获得关于特定主题的更深入的知识，市场上有各种各样的文献和期刊。本书在每一章的末尾都有一个指南列表，进一步阅读的建议和资源在本书末尾的附录 A 中也可以找到。

本章简要概述了心脏护理的背景。确定了心脏疾病负担的程度，以及影响心脏护理近期发展的政策驱动因素背景。还讨论了心血管疾病的危险因素和健康促进。

二、死亡率与发病率

心血管疾病是英国人死亡的主要原因之一，在 2017 年，超过 16 800 人死于心血管疾病。在所有死于心血管疾病的人数中，约 37% 的人死于冠状动脉性心脏病，9% 的人死于血管性痴呆，超过 21% 的人死于脑卒中。目前，英国有 740 万人患有心脏病或循环系统疾病。有 130 万人患有心房颤动（atrial fibrillation，AF），进一步预计还有 30 万人未被确诊心房颤动。自 20 世纪 60 年代以来，英国心血管疾病的死亡率一直在下降；然而，每年有超过 45 000 名 75 岁以下的人死于心脏和循环系统疾病[2]。英国心血管疾病年度医疗支出估计为 90 亿英镑[3]。

随着抗生素治疗的出现，与风湿热相关的瓣膜性心脏病的患病率已经下降。此外，自 20 世纪 60 年代以来，随着外科技术的进步，出生时存在先天性心脏缺陷的患者能够存活并且预期寿命显著提高。急性心脏发病患者 [如心肌梗死

（myocardial infarction，MI）]的存活率也呈上升趋势。然而，这也导致许多患者后面发展为慢性心力衰竭（chronic heart failure，CHF）。虽然吸烟率一直在下降，但肥胖和糖尿病的患病率却在上升，如果不恰当解决这一问题，可能会导致未来趋势的逆转。因此，可以看出，在过去的 10 年里，心脏护理已经发生了相当大的变化，以满足不断变化的心脏病患者群体的需求。

三、政策背景

在过去的 20 年里，英国各地都制订了一些基于循证的国家心血管疾病标准和指南。尽管这些目标中有一部分已经达成，但仍有亟须改善的领域。心血管疾病（包括脑卒中、肾病和糖尿病）是 2013 年建立的战略临床网络的优先领域。该网络的作用旨在促进最佳实践，提供建议，帮助减少不必要的临床改变，提高护理质量，促进患者和公众参与。

2019 年，《NHS 长期计划》（*NHS Long Term Plan*）发布[4]，心血管疾病是该计划的优先领域，其重点如下。

- 使用 NHS 健康检查表快速筛查高危疾病，尤其是心房颤动（AF）、高血压和高胆固醇血症。
- 作为初级医疗保健网络的一部分，通过增加初级医疗保健和多学科团队的检测机会，为心力衰竭和心脏瓣膜病患者提供支持。
- 让更多的人了解自己的血压、胆固醇、心率和节律，为公众提供更多途径（如药店）检查自己的健康状况。
- 增加心脏康复的服务。
- 改善社区针对院外心脏停搏的第一时间紧急反应，以提高患者的存活率。
- 扩大家族性高胆固醇血症（familial hypercholesterolaemia，FH）的基因检测覆盖面。

威尔士政府于 2017 年发布的《心脏病发展计划》（*Heart Conditions Delivery Plan*）[5]，涵盖心血管疾病的预防，以及所有类型心脏病的检测和治疗。《苏格兰心脏病和脑卒中策略》（*Heart Disease and Stroke Strategy for Scotland*），最初于

2002 年发布并于 2009 年修订，现已被《心脏病改进计划》（*Heart Disease Improvement Plan*）[6]取代。该计划发表于 2014 年，重点改进的 6 个领域包括预防心血管疾病、心脏病的心理健康、心脏病的二级和三级护理、心脏病管理和康复、心力衰竭及心律失常。在北爱尔兰，有《心血管健康和幸福服务框架》（*Service Framework for Cardiovascular Health and Wellbeing*）[7]。

英国国家卫生与临床优化研究所（Health and Care Excellence，NICE）、苏格兰校际指南网（Scottish Intercollegiate Guidelines Network，SIGN）和欧洲心脏病学会（European Society of Cardiology，ESC）等组织也发布了各种循证指南，这有助于简化心血管疾病患者的护理，并确保对患者的临床决策和病情的管理基于最佳证据。

非政府组织，如英国心脏病基金协会（www.bhf.org.uk）、苏格兰胸心病和脑卒中协会（www.chss.org.uk）、北爱尔兰胸心病和脑卒中协会（www.nichs.org.uk）、欧洲心脏病协作网（European Heart Network，EHN）（www.ehnheart.org）和世界心脏病联盟（www.world-heart-Federation.org）致力于制订影响心血管疾病预防的政策，并经常就心血管疾病的政策和策略向政府提供建议。欧洲心脏病协作网和世界心脏病联盟由许多其他组织组成，包括慈善机构和消费者群体。英国还有许多团体负责审计为心脏病患者提供的服务。

由于心血管疾病是一个重大的公共卫生问题，从而导致冠状动脉性心脏病的预防、诊断和管理超越了传统的三级专科服务，促使医疗保健专科护理范围转变为一级护理和二级护理，使心脏病患者在更广泛的领域得到护理。

总体而言，过去 20 年里，英国在关于心脏病的诊断、管理和预防方面采取了重大政策举措。加上技术的进步，这意味着心脏病患者的护理和管理有了长足的发展。患者选择和 18 周转诊治疗的引入意味着患者不仅可以选择更多的治疗地点，而且他们的等待时间相比前几年亦有所减少。这对服务的设计产生了巨大影响，许多服务都被重新设计以适应这种情况。

四、心脏病的发展和趋势

医疗保健是不断变化的。护士习惯于在日常受研究、政策、目标、审计数据和指南等影响和改变的环境中工作。2018 年，NHS 庆祝其成立 70 周年，并针对《NHS 长期计划》(*NHS Long Term Plan*)[8] 阐述了未来愿景。护理和助产委员会[9] 最近也对护士技能熟练程度和护士教育提出了新的标准。每一项标准都会对心脏护理产生影响。这里将重点介绍持续影响心脏护理的其他领域。

（一）技术

多年来，技术在医疗保健领域以多种方式得到了应用。然而，在近几年，我们看到了远程医疗等领域的增长，这在长期慢性病患者的护理和心脏康复方面特别有用。许多智能手机应用程序被开发出来，用来帮助人们监测自己的健康状况，如可供患者和健康专业人员使用的心房颤动[10] 应用程序。NHS 还提供了一个健康应用程序库。

正在使用技术的其他领域如下。

- 虚拟病房，患者在家中，但与医院环境相连接。
- 远程监控，如血压、远程监控设备。
- 电子病历。
- 社区工作人员使用笔记本电脑、平板电脑和其他设备，以避免不断返回社区卫生服务中心。
- 使用网站、移动应用程序、博客、在线社区、论坛、二维码和其他互联网资源为患者和医疗专业人员提供信息。
- 新的程序技术，如机器人技术。
- 使用短信支持和联系患者。
- 使用社交媒体，如推特，来分享和为患者提供信息支持。
- 智能手表具有监测心率（heart rate，HR）功能，在某些情况下可以记录单导联心电图（electrocardiogram，ECG）。
- GoodSAM 应用程序[11] 允许能够进行心肺复苏（cardiopulmonary resuscitation，CPR）和使用除颤仪的公众接收当地任何需要紧急援助的人的警报。它还可展示附近除颤仪的分布地图。
- 使用多媒体通讯功能，向同事发送照片以帮助诊断。

每一个领域都带来了机遇和挑战。有的做法已司空见惯，重要的是通过心脏网络等组织分享最佳实践。可能会有患者和工作人员抵制使用技术，因此制订策略至关重要，以确保人们理解使用技术的理由及使用它的好处。虽然有些患者享受居家监控的益处，但是对其他人来说，这会让他们感到焦虑或是孤立。使用的任何信息来源都必须是基于证据的，遵守与社交媒体等相关的专业指南。

（二）护理组织和护理角色

自从直接经皮冠状动脉介入治疗（percutaneous coronary intervention，PCI）作为治疗 ST 段抬高型心肌梗死（ST-segment elevation myocardial infarction，STEMI）的"金标准"以来，患者护理已经从传统的冠状动脉性心脏病监护室（Coronary Care Unit，CCU）发展至"心脏病发作中心"。这意味着许多 CCU 现在的患者情况 / 病情与以前有很大的不同。现在，有些监护室接受其他需要紧急护理的患者，而有些监护室则专门从事心脏领域的护理，如电生理学。这必然会对护理人员产生影响，要求一部分护理人员拓展其知识面，另一部分护理人员则需要聚焦某一重点疾病进行深入探索。

英国心血管学会在 2016 年发表的一份报告，其对非工作时间护理的差异进行了研究，特别是在接触心脏病专家、超声心动图（echocardiogram，Echo）及植入临时起搏导线等研究相关的变化。报告建议[12] 医院或监护室应提供清晰的 24h 临床路径。

- STEMI 患者的再灌注治疗。
- 非 ST 段抬高型心肌梗死（non-ST-segment elevation myocardial infarction，NSTEMI）患者的护理。
- 紧急（临时和永久性）起搏器植入术。
- 包括室性心动过速（ventricular tachycardia，VT）在内的复杂心律失常的管理。

- 可植入电子心脏装置的查询和重组。
- 感染性心内膜炎。

《NHS 长期计划》[13] 中有许多提案将影响未来护理的提供方式，包括。

- 通过整合护理系统创建更精简的护理。
- 与慈善机构和其他组织合作开展积极的预防性医疗保健。
- 通过改善 111 服务和获得紧急治疗中心的机会，推进院外护理的发展。
- 重新设计应急服务。
- 提供数字化初级全科医生护理。例如，通过智能手机 / 计算机等用户端访问全科医生端。
- 提供更多居家监测服务。
- 寻找更个性化的治疗方法。

随着这些服务设计的进行，将对从事心脏护理工作的人员产生影响。目前，许多患者由一个来自不同医疗卫生专业的人员组成的团队管理，如心脏生理学家、理疗师和护理专家。尤其是心力衰竭和有植入设备的心脏病患者这种情况。在某些情况下，也会存在新的角色，现在许多服务由护士主导。许多以前由医生执行的角色现在由护士承担。也有护士与医疗保健机构合作的例子，以确保服务满足患者的需求。

（三）研究和发展

针对心血管疾病的研究正在进行中，并不断影响医疗保健人员的工作方式。这些信息可能是新程序的开发、某些药物疗效更好的证据，或者是科学发现的重大进展，特别是在遗传学和干细胞研究领域。特别值得注意的是 *100 000 基因组项目*（*100 000 Genomes Project*）[14]。该项目旨在对约 85 000 名受罕见疾病或癌症影响的 NHS 患者的 100 000 个基因组进行测序。该项目于 2018年 12 月完成。这项研究的结果将对从事心脏护理的人员具有重要意义。虽然已经确定了遗传性心脏病的遗传联系，但该项目可能会提供更多信息，而这些信息将在未来几年对心脏病患者产生潜在影响。

干细胞应用的研究也在继续，从干细胞中开发出拇指大小的心肌组织贴片，有可能被用于心力衰竭患者。

虽然不是所有的护士都会参与研究，但每个护士都有机会确保自己与当前最新的循证实践证据保持同步。

五、心血管疾病的预防

许多国家和欧洲已经发布了心血管疾病预防相关的指南，其中一些将在本章末尾列出（➡"相关指南"）。预防可以是一级（未确诊者）或二级（确诊者）。使用以下两种主要方法，第一种是人口方法，其可以通过政策、立法、交通、食品工业和学校健康生活方式的教育等领域针对每个人，使健康选择更容易；另一种是高风险方法。这就把干预措施的目标对准了那些已经确诊或有高发病风险的患者。通常建议将两种方法结合使用。

在整个生命周期中都传达有关健康行为的信息是特别重要的，尤其是当前儿童肥胖水平日益严重的情况下。据估计，目前英国有 29% 的儿童超重或肥胖[15]。有证据表明，不应该有年龄上限，老年人也可以从积极的健康改变中受益。NHS 强调了被确定为心血管疾病的主要原因的 6 种高危因素，包括高血压、高胆固醇血症、心房颤动、慢性肾脏病（chronic kidney disease，CKD）、糖尿病前期和糖尿病[16]。

NHS 健康检查

在英国，健康检查（最初称为血管检查）适用于年龄在 40—74 岁、尚未被诊断出血管疾病的人[17]。威尔士和苏格兰也有类似的健康检查项目。风险评估（➡ 本章"危险因素评估"）通过提问、测量和血液化验来实现。根据这些信息，结合患者发生 CVD 的风险对患者进行分类，并给予相应的建议，必要时进一步治疗。现在个人也可以进行在线心脏年龄测试[18]。

六、心血管疾病的危险因素

此处主要讨论心血管疾病的危险因素。虽然似乎没有一个单一的危险因素会导致心血管疾病，但确定的是，患有心血管疾病的人通常会有多种危险因素。危险因素分为不可改变因素、可改变因素、心理社会 / 环境因素（表 1-1）。本章

表 1-1 心血管疾病的危险因素

不可变因素	可改变因素	行为因素	心理社会 / 环境因素
• 年龄 • 男性 • 家族史 • 种族 • 过早绝经 • 炎症反应	• 高血压 • 肾病 • 饮食因素（如高胆固醇血症和甘油三酯升高） • 腰围增宽 • 胰岛素抵抗	• 吸烟 • 低体力活动 • 酗酒 • 久坐	• 压力 • 社会经济地位低 • 脱离社会 • 严重精神疾病 • 抑郁症 • 焦虑、敌意或愤怒 • 空气污染

所讨论的是已经确定的心血管病的危险因素。

许多其他因素也可能增加心血管疾病的风险。包括以下这些因素。

- 低出生体重。
- 自身免疫性疾病，如类风湿关节炎。
- 炎症性标志物，如血浆 C 反应蛋白。
- 血栓形成因素，如同型半胱氨酸。
- 血小板活化因子。
- 久坐（➡ 本章 "体力活动"）。
- 产科并发症，如先兆子痫和妊娠诱发血压升高，与晚年心血管疾病风险增加相关。
- 其他疾病如勃起功能障碍和阻塞性睡眠呼吸暂停也与心血管疾病的发展有关。改变生活方式有助于降低心血管疾病风险。
- 空气污染。据估计，在英国，每年因空气质量差造成多达 36 000 人死亡[19]。

危险因素评估

危险因素评估通常在一级护理下进行：可以在护士主导的危险因素预防诊所中完成。尽管 CVD 的预防应侧重于既往疾病患者、糖尿病或是高危人群（心血管疾病风险＞10%，10 年以上），但现在建议 40—74 岁的所有人都进行危险因素评估。包括吸烟史、心血管疾病家族史和血压监测、血糖水平和总胆固醇、高密度脂蛋白（high-density lipoprotein，HDL）和低密度脂蛋白（low-density lipoprotein，LDL）、体重和腰围。此外，还要对生活方式因素进行评估，如身体活动水平。许多危险因素评分工具都可用于预测个体发生心血管疾病的风险。在计算这一风险时，需考虑既往糖尿病病史、用药史、器官损伤、心

血管疾病和种族。可能使用的工具包括 JBS3[20]、SCORE[21]、ASSIGN[22] 或 QRisk3[23]。有重要的一点要提及，虽然具有多种风险因素的年轻人患心血管疾病的绝对风险相对较低，但他们的相对风险与没有这些风险因素的同龄人相比，风险会很高。许多工具还将具有用于治疗管理的算法。定期评估危险因素。

（王　珍）

七、不可改变的危险因素

（一）年龄

动脉粥样硬化的发展需要经过若干年，随着年龄的增长尤其是 65 岁以上，发生冠状动脉性心脏病的危险增加。个体可能还患有其他并发症，如糖尿病和高血压，这两种疾病都是独立的心血管疾病危险因素。

（二）种族

东南亚人群的心血管疾病发病率更高（预测高于其他人群的 1.4 倍）。这通常与糖尿病、家族性高胆固醇血症和腰围增加有关。虽然来自非洲和加勒比地区的个体冠状动脉性心脏病比例较低，但他们的高血压和脑卒中比例较高。

（三）性别

由于雌激素的保护作用，男性冠状动脉性心脏病的发病率比绝经前女性高。75 岁以上男女冠状动脉性心脏病发病比率是相等的。女性通常发病比较晚，并且经常有非典型症状；男性通常冠状动脉更易狭窄，并且更容易患 X 综合征（➡ 第 6 章的 "病理生理学"）。他们在心肌梗死和手术

后也更容易有严重的并发症。

（四）家族史

冠状动脉性心脏病家族史被认为是一个危险因素。危险程度取决于以下因素。

- 近亲家庭成员中的冠状动脉性心脏病，如兄弟姐妹或父母。
- 冠状动脉性心脏病亲属人数。
- 首次发生冠状动脉性心脏病的年龄，发病年龄越小，危险越大。

在某些情况下，可能有家族性高胆固醇血症。如果是这种情况，所有家庭成员都要定期进行筛查。家族史在与有遗传联系的心脏病中也起着重要作用，如心肌病。

（五）严重精神疾病

患有严重和长期精神疾病的人比其他人平均提前 15～20 年死亡。2/3 来自心血管疾病等可避免的身体疾病[24]。

八、可改变的危险因素之一

（一）吸烟

吸烟会导致许多疾病，包括多种癌症。与心血管疾病相关的风险归因于烟草中的化学物质。其中一些化学物质对内皮产生影响，并加速动脉粥样硬化的发展。一氧化碳比氧气更容易与血红蛋白结合，因此心肌可用的氧含量减少。尼古丁会导致肾上腺素的释放，从而引起血管的收缩和心脏负荷的加重；它还导致高血压和血小板聚集增加。吸烟对高血压和糖尿病患者的影响更大。

（二）戒烟

在评估吸烟史时，同时考虑患者每天吸烟的数量和吸烟的总年数非常重要。这对于那些已经戒烟几年，但之前吸烟多年的人也很重要。还应评估以往的戒烟尝试及戒烟使用的方法。

戒烟的策略包括建议、尼古丁替代疗法（nicotine replacement therapy，NRT）和药物治疗。尽管单独的每个策略都被验证是成功的，但使用某种策略还应考虑个体对吸烟的依赖性和戒烟的动机。如果患者戒烟动机高，对尼古丁的依赖性低，予以戒烟建议可能就足够了。然而，如果患者对尼古丁的依赖性高，可能需要采用尼古丁替代疗法进行治疗。吸烟者应转介给经验丰富的戒烟顾问。提供戒烟服务，吸烟者戒烟的可能性会高出 4 倍。国家戒烟培训中心为医疗保健人员提供培训，并提供循证干预措施[25]。

（三）建议

即使是 5min 的简短建议也可能会成功，所以医疗保健专业人员在可能的情况下讨论吸烟问题是很重要的。建议医疗保健专业人员使用下列三个步骤[26]：询问并记录吸烟情况；告知患者戒烟对健康的益处；根据患者的反应采取相关的行动。

问题应侧重于个人的吸烟习惯、对吸烟的依赖程度、戒烟的意愿和吸烟对健康影响的了解程度。动机访谈已被证明有助于戒烟（ ➡ 本章 "行为改变"）。其他患者可能发现基于互联网的干预措施有用，如 www.smokefree.nhs.uk，有许多工具可以帮助人们评估成瘾情况，并寻找最适合的方法来帮助他们戒烟。电话戒烟热线和短信服务也被证明是有益的。

（四）电子烟

尽管电子烟对人体健康的长期影响的证据仍在研究中，但人们认为电子烟的危害比烟草小，且可能是有益的。但重要的是需要告知患者电子烟没有被证实是无风险的。

（五）尼古丁替代疗法

尼古丁替代疗法可以采用口香糖、舌下片剂、吸入器、鼻喷雾剂和贴片。由于一些产品可能存在禁忌证，使用的产品要基于患者的偏好和临床医生的意见。尼古丁替代疗法对吸烟高度依赖的患者是有益的。

（六）药物

安非他酮可以降低吸烟的欲望和减少戒断症状，应在戒烟前的 1～2 周服用。该药有许多禁忌证，如怀孕、母乳喂养和双相情感障碍病史。不良反应包括癫痫发作（罕见）、口干、皮疹和失眠。18 岁以下的患者不能服用该药。

伐尼克兰是专门为帮助戒烟而研发的，也可降低吸烟的欲望和减少戒断症状。它也有许多禁忌证，如怀孕和哺乳；因使用药物可能增加自杀意念，有精神疾病的患者应谨慎使用。18 岁以下的患者不能服用该药。

（七）复吸

虽然有些患者可以在第一次尝试戒烟时成功，但对有些患者来说，戒烟可能需要更长的时间。如果患者复吸了，护士应帮助他们了解复吸的原因并鼓励其再次尝试戒烟。

九、可改变的危险因素之二

（一）高血压

高血压（收缩压＞140mmHg 和舒张压＞90mmHg）可导致心脏负荷增加，并增加脑卒中、器官损伤（如肾损伤）和外周血管疾病的患病风险。在英国，高血压是心脏和循环系统疾病的主要危险因素。据估计，600 万～800 万人未被确诊高血压或血压升高未受控制[27]。高血压可由吸烟、高钠摄入引起；某段时间在一定程度上的应激水平增高也可引起高血压。然而，在某些情况下没有可识别的原因，这被称为原发性高血压。英国国家卫生与临床优化研究所发布的有关 I 期高血压的指南建议[28]：如果记录血压为 140/90mmHg，应为患者提供动态血压监测（ambulatory blood pressure monitoring，ABPM）以确定诊断，家庭血压监测也可用作替代方案。

饮食调整、戒烟、减少酒精摄入、增加身体活动均可帮助降低血压水平。降压药物治疗建议如下[29]。

- I 期高血压：平均血压在 140/90～159/99mmHg，动态血压监测日间平均值或家庭血压监测在 135/85～149/94mmHg，年龄 < 80 岁且具有以下一项或多项：心血管疾病、靶器官损害、肾脏疾病、糖尿病或 10 年心血管疾病风险≥ 10%。
- II 期高血压：平均血压测量值≥ 160/100mmHg 且 < 180/120mmHg，在任何年龄，动态血压监测或家庭血压监测 > 150/95mmHg。
- < 40 岁的高血压患者应检查其他继发性高血压的原因。
- < 80 岁的高血压患者目标血压值为 < 140/90mmHg，> 80 岁的高血压患者目标血压值为 < 150/90mmHg。

使用的降压药可包括钙离子通道阻滞药、血管紧张素转换酶（angiotensin-converting enzyme，ACE）抑制药、血管紧张素 II 受体拮抗药或噻嗪类利尿药。药物的选择取决于患者的年龄、种族、其他并发症及药物的有效性。应权衡讨论初始药物治疗的风险和益处。

（二）酒精

酒精摄入增加与脑卒中、心力衰竭和恶性高血压疾病的风险增加有关。过量饮酒也可导致某些类型的心肌病、心脏节律异常和心源性猝死。目前建议，男性和女性每周饮酒量均不超过 14 个标准酒精单位。

（三）心理社会因素

压力通常被认为是心血管疾病的危险因素。然而对于没有心血管疾病的人，压力本身不太可能导致身体问题，且一定程度的压力是有益处的。压力可导致采取不健康的行为，如吸烟、酗酒、不良饮食及缺乏身体锻炼。在那些已经确诊的冠状动脉性心脏病患者中，压力对心脏事件的影响已经被证明，其会增加血小板活化并导致事件发生后血压恢复正常的速度较慢。

社会经济地位低下，缺乏社会支持，以及抑郁、焦虑、敌意情绪的增加均可加快心血管疾病的进展，也可导致心血管事件后的不良预后。因此，应对患者进行社会心理评估，必要时应使用适当的工具来帮助更详细地评估心理状态。也可推荐合适的治疗，如咨询、认知行为疗法（cognitive behaviour therapy，CBT）或可能需要的其他治疗方法。

（四）体力活动

缺乏规律的体力活动（有氧运动）会导致心血管疾病和肥胖的风险增加。体育锻炼可使高密度脂蛋白升高、体重减轻、脑卒中和糖尿病风险降低、血压下降、改善心脏功能，并有助于预防老年跌倒。经常进行体育锻炼的人比没有进行锻炼的人更有可能在心脏病发作中存活下来。久坐已被认为是心血管疾病的独立危险因素。成年人应每天锻炼身体。

指南中关于体育活动的建议指出[30]：健康成年人每周应进行 150min 的中等强度运动或 75min 剧烈运动。运动量可根据个体情况分成小的运动单元，尽全力进行短时间的剧烈运动可能获益。每周应该至少有两次肌肉强化训练，推荐老年人进行太极等活动以帮助改善平衡能力。既往有心肌梗死、冠状动脉搭桥、冠状动脉支架植入稳定型心绞痛或稳定型心力衰竭且临床风险较低的患者，应鼓励每周至少进行 3 次 30min 的运动（必要时，可分解为 10min 一段）。有关心脏事件后运动的更多内容，➡ 第 17 章的"提供心脏康复服务"。

十、饮食因素

（一）肥胖

近年来，肥胖人数一直在增加，特别令人担忧的是儿童和年轻人肥胖率的增加。肥胖是心血管疾病、2 型糖尿病和脑卒中的危险因素。肥胖可能是由多种因素引起的，如遗传、社会、环境、神经内分泌、生活阶段和生活事件（如妊娠）等。评估应包括血液检查以排除代谢原因，如甲状腺功能减低。还应评估患者的体重增加史、可能影响体重的药物、当前饮食和体育锻炼习惯及以前减重的尝试。同时，应记录体重指数（body mass index，BMI）和腰围。

腰围比体重指数能更好地预测心血管疾病风险。患者呼气时在肋骨最低点和髂骨之间测量腰围。男性腰围＞94cm，女性腰围＞80cm（亚洲男性＞90cm），患糖尿病和心血管疾病的风险增加。体重管理计划应基于循证证据，包括饮食改变、体育锻炼和行为支持。在某些情况下，还可能需要药物支持。认知行为疗法和动机性访谈均被认为是有效的方法（➡ 第 1 章的"行为改变"）。应鼓励患者一段时间内有规律地减肥。重要的是患者要了解自己体重增加的原因，并为自己设立现实的目标，以达到预期的减肥效果。建议将学校计划和基于家庭的生活方式干预作为解决儿童和年轻人肥胖的方法。

（二）胆固醇

胆固醇水平升高，特别是低密度脂蛋白的升高会导致动脉粥样硬化的形成。当然，需要全面考虑总胆固醇、低密度脂蛋白、高密度脂蛋白和甘油三酯的水平。高密度脂蛋白水平增加有助于清除过量的胆固醇，因此，胆固醇的管理应包括增加高密度脂蛋白的方法。甘油三酯水平增加也被认为会导致心血管疾病风险增加，尤其是存在低密度脂蛋白增加和高密度脂蛋白降低的情况下。饮食中高水平的饱和脂肪酸会导致胆固醇增加，特别是低密度脂蛋白增加。多不饱和脂肪酸有助于增加高密度脂蛋白水平，从而降低胆固醇水平。食物中的胆固醇对胆固醇水平影响很小。心血管疾病低度或中度风险的患者，胆固醇的控制目标为：总胆固醇＜5.0mmol/L，低密度脂蛋白分别为＜3.0mmol/L 或＜2.6mmol/L。基于风险评估，心血管疾病高危或极高危患者，低密度脂蛋白应分别＜1.8mmol/L 或＜1.4mmol/L[31]。高危患者的二级预防中，低密度脂蛋白的目标值为＜1.4mmol/L。

家族性高胆固醇血症是一种遗传性疾病，导致血液中的胆固醇水平异常升高和早发心血管疾病发生率增加，相关内容 ➡ 第 14 章的"遗传性心脏病"。

（三）他汀类药物

尽管饮食能帮助降低许多患者的总胆固醇水平，但仍需要使用他汀类药物辅助（➡ 第 19 章的"他汀类药物"）。NICE 指南建议[32]，降脂治疗应用于有心血管疾病风险的患者，或者作为 10 年内心血管疾病风险＞10% 的成人的主要预防措施。他汀类药物治疗也应考虑作为成人心血管疾病合并 1 型糖尿病的主要预防措施。通常使用瑞舒伐他汀或辛伐他汀。他汀类药物在治疗开始、治疗 3 个月及治疗 12 个月时，应进行肝功能检测。如果单独使用一种他汀类药物无法实现低密度脂蛋白降低的目标，则可考虑联合用药，如依折麦布。

（四）PCSK9 抑制药

PCSK9 是肝脏中合成的蛋白质。PCSK9 水平高的人往往胆固醇较高，且心血管疾病风险也较高。如果其他胆固醇药物无法降低低密度脂蛋白至适当的水平，可考虑使用 PCSK9 抑制药，如依洛尤单抗和阿莫罗布单抗。

（五）饮食

饮食建议必须是基于现实的且实用的，并尽

可能地根据个体情况制订个性化饮食建议。此外，护士还应考虑文化和宗教等因素。应鼓励其他家庭成员参与。在某些情况下，可能需要咨询营养师。如果患者新诊断为糖尿病，则应将其转介给糖尿病专科护士。特别推荐地中海饮食，Eatwell[33] 指南或许是可共享给患者的有用工具。保护心脏的一般饮食指南包括以下内容。

- 每天至少吃五份水果和蔬菜。
- 将脂肪摄入量降低到总能量摄入量的 30%。
- 将饱和脂肪的摄入量降低至总脂肪摄入量的 7%（应摄入单不饱和脂肪或多不饱和脂肪）。
- ω-3 脂肪酸的来源多为鱼，应每周吃 2 次。
- 盐摄入量控制在 < 6g/d。
- 每天从全麦、水果和蔬菜中摄入 30～45g 纤维。
- 四至五份无盐的坚果、瓜子和豆类。
- 限制加工食品的摄入量。
- 建议男性和女性酒精摄入量应限制于每周 14 个标准酒精单位，但个人应设立减少的目标，具体取决于他们的摄入量。

此外，还建议个人体重指数（body mass index，BMI）以 20～25kg/m² 为目标，并避免向心性肥胖。

十一、糖尿病

目前，英国有 7380 万确诊的糖尿病患者和 92 万未诊断的糖尿病患者[34]。在过去的几年中这一数字有所增加，预计在未来几年内将进一步增加。2017 年，6000 万欧洲成年人被认为患有 2 型糖尿病，其中一半未被确诊[35]。糖尿病患者更容易患心血管疾病，大约是非糖尿病患者的 2～3 倍。胰岛素抵抗的增加可加速导致动脉粥样硬化形成。如果糖化血红蛋白在 6.5%（48mmol/mol）以上，或随机血糖 >11.1mmol/L，或空腹血糖 > 7mmol/L，可诊断 2 型糖尿病。所有糖尿病患者均应积极治疗以预防心血管疾病，同时应常规使用他汀类药物。糖尿病患者合并高血压或可疑心血管疾病推荐进行心电图检查。饮食建议包括减重和药物（通常为二甲双胍），以帮助稳定血糖水平和降低心血管疾病风险。糖化血红蛋白目标

值为 53mmol/L（7.0%）通常适用于 2 型糖尿病患者，但这需要个性化，并考虑年龄和并发症等因素。辅以橄榄油和坚果的地中海饮食，可降低糖尿病患者主要心血管事件的发生率。ESC[36] 和 NICE[37] 均为糖尿病患者提供了血压控制和血脂控制的建议。

代谢综合征

代谢综合征是多种因素综合作用的结果，可帮助预测 2 型糖尿病和心血管疾病的发生风险。如果存在以下 3 种或 3 种以上症状，通常可被诊断为代谢综合征。

- 按腰围测量，存在向心性肥胖。
- 甘油三酯 > 1.7mmol/L。
- 男性低密度脂蛋白 < 1.0mmol/L，女性低密度脂蛋白 < 1.3mmol/L。
- 血压 > 135/85mmHg。
- 空腹血糖 > 5.6～6.9mmol/L。

十二、行为改变

每个人都有自己的健康理念和对健康的理解，这通常涉及身体、情感、社会、精神因素、心理因素等综合因素。这些因素的重要性会因个体差异而有所不同，健康的定义也可随着时间的推移而发生变化。

医疗保健人员需要了解每个人如何定义健康，这将帮助他们有针对性地采取促进健康的干预措施。价值观、态度和信仰的影响也必须被考虑，因为这些会影响患者对维持健康的看法。例如，如果一个人相信发生在他们身上的事情是命运掌握的（外在因素），他们就不太可能相信通过改变自己的行为会影响结果。但具有强烈自控力的人认为可以通过改变他们的行为方式影响生活。虽然看起来那些具有自控力的人更有可能接受有关行为改变的建议，他们并不总是会遵守。如果患者有心肌梗死，却没有明显可干预的危险因素，具有强烈自控力的患者也很难进行行为改变。

理想情况下，经常与患者进行生活方式管理的护士应该接受过动机性访谈和预防复发策略的培训。行为改变是社会、心理和环境因素的综

合。对行为转变阶段模式的理解有助于与患者讨论危险因素。

（一）行为转变阶段模式

行为转变阶段模式[38] 在戒烟方面较为出名，尽管它可以应用于任何行为改变。作者认为，个人在采取更健康的行为之前，通常会经历一个变化周期。尽管普遍认为个体可能会重返原行为模式，但周期循环的次数越多，行为转变获得成功的可能性越大。个体可以在任何阶段停留一段时间，也可以在各个阶段中快速通过。具体阶段如下。

- 预想阶段：个人对行为改变不感兴趣。在这个阶段，医疗保健人员可以确保个体知晓继续其行为的风险。
- 思考阶段：在这个阶段，个体正在考虑行为改变，并可能会权衡行为转变的利弊。医疗保健人员可以帮助让个体思考其行为改变的益处来提供帮助。
- 行动准备阶段：在这个阶段，个体已经决定改变其行为，但需要帮助以决定实现行为转变采取的干预措施。
- 行动阶段：个体已经转变行为，将需要支持和鼓励以继续保持改变的行为。
- 维持或复发阶段：两者均有可能发生。

这种模式在帮助医疗保健人员根据个体所处以上周期的阶段，制订有针对性的目标和建议时特别有用。尽管模式和理论可能有用，但重要的是要记住行为改变需要时间。且该过程可能在医院开始，但患者出院仍需要持续跟进。

如果健康促进关注的是患者的需求和目标而非医疗保健专家的，健康促进就是最成功的。诸如 "什么对您重要" [39]（https://www.england.nhs.uk/what-matters-to-you/）的活动有助于将注意力集中在患者个人的重要事情上，这反过来有助于制订他们的个人健康目标。

（二）动机性访谈

动机性访谈的目的是与患者一起完成对他们很重要的目标[40]。个体的价值观和目标需要在一开始就确立，并以此作为讨论的基础。为了促使改变成功，改变的动机必须来自个体，而非医疗保健人员。任何对改变的阻力和矛盾都需要讨论和解决，且医疗保健人员应通过鼓励来提高患者对其改变能力的信心。干预应以个体改变行为的态度为目标，而非行为本身。该过程的一部分涉及让患者设定短期、中期和长期目标，并考虑可能削弱行为改变的难点。

十三、达成共识

达成共识是患者和医疗保健人员在协商和讨论后，就治疗与生活方式改变所达成的协议。这种方式不再将患者视为依从或不依从，标志着患者和医疗保健人员之间形成的新关系。依从性模式涉及患者行为和健康建议的一致性程度，但没有考虑患者不依从的原因。依从性差的行为，包括不预约复诊、未能正确服药或更新处方及继续吸烟等有害行为。不依从行为可以是全部的或部分的，也可能不是故意的。非有意地不依从可能与患者的能力有关，如患者可能不记得或不理解给出的健康建议。患者也可能缺乏改变其行为的个人资源或动机，或可能与其文化或宗教信仰相冲突。依从性模式意味着医疗保健人员对患者的权威性，这种模式下，医疗保健人员的观点和建议是 "正确的"，且不需要考虑患者的信念或意愿。

长期以来，人们认识到依从（或不依从）差异很大，但普遍认为依从率随着时间的推移而下降。然而，一致性模式非常重视发展患者和医疗保健专业人员之间的治疗联盟，以便随着时间推移，建立和维持其间的关系。一致性的目的是通过最佳使用药物、治疗、患者期望或有能力实现的生活方式改变，使患者健康获益最大化。

在一致性模式中，医疗保健人员负责引导患者对自己的状况，以及与未来管理有关的愿望的看法和信念。医疗保健人员需要评估患者对其状况的了解程度，他们可获得的个人资源（身体、心理、社会和财务），以及他们做出护理决策的意愿和能力。医疗保健人员的角色是强制性的，且他们需要根据最佳证据提供选择。相比之下，患者的角色是自愿的，但他们有责任诚实地表达自己的观点，并对其决定的后果负责。一致性模式的实施依赖于以下 5 个目标。

1. 医疗保健人员必须将处方或计划视为和患者一起的联合尝试。

2. 患者应该参与治疗决策。

3. 应提供资源，帮助有不同需求的患者了解其可用的选项。

4. 医疗保健专业人员应与患者，以及其他医疗保健和社会护理专业人员协作。

5. 应提供服务，支持患者对其病情进行自我管理。

在促成一致性模式的过程中，医疗保健人员需要注意分配足够的时间进行定期随访，因为患者的观点和能力可能会随着时间的推移而变化。依从的代价是依赖性。一致性的代价是医疗保健专业人员对咨询质量和患者对其行为及决策后果承担更大的责任。

（胡美玲）

参考文献

[1] British Heart Foundation (2019) UK Factsheet. BHF, London.

[2] British Heart Foundation (2019) Heart and Circulatory Disease Statistics 2019. BHF, London.

[3] British Heart Foundation (2019) UK Factsheet. BHF, London.

[4] The NHS Long Term Plan (2019). http://www.nhslongtermplan.nhs.uk (accessed 20 September 2019).

[5] Welsh Government (2017) The Heart Conditions Delivery Plan. Welsh Government, Cardiff.

[6] The Scottish Government (2014) Heart Disease Improvement Plan. Scottish Government, Edinburgh.

[7] Department of Health, Social Services and Public Safety (2016) Service Framework for Cardiovascular Health and Wellbeing. DHSSPNI, Belfast.

[8] The NHS Long Term Plan (2019). http://www.nhslongtermplan.nhs.uk (accessed 20 September 2019).

[9] http://www.nmc.org.uk (accessed 1 April 2020).

[10] Kotecha D, Kirchhof P (2017) ESC apps for atrial fibrillation. European Heart Journal 38(35), 2643-45.

[11] http://www.goodsamapp.org (accessed 20 September 2019).

[12] British Cardiovascular Society Working Group Report (2016) Out-of-hours Cardiovascular Care: Management of Cardiac Emergencies and Hospital In-Patients. BCS, London.

[13] The NHS Long Term Plan (2019). http://www.nhslongtermplan.nhs.uk (accessed 20 September 2019).

[14] http://www.genomicsengland.co.uk (accessed 20 September 2019).

[15] British Heart Foundation (2019) UK Factsheet. BHF, London.

[16] NHS RightCare: https://www.england.nhs.uk/rightcare/ (accessed 19 September 2019).

[17] NHS Health Check: https://www.nhs.uk/conditions/nhs-health-check (accessed 19 September 2019).

[18] Heart Age: https://www.nhs.uk/oneyou/for-your-body/check-your-health/heart-age-test/(accessed 19 September 2019).

[19] British Heart Foundation (2019) UK Factsheet. BHF, London.

[20] https://www.jbs3risk.co.uk/pages/risk_calculator.htm

[21] www.heartscore.org

[22] www.assign-score.com

[23] www.qrisk.org

[24] NHS (2016) Five-Year Forward View for Mental Health for the NHS in England. NHS, London.

[25] https://www.ncsct.co.uk/

[26] National Institute for Health and Care Excellence (2018) Stop Smoking Interventions and Services. NG92. NICE, London.

[27] British Heart Foundation (2019) UK Factsheet. BHF, London.

[28] National Institute for Health and Care Excellence (2019) Hypertension in Adults: Diagnosis and Management. NG136. NICE, London.

[29] National Institute for Health and Care Excellence (2019) Hypertension in Adults: Diagnosis and Management. NG136. NICE, London.

[30] Department of Health and Social Care (2019) UK Chief Medical Officers' Physical Activity Guidelines. DH, London.

[31] Mach F, Baignet C, Catapano A, Koskinas K et al. (2019) 2019 ESC/EAS Guidelines for the management of dyslipidaemias: lipid modification to reduce cardiovascular risk. European Heart Journal 41(1), 111-88. https://doi.org/10.1093/eurheartj/ehz455

[32] National Institute for Health and Care Excellence (2016) Cardiovascular Disease: Risk Assessment and Reduction, Including Lipid Modification. CG181. NICE, London.

[33] https://www.nhs.uk/live-well/eat-well/the-eatwell-guide/

[34] British Heart Foundation (2019) UK Factsheet. BHF, London.

[35] Consentino F, Grant P, Aboyans V, Bailey C et al. (2019) 2019 ESC Guidelines on diabetes, prediabetes and cardiovascular diseases developed in collaboration with the EASD. European Heart Journal 41(2), 255-323. https://doi.org/10.1093/eurheartj/ehz486

[36] Consentino F, Grant P, Aboyans V, Bailey C et al. (2019) 2019 ESC Guidelines on diabetes, prediabetes and

cardiovascular diseases developed in collaboration with the EASD. European Heart Journal 41(2), 255-323. https://doi.org/10.1093/eurheartj/ehz486

[37] 37 National Institute for Health and Care Excellence (2019) Type 2 Diabetes in Adults: Management.NG28. NICE, London.

[38] Prochaska JO, DiClemente C (eds) (1984) The Transtheoretical Approach: Crossing Traditional

Foundations of Change. Irwin, Homewood, IL.

[39] Barry MJ, Edgman-Levitan S (2012) Shared decision making—The pinnacle of patient-centered care. New England Journal of Medicine 366, 780-1.

[40] Miller WR, Rollnick S (1991) Motivational Interviewing: Preparing People to Change Addictive Behavior. Guilford Press, New York.

相关指南

[1] British Association for Cardiovascular Prevention and Rehabilitation (2017) *The BACPR Standards and Core Components for Cardiovascular Disease Prevention and Rehabilitation* (3rd edn). BACPR, London.

[2] British Heart Foundation (2019) *UK Factsheet*. BHF, London.

[3] British Heart Foundation (2019) Heart and Circulatory Disease Statistics 2019. BHF, London.

[4] Consentino F, Grant P, Aboyans V, Bailey C, et al. (2019) 2019 ESC Guidelines on diabetes, prediabetes and cardiovascular diseases developed in collaboration with the EASD. *European Heart Journal* 41 (2), 255-323. https://doi.org/10.1093/eurheartj/ehz486

[5] Mach F, Baignet C, Catapano A, Koskinas K, et al. (2019) 2019 ESC/EAS Guidelines for the management of dyslipidaemias: lipid modification to reduce cardiovascular risk. *European Heart Journal* 41(1), 111-88. https://doi.org/10.1093/eurheartj/ehz455

[6] National Institute for Health and Care Excellence (2016) Cardiovascular Disease: Risk Assessment and Reduction, Including Lipid Modification. CG181. NICE, London.

[7] National Institute for Health and Care Excellence (2018) *NICE Impact Cardiovascular Disease Prevention*. NICE, London.

[8] National Institute for Health and Care Excellence (2018) *Stop Smoking Intervention and Services*. NG92. NICE, London.

[9] National Institute for Health and Care Excellence (2019) *Type 2 Diabetes in Adults: Management. NG28*. NICE, London.

[10] National Institute for Health and Care Excellence (2019) *Hypertension in Adults: Diagnosis and Management. NG136*. NICE, London.

[11] Piepolo M, Hoes A, Agewall S, Albus C, et al. (2016) 2016 European guidelines on cardiovascular disease prevention in clinical practice. The Sixth Joint Task Force of the European Society of Cardiology and other societies on cardiovascular disease in clinical practice. *European Heart Journal* 37(29), 2315-81.

[12] Public Health England (2019) Health Matters: Preventing Cardiovascular Disease. PHE, London.

[13] Scottish Intercollegiate Guidelines Network (2017) *Risk Estimation and the Prevention of Cardiovascular Disease. SIGN 149*. Health Improvement Scotland, Edinburgh.

[14] Williams B, Mancia G, Spiering W, Agebiti Rosei E (2018) 2018 ESC/ESH Guidelines for the management of arterial hypertension. *European Heart Journal* 39(33), 3021-104.

第 2 章 心血管评估

Cardiac assessment

一、概述

心脏专科护士对患者进行全面的心脏评估是至关重要的。护理评估的目的是描述患者病情，协助团队明确诊断，从而执行有效、及时的临床管理方案。最初评估重点可能会因患者所处环境和临床表现而有所不同。然而，患者血流动力学是否稳定、是否存在急性心血管事件往往是需要优先考虑的重点，以便通过及时治疗、症状管理得以改善。

一项全面的心脏评估要求护士广泛应用人际沟通技能、观察技能和专业技能。另外，护士需要有扎实的心血管解剖学、生理学、病理生理学知识确保评估结果的可靠性。心脏评估应当包含以下因素。

- 观察患者。
- 询问患者，确定其症状及当前需求。
- 体格检查（➡ 本章"心音"和"呼吸音"）。
- 询问既往史：包括用药史、社会生活史等相关病史信息，并评估心血管危险因素（➡ 第 1 章的"心血管疾病的危险因素"）。
- 采用诊断性试验：可提示心脏病征兆，如心电图（electrocardiogram，ECG）和血液指标。

本章概述了护士应如何评估心脏疾病的主要症状和体征。症状是患者自我报告的不适问题，体征是医护人员在评估过程中可能发现的相关生理变化。

二、患者的一般评估

临床上，通常要对患者进行全面评估。然而，评估的时间与医疗保健设置和患者主诉症状的严重性相关。评估的方法多种多样，但只要评估是全面、系统的，选择何种方法显得并不那么重要（➡ 第 18 章的"病情恶化患者的评估"）。一般评估通常包括视诊、触诊、叩诊和听诊（这取决于专业人员的经验和患者病情的具体情况）。评估应当包括以下内容。

- 向患者介绍评估的目的，获得知情同意。
- 确定是否需要监护人。
- 观察环境是否有危险，以及是否需要个人保护设备。
- 患者的全身状态：明显的疼痛、痛苦、气促、面部表情、非语言暗示，皮肤颜色和外表等所传达出的明显体征变化。
- 患者是否可以进行整句交流？
- 需随身携带的管路，如氧气、静脉输液等。
- 疼痛评估（➡ 本章"胸痛"）。
- 呼吸评估（➡ 本章"呼吸系统评估"）患者呼吸状态如何？是否存在呼吸困难？（➡ 本章"呼吸困难"）是否存在发绀？
- 观察生命体征：血压（blood pressure，BP）（➡ 本章"动脉血压评估"）、心率（heart rate，HR）（➡ 本章"心率和脉搏评估"）、毛细血管再充盈时间、12 导联心电图（➡ 本章"12 导联心电图"）。
- 反应 / 意识 / 定向水平。

- 是否存在颈静脉怒张？评估时，需要将患者置于仰卧位，然后将床头抬高至 45°。指导患者将头转向您的反侧。通过颈部照射的光线有助于评估。测量从上端胸骨角开始，至被血液充盈的静脉所在位置的范围（正常 < 3cm）。
- 水肿明显吗？评估是否存在水肿最佳的方法是用大拇指和食指按压皮肤数秒钟。如果水肿存在，按压处会出现皮肤凹陷。这被称为"凹陷性水肿"。水肿多见于脚踝处，但也会出现在骶骨区域。
- 是否有跛行？
- 皮肤外观与温度可能与脱水有关。例如，是否出现眼窝凹陷？皮肤感觉是冷、热或湿冷？是否存在血液流动性差？
- 体温测量。
- 评估面部和口唇：患者存在黄斑瘤（眼睑及周围皮肤出现微小、凸起、淡黄色的斑块）或角膜弓（角膜周围白色的圆环），是否提示高脂血症？耳部折痕是否提示冠状动脉性心脏病？结膜苍白是否提示贫血？患者是否有中心型发绀（口唇、黏膜青紫）的表现？口腔卫生不良的表现？双颊潮红（两侧脸颊变紫可能提示二尖瓣狭窄）是否存在？
- 评估指甲与手部：查看散在出血、奥斯勒结节、詹韦损害（➡ 第 5 章的"症状和体征"）、杵状指（甲床角缺失，指甲弯曲加重，指端球根状）。查看细震颤症状，外周性发绀表现和焦油染色。毛细血管再充盈时间应当将手放于心脏同水平上测量，按压指尖 5s 后放开，皮肤血色应当在 2s 内恢复。
- 胸部瘢痕可能提示既往手术，或者植入心脏起搏器或植入型心律转复除颤器（implantable cardioverter defibrillator，ICD）。
- 必要时，采用视觉输液性静脉炎（visual infusion phlebitis，VIP）评分表进行评分。
- 尿量与尿液分析。测量其他出量，如鼻饲（nasogastric，NG）、引流。
- 必要时，测量血糖水平。
- 测量体重指数（body mass index，BMI）：体重 / 身高^2。
- 过敏反应。

按照上述内容进行一般评估后，接下来可以针对症状、体格检查和病情进行深入检查和评估。评估应随时记录，并针对出现的问题对记录表进行持续改进（➡ 第 18 章的"病情恶化患者的评估"）。

三、胸痛

胸痛是冠状动脉性心脏病的主要症状之一，但并不是每位冠状动脉性心脏病患者都表现为胸痛。例如，糖尿病患者和高龄患者因为感知觉改变，而不出现胸痛。心绞痛是一种缺血性疼痛，由冠状动脉狭窄导致心肌供血减少引起。在某些情况下，主动脉狭窄所致冠状动脉供血不足或肥厚型心肌病所致心肌耗氧增加也会引起胸痛。

胸痛通常有多种原因引起（➡ 本章"胸痛鉴别诊断"），当患者主诉胸痛时，辨别是否为心源性疼痛并不容易。然而，当一些疾病病因危及生命时，如心肌梗死（myocardial infarction，MI）和主动脉夹层，尽快明确鉴别诊断是至关重要的，以便进行对症治疗。记录并分析 12 导联心电图可以发现心肌缺血或心肌梗死等异常（➡ 本章"分析心电图"和第 7 章的"非 ST 段抬高 ACS 患者护理的具体原则"）。需要对伴有胸痛的患者进行系统的胸痛评估，"PQRST"是常用的评估方法。

- P：诱发、加重和缓解的因素（precipitating，aggravating，and relieving factor）——心绞痛通常与劳累、不良情绪、暴饮暴食或天气寒冷有关。了解患者胸痛发作时的情况，询问是否有加重疼痛或缓解疼痛的因素至关重要。例如，稳定型心绞痛通常可通过服用硝酸甘油或休息片刻缓解。休息时疼痛，尤其当硝酸甘油不能缓解时，可能提示急性冠状动脉综合征。
- Q：疼痛的性质（quality of pain）——典型心绞痛通常是胸口压榨性、钳夹感、带状、紧缩、压迫性疼痛。有些患者没有感到疼痛，但描述为麻木或刺痛，特别是在左臂。他们可能会描述胸部不适，但不一定是疼痛，有些患者表达为消化不良或胃灼烧感。由于这些原因，最好是让患者描述他们的症状，而不是询问他们是否有疼痛。询问患者是否有任何与胸痛相关的其他症状，如呼吸困难、头晕和出汗。护士应当观察这些表现和其他与之相关的体征，如面色苍白或心动过速。

- R：区域 / 放射性（region/radiate）——心绞痛通常为胸骨后段，常常向下辐射至左臂，向上辐射至颈部。部分患者的疼痛可能会辐射到双臂、下巴、肩部或背部。

- S：严重程度或强度（severity or intensity）——虽然这是一种主观方法，但它可以帮助评估治疗的疗效或与之前疼痛作比较。疼痛评估工具很多，较为常用的是数字强度疼痛量表，即询问患者疼痛的严重程度，评分范围为 0～10 分（0 分代表"无疼痛"，10 分代表"疼痛最严重"）。然而，部分患者有时很难用数字来表示他们的疼痛。▶此外，疼痛的严重程度和潜在疾病的严重程度之间并不总是存在相关性。患有严重三支病变的患者的疼痛严重程度，可能比单支小病变的患者轻。

- T：时间（timing）——▶明确患者当前胸痛发作的时间长短。是新发疼痛，还是既往经历过这种疼痛？护士还应该询问这种不适是突发的，还是患者逐渐意识到的。如果患者既往经历过胸痛，可以询问患者疼痛出现的频率，以及其发生的频率是否有变化，这可能提示冠状动脉性心脏病的进展。

四、胸痛鉴别诊断

胸痛是患者拨打急救电话，以及寻求医疗咨询最常见的原因之一。除冠状动脉性心脏病以外，其他原因也会导致胸痛。胸痛的鉴别诊断依赖于对胸痛本身、其他相关症状和体征、患者病史信息充分采集后进行综合评估（表 2-1）。

五、呼吸困难

除呼吸系统疾病外，呼吸困难是心脏疾病的常见症状（表 2-2）。它也可能由贫血或恶性疾病引起。与心脏病相关的呼吸困难通常与心力衰竭有关，通常是短暂的或慢性的。与呼吸负荷增大和呼吸肌过度疲劳有关。肺瘀血降低了氧气交换，肺顺应性下降，从而导致呼吸肌做功增加。患者可能会将呼吸困难表述为气促、气短。

注意患者是在休息时还是在用力时出现呼吸困难。还要注意呼吸困难是否为以下情况。

- 急性：几分钟内出现进展。
- 亚急性：已发展超过几小时或几天内进展。
- 慢性：已发展超过几周或几个月。

医学研究委员会呼吸困难量表可用于评估与活动相关的呼吸困难程度[1]。

患者也可能报告以下情况。

- 端坐呼吸：平躺时出现呼吸困难。
- 夜间阵发性呼吸困难：患者卧床期间因呼吸困难而惊醒。

肺瘀血会导致上述情况出现，通过让患者坐直就可以得到缓解。同时，可用几个枕头支撑患者，以预防这些情况发生。

如果患者出现呼吸困难，则应进行全面的呼吸评估（➡ 本章"呼吸系统评估"）。

六、心悸

当患者感觉到自己的心跳，并被描述为胸部剧烈跳动、心跳加速或意识到额外的或不规则的跳动时，就会发生心悸。▶心悸并不一定是心脏病的征兆。重要的是要确定它们是否与其他症状有关，如胸痛、晕厥或呼吸困难。还要确定它们是在休息时还是在用力时发生，或者它们是否与其他事件有关，如摄入咖啡因、药物或酒精。询问患者症状是逐渐出现还是突然出现的，大概持续了多长时间。值得注意的是，心悸并不一定是心律失常的指征，患有心律失常的患者也不一定会有心悸。▶由于儿茶酚胺的释放，压力和焦虑也经常与心悸有关，所以在心悸发生之前确定是否存在任何应激源是很重要的。激素方面的变

表 2-1 胸痛鉴别诊断

鉴别诊断	症状和体征	其他信息
主动脉夹层（➔ 第 18 章的 "急性主动脉综合征"）	• 疼痛通常被描述为 "撕裂样" 疼痛，可能放射到肩胛骨或后背 • 随着病情进展，外周脉搏通常会消失	疼痛通常表现为突然发作
心包炎（➔ 第 16 章的 "急性心包炎"）	• 呈尖锐疼痛 • 当躺下或吸气时，疼痛加剧 • 通常伴有发热，可能会听到心包摩擦音	使用抗炎药物可以缓解疼痛，如非甾体抗炎药（nonsteroidal anti-inflammatory drug，NSAID）
肺栓塞（pulmonary embolism，PE）（➔ 第 18 章的 "肺栓塞"）	• 疼痛与肺梗死有关。它与呼吸困难有关，如果出现较大栓塞，通常会出现气道塌陷	应评估深静脉血栓形成的危险因素，如近期手术或长途飞行
气胸（➔ 第 18 章的 "张力性气胸"）	• 通常呼吸困难与气胸的大小和类型有关 • 疼痛通常呈剧烈性，处于患侧（氧供减少） • 并伴有呼吸困难、面色苍白和心动过速	气胸的危险因素包括慢性阻塞性肺病（chronic obstructive pulmonary disease，COPD）、创伤和高瘦的年轻患者
胸膜炎性痛	• 疼痛通常是刺痛或锐痛，并在咳嗽时加重，可听到胸膜摩擦音，常伴有发热	可能与近期的肺炎、肺栓塞或气胸有关
胸骨软骨炎	• 受累部位胸部压痛，受压时疼痛加剧	可能是反复的轻微创伤所致
食管反流 / 食管炎	• 通常被描述为烧灼样疼痛	可以用抗酸药予以缓解
胃或十二指肠溃疡	• 通常上腹疼痛，与食物摄入有关	通常与减肥有关
焦虑	• 与过度换气和出汗相关的刺痛	评估潜在的压力源很重要

表 2-2 呼吸困难主要原因

呼吸系统疾病	COPD、哮喘、肺炎、气胸、肺栓塞、肺癌、胸腔积液和创伤
心血管系统疾病	急性左心室衰竭、慢性心力衰竭、心律失常、心肌梗死
神经肌肉性疾病	肌肉营养不良、吉兰-巴雷综合征
中枢神经系统疾病	颅内压（intracranial pressure，ICP）增高
内分泌系统疾病	糖尿病酮症酸中毒所致的过度通气
其他疾病因素	贫血和肥胖

注：许多患者可能会由多种疾病引起呼吸困难，如 COPD 和左心室衰竭

化，如更年期也可能引发心悸。

如果患者反复出现心悸，通常要记录 12 导联心电图，最好在心悸发生时进行描记。可以采用动态心电图（➔ 第 3 章的 "动态监测"）监测任何相关的心律失常。超声等方法可以排除结构性心脏问题。

在紧急环境下，持续的心脏监测有助于心律失常的识别。如果条件允许，可以采用遥测技术。还应记录患者的血压，以了解任何与心输出量（cardiac output，CO）相关的变化。触诊脉搏也能提示振幅和血容量。

七、晕厥

欧洲心脏病协会指南[2] 将晕厥定义为因脑血流量不足引起的短暂性意识丧失（transient loss of consciousness，TLOC），通常起病快、持续时间短、可自行恢复。心输出量和（或）外周阻力下降均可引起晕厥。还有其他与短暂性意识丧失相关的疾病（框 2-1），需要进行鉴别诊断。真实或明显的意识丧失的特征为无意识期遗忘、运动控制异常、反应丧失、持续时间短[3]。晕厥表现为

框 2-1　非晕厥原因所致短暂性意识丧失

- 癫痫发作
- 颈动脉短暂性脑缺血发作（transient ischaemic attack，TIA）
- 精神源性短暂意识丧失
- 脑出血
- 代谢性紊乱，如低血糖
- 中毒

多种形式。

- 反射性（神经介导性）晕厥：因神经反射、心动过缓或低血压出现短暂性意识丧失。包括血管迷走神经性晕厥、颈动脉窦性晕厥和情境性晕厥。

  - 迷走神经性或血管舒缩性晕厥：心率减慢和血管舒张，引起心输出量和脑灌注下降所致。通常发生在长时间站立后，可能与疼痛、干呕或情绪有关，通常有虚弱、出汗和恶心的预警症状。有些患者在晕厥发作前会有一种"虚脱感"，这通常是自限性的，患者会出现"晕倒"和跌倒等姿势变化，改善脑内的血液流动。

  - 颈动脉窦性晕厥：由于刺激颈动脉窦，引起心脏血流减慢和心输出量下降。这种情况的发生可能和衣领过紧有关，尤其在老年人中较为多见。

  - 情境性晕厥的发生与特定环境有关。如排尿性晕厥。老年男性患者夜间排尿后可能会发生此类晕厥。有时和酒精摄入增加有关，或者为缓解膀胱过度膨胀，患者在紧张性排尿和反射性血管舒张的过程中，静脉回流减少所致。

- 直立性低血压（orthostatic hypotension，OH）引起的晕厥：可能因运动时静脉瘀血、长时间卧床等原因而加重。包括药物诱导的（如血管扩张药、利尿药）、血容量减少（如出血）等。也包括原发性或继发性自主神经功能衰竭（神经源性直立性低血压）。

  - 体位性心动过速综合征（postural orthostatic tachycardia syndrome，PoTS）：这是一种直立耐受不良的疾病。患者会有头晕、头痛和心悸等症状，躺下时症状会得到缓解，晕厥表现为反复发作。

- 心源性晕厥：可能与心律失常、传导缺陷或结构性心脏问题有关。

  - 心律失常相关性晕厥：在非常快速或缓慢的心律失常发作后，心输出量显著下降而引发的晕厥。一种特别显著的晕厥是和完全性心脏阻滞有关的阿-斯综合征（Stokes-Adams）发作。传导阻滞基础上会出现短时窦性停搏，典型持续 7～15s。

  - 劳力性晕厥：通常与主动脉瓣狭窄有关。当需氧增加时，狭窄的瓣膜严重影响心输出量。此类晕厥也可能是肥厚型心肌病的一个特征。

▶对于伴有其他潜在心脏症状的患者，重要的是确定晕厥发作的性质、频率和持续时间。了解晕厥发作前活动情况，并明确恶心、心悸、胸痛、出汗等相关症状，也是关键所在。应明确在用餐时或餐后咳嗽、排尿、排便等诱发因素。运动时晕厥和运动后晕厥的原因可能有所不同。需要关注是否有意识混乱或抽搐的发作。记录血压、心率和 12 导联心电图。检查有助于对患者进行风险分层，主要包括以下 5 种检查。

- 直立倾斜试验。
- 平躺与站立血压测量。
- 颈动脉窦按摩（carotid sinus massage，CSM）。
- 超声影像。
- 血液指标。

欧洲心脏病学会和英国国家卫生与临床优化研究所[4-5]均已制订并发布精神源性短暂意识丧失评估、诊断和管理的相关指南。

八、动脉血压评估

血压是由动脉壁中的血液对动脉壁施加的压力。血管弹性、直径及心脏射血功能控制血压高低。血压与心输出量和外周阻力直接相关。▶血压是最常见的临床观察记录之一，也是心功能的重要指标。它也是死亡率和发病率的一个预测指标。

血压可以通过将带有压力传感器的导管置入动脉（➡ 本章"动脉血压评估"）来直接测量，或者使用无液血压计或电子血压计间接测量。动脉血压监测最为准确，但它具有侵入性，因此在大多数临床情况下不可行。这种血压监测方法只用于有危重护理需求的患者。

血压计是临床上最常用的血压测量方法。手动测量血压相对简单。然而，存在一些可能导致结果不准确或偏差的潜在原因，然而这些影响是可以减轻的（表 2-3）。

影响血压的因素有很多，这在很大程度上取决于患者的个性化特征（如年龄、体重）。

- 成人血压的正常范围如下。
  - 收缩压：90～140mmHg。
  - 舒张压：60～90mmHg。
- 低血压（血压过低）：可导致重要器官和组织的灌注不足。原因包括出血、心源性休克、左心室衰竭（left ventricular failure，

LVF）、败血症和药物（如阿片类药物和硝酸盐）。

- 高血压（血压过高）：心肌负荷增加。原因包括肥胖和肾脏疾病。
  - ❶ 考虑到老年患者的生理变化，实际为低血压的他们可能呈现"正常"血压值。
  - ▶ 对于低血压和高血压，因身体存在代偿机制，评估其他生命体征以明确异常的可能原因是非常重要的。例如，循环血容量下降初期会引起心率加快，以维持血压。

九、动脉监测

动脉监测能更准确地记录血压。它可以持续记录收缩压、舒张压和平均动脉压（mean arterial pressure，MAP）。

$$平均动脉压 = \frac{收缩压 + （2 \times 舒张压）}{3}$$

正常范围：70～105mmHg。
在以下情况和患者群体中使用动脉监测。

- 危重患者。
- 血流动力学不稳定的患者。
- 心脏手术患者。
- 大手术患者，如腹部或神经外科手术。
- 如果患者正在接受强效血管扩张药、血管升压药或正性肌力药物治疗。
- 如果需要常规进行动脉血气分析。
- 当患者使用主动脉内球囊反搏时。
- 休克。
- 仅当工作人员可以解读结果时才可以使用。
  出血性疾病患者禁用动脉监测。

虽然桡动脉是最常见的置管部位，股动脉、肱动脉和足背动脉也可使用。在导管置入桡动脉之前，进行改良的 Allan 试验，以确保手部动脉供血良好（桡动脉闭塞时，可评估尺动脉血流情况）。

一旦动脉置管到位，需要用生理盐水不断进行冲洗。冲洗动脉的生理盐水应放置于压力袋中，压力保持在 300mmHg，以 3ml/h 持续冲洗。压力传感器与大气压相通进行归零，放于腋中线

表 2-3　手动血压监测潜在误差来源

来　源	潜在误差	减少误差的措施
护士	• 视线或听觉不佳 • 对测量程序的理解不足	• 血压计与视线平齐 • 测量过程中听诊器未接触袖带 • 良好的培训和监督
患者	• 昼夜变化 • 着装限制 • "白大衣综合征"	• 定期监测和记录血压 • 上臂不穿着紧身衣物 • 放松、平静
设备	• 袖带尺寸不合适 • 阀门故障 • 未予以校准	• 尺寸合适的袖带气囊至少覆盖 80% 臂围 • 定期维护和校准血压计
技能	• 缺乏手臂支撑 • 袖带应用不正确 • 阀门控制不良	• 手臂齐平心脏水平 • 袖带气囊中心置于肱动脉上 • 袖口下缘距肘窝上方 2～3cm • 良好的培训和监督

注：电子血压计必须定期进行校准和维护

（与心脏在同一水平）测量中心静脉压。每次进行压力传感器归零和中心静脉压测量时，请遵照此规范。无创血压测量通常也会在每班记录 1 次。

　　正常的动脉轨迹见图 2-1。心室收缩不良、低血压、导管堵塞或打折、传感器压力减弱或心律失常均可抑制波形。

　　动脉置管有以下并发症。

- 出血。
- 感染。
- 局部坏死。
- 血管功能不全。
- 栓塞或血栓形成。
- 导管移位。
- 水肿。
- 动脉管路内用药或输液。

护理内容

- 观察置管部位的并发症（如前所述）。
- 应用透明敷料覆盖置管部位。
- 消毒置管部位，并根据要求更换敷料：制订与导管更换、采样作镜检、敏感与培养试验和重置套管等相关的制度。
- 清晰标记动脉置管管路。
- 检查所有连接是否安全。
- 应用压力包持续冲洗管路（500ml 生理盐水，300mmHg 压力）。
- 每次患者改变体位时，将系统进行归零校准。
- 通过"方波"试验（快速冲洗和释放冲洗装

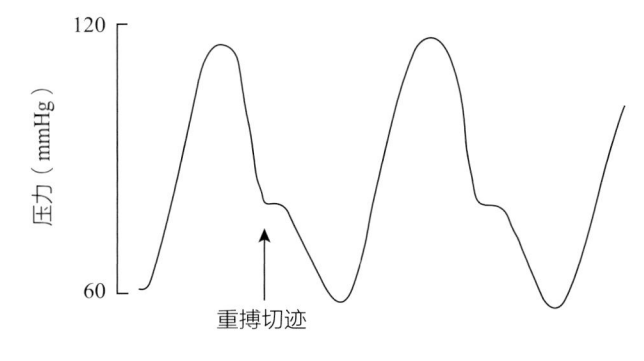

▲ 图 2-1　动脉轨迹

经许可转载自 Chikwe J, Beddow E, and Glenville B. Cardiothoracic Surgery, OUP, 2006

置，观察由此产生的"方波"波形）以确定是否存在最佳阻尼轨迹，并进行相应的故障排除。阻尼过大将低估收缩压，阻尼过小将高估收缩压。阻尼过大的动脉波形典型表现为钝的、模糊的形式，且重搏切迹（降中峡）消失。阻尼过小的动脉波形有一个超调脉冲（窄峰），波形冲击上升并有额外的伪影（"振铃"）。

- 观察周围灌注情况：颜色、温度、感觉、活动度和脉搏。
- 检查置管部位疼痛情况。
- 动脉采血后有效冲洗导管。
- 检查监护仪警报设置是否正确并处于打开状态。
- 如果波形平坦，检查患者和设备。
- 在可能的情况下，插管应始终保持可见。因导管容易移位，在移动或搬动患者时应谨慎小心，以防脱出。

十、心率与脉搏评估

　　心率可以通过心电监护设备记录下来，但不提供任何关于动脉脉搏的信息。正常心电图可能不会像无脉电活动那样产生心输出量（➋ 第 18 章的"复苏"）。▶因此，需触诊动脉脉搏。因桡动脉搏动容易评估，是最常见的触诊部位。但是，如果患者的心输出量较低，桡动脉搏动可能难以触及，可以触诊颈动脉或股动脉搏动作为替代。作为综合评估的一部分，可以触诊颈动脉、肱动脉、桡动脉、股动脉、腘动脉、足背动脉和胫后动脉。双侧均应触诊，应注意两侧脉搏之间的差异。

　　第一次评估时，触摸脉搏需满 1min。如果脉搏正常，可触诊 30s，并将次数翻倍。脉搏记录的频率取决于患者的情况，当与血压结合分析时，脉搏可参考价值更大。

　　应当关注脉搏的以下特征。

（一）频率

　　正常的静息心率通常为 60～80 次 / 分，尽管心率达到 100 次 / 分仍被认为在正常范围内。心率＜60 次 / 分（心动过缓）通常为窦性心动过缓，这可能是由于心脏传导阻滞或药物（如 β 受体拮抗药）作用的结果。运动员的静息脉搏通常偏慢。心率＞100 次 / 分（如心动过速）通常与运动或情绪有关。如果休息时心率＞120 次 / 分，可能存在潜在问题（如心律失常、出血）。由于接受心脏移植患者的心脏去神经支配，其通常存在心动过速，静息心率为 90～120 次 / 分。

（二）节律

脉搏应该是有规律的。脉搏随吸气和呼气时的变化是"窦性心律失常"，无须过度关注。如果脉搏不规则，请注意不规则形式（例如，它是否是无规律的不规则，即无法预测下一次脉搏，或者它是有规律的不规则，即可预测下一次脉搏）。一个有规律的不规则脉搏的例子可能是每 4 次规律跳动后出现缺失。

（三）强度 / 振幅

脉搏的强度和脉搏压力直接相关，如收缩压和舒张压之间的差异。脉搏应该很容易触及。应关注以下异常情况。

- 脉搏强度弱：通常与心输出量下降或血管外周阻力增加有关。
- 脉搏强度强：通常与高输出量状态有关，如贫血、怀孕和甲状腺功能亢进。
- 水冲脉：与主动脉瓣反流有关的陷落脉。
- 双波脉：感觉像一个缓慢的、上升的陷落脉。这提示可能合并主动脉瓣反流和狭窄。
- 交替脉：脉律正常而脉搏强弱交替出现。这提示可能有严重心脏疾病。

十一、心输出量指标

心脏泵血能力可用心输出量（CO）表示，即心室 1min 泵血量。相当于每搏输出量（stroke volume，SV）与每分钟心率（HR）的乘积。

$$CO = SV \times HR。$$

正常心输出量约为 5L/min。

有直接测量心输出量的方法（❯ 本章"肺动脉压监测 1"），但是还有其他间接方法可以辅助评估心输出量。心率增快和尿量减少 [＜0.5ml/（kg·h）] 是心输出量减少的重要提示。血压与心输出量相关。如果心输出量下降，血压也会随之下降。皮肤的颜色和温度也可能随着心输出量下降发生变化。患者意识状态也可能会发生变化。毛细血管再充盈时间同样提示心输出量，是容量状态和周围灌注的良好指标。试验时，手放于心脏水平，在甲床施加压力 5s 直至甲床变白。然后解除压力，计算甲床恢复到粉色之前所需的时间。颜色恢复应当＜2s。但是，毛细血管再充盈缓慢可能仅提示周围血管病（peripheral vascular disease，PVD）或环境低温所致的血管收缩。

十二、心电监护

心电监护可持续监测患者的心率和节律。它被广泛应用于院前和医院环境。虽然一些心电监护仪可能不止显示一个导联，但如果怀疑有缺血或梗死，则需要进行 12 导联心电图，以便于更好地描绘任何节律异常。多数监护仪也监测外周血氧饱和度（SpO$_2$）、无创血压和呼吸。另有一些监护仪可监测动脉血压、中心静脉压（central venous pressure，CVP）、心输出量和肺动脉压力。心电监护适应证如下。

- 手术：包括在手术期间和术后。
- 胸痛。
- 疑似急性冠状动脉综合征（acute coronary syndromes，ACS）。
- 可能由心脏问题引起的晕厥。
- 临时起搏状态。
- 永久起搏器（permanent pacemaker，PPM）植入后。
- 心律失常行导管消融后。
- 危重患者。
- 心肌梗死后。
- 心脏停搏期间和之后。
- 节律异常。
- 中毒或用药过量。

三导联和五导联监护均可使用。每个系统的监护要求都是相同的。患者皮肤保持干燥并剃去过长的毛发以便与电极片维持有效接触。每

24～72h 更换一次电极片，以防止凝胶干燥和患者皮肤疼痛。将电极片放置于骨骼上，而非肌肉，避开除颤电极板可能会放置的位置。除监护仪上信息，应当检查所有导联和连接，以确保能看到复合心电图。Ⅱ导联应用最多。进行监护仪报警设置，通常患者颤抖（"躯体震颤" = 不规则的基线伪影）和充电设备（交流电源 = 增宽的基线伪影）都可能引起干扰。

如果使用三导联设备，将红色电极放置在右肩，黄色电极放置在左肩，绿色电极放置在腹部左侧。如果使用五导联设备，放置前三个导联后，将黑色导联放置在腹部的右侧，并将白色（呼吸）导线放置在患者的胸部中部。

（一）ST 段监控

多数监护仪具备通过等电位测量 ST 段变异情况。这在监测潜在缺血、再灌注治疗疗效和心肌梗死后复发缺血方面可参考价值较大。

（二）心电遥测

遥测系统可以在患者活动时进行监测。可按照前面提到的方法连接遥测系统，但患者需随身携带遥测盒。节律可以在同一病房或在附近病房的监控设备上观察到。重要的是要重视遥测技术的安全问题，例如，虽然可以观察到心率，但当患者在另一个病房，可能并不总是能观察到患者此时的状态。此外，要定期更换电池。

十三、心电图读取

采用系统的方法来分析心电图，包括以下内容。

- 有心电活动吗？如果没有，检查患者、导联线、电极及监护仪信息。
- 检查频率：每一大格 = 0.2s，每一小格 = 0.04s。为计算心率，计数心电图纸 6s（30 个大格）内 QRS 波群数量，再乘以 10，即为心率（HR）。
- 检查心律规律性：在心电图上放置一张白纸，标记出三个 QRS 波群，并移动纸张，使标记与下一组波形相匹配。如果节律不规则，则查看心电图模式，例如，它是不是有规律的不规则？

- 寻找心房活动：每个 QRS 波群前应当有一个 P 波。检查 P 波形态，应稍圆。一个宽而有缺口的 P 波表示左心房肥大，一个尖尖的 P 波表示右心房肥大。如果没有心房活动，寻找交界区心律（ ➡ 第 11 章的"窦性心动过缓和窦房结病变"）。如果有锯齿状的形态，很可能是心房扑动（ ➡ 第 12 章的"心房扑动"）。混乱的心房活动通常提示心房颤动（ ➡ 第 12 章的"心房颤动"）。
- 检查 P-R 间期：应当是 0.12～0.20s（3～5 小格）。如果 > 0.20s，可考虑存在一度房室传导阻滞（ ➡ 第 11 章的"房室阻滞：一度房室阻滞"）。
- 检查 QRS 波群：宽度应当 < 0.11s。QRS 波群增宽可能与左束支和（或）右束支阻滞有关（ ➡ 第 11 章的"束支阻滞"），或者提示有心室节律或传导异常（ ➡ 第 12 章的"室性心动过速"）。
- 检查是否有 T 波，以及是否正常。检查 Q-T 间期，其应该是 R-R 间期的 1/2。如果节律非常快，T 波可能不明显。

（张婷婷）

十四、12 导联心电图

与心电监护相比，12 导联心电图（ECG）可以提供更直观的心脏电生理活动图形。它通常是一次性记录，但在发生心肌梗死时进行连续记录。▶每次将心电图电极放置在同一位置，以便准确记录和比较心电图。

心电图测量心脏内的电流变化。将电极放置在心脏表面并连接到心电图机上，如果脉冲向它移动，迹线将显示向上偏转，如果脉冲远离它移动，迹线则显示向下偏转。这是因为心肌具有不同的力（或矢量）方向。最大的电流从心脏的底部以从右到左的方向流向心尖。

（一）记录心电图

在记录心电图时，患者应该放松并保持静止体位。清理患者皮肤上多余的头发和汗液。记录心电图并标注患者姓名、医院编号（identification,

ID）（如果适用）、日期和时间及任何其他相关信息（如是否存在胸痛和血压值异常）。

1. 肢体导联：共有四条肢体引线。将红色导线放在右臂上，靠近手腕；左臂上放置黄色导线，靠近手腕；左腿上放置绿色导线，靠近脚踝；右腿上放置的黑色导线，靠近脚踝。放置在四肢上的电极产生单极和双极导线。

2. 单极导线：单极引线仅记录一个方向的电势 / 电流，朝向探索电极。探索电极放置在一个分支上，负极通过另外两个分支连接到中心端以增大示踪电压。

3. 增强（放大）矢量（方向）右（augmented vector right，aVR）：aVR 记录面向右肩的心脏部分的电位变化。

4. 左增强向量（augmented vector left，aVL）：aVL 记录面向左肩的心脏部分的电位变化。

5. 增强矢量足（augmented vector foot，aVF）：aVF 记录心脏下部的电位变化。

6. 双极导线：双极导线连接到左、右臂和左脚。连接到右脚的导线是接地导线。双极导线测量两点之间的电位：正极和负极。

① I 导联：I 导联测量左右臂之间的电位差。

② II 导联：II 导联测量右臂和左腿之间的电位差。

③ III 导联：III 导联测量左臂和左腿之间的电位差。

④ Einthoven 三角形：Einthoven 将用于记录双极心电图的每个肢体视为等边三角形的顶点，与心脏的中心电距离相等。

双极肢体导联的实际位置是一根导线与另一条导线从相反电极获得的导线之间的电位之和。合力指向两点之间的中间位置（图 2-2）。

⑤胸前导联或胸导联

这些是单极导线。探查电极置于胸部上方（图 2-3），中性电极与四肢相连。

- V$_1$：胸骨右缘第四肋间。
- V$_2$：胸骨左缘第四肋间。
- V$_3$：V$_2$ 和 V$_4$ 之间。
- V$_4$：锁骨中线上的第五肋间。

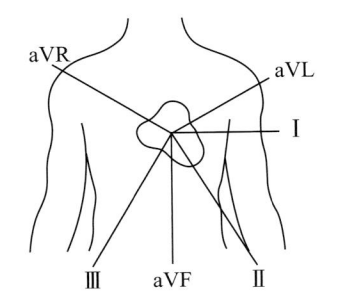

▲ 图 2-2　肢体导联

经许可转载自 Chikwe J, Beddow E, and Glenville B. Cardiothoracic Surgery, OUP, 2006

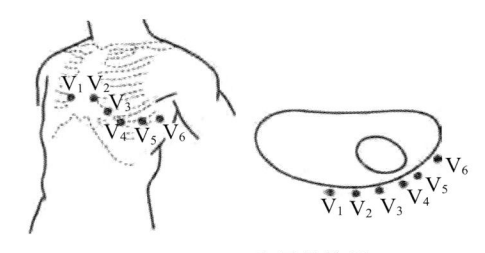

▲ 图 2-3　胸导的位置

经许可转载自 Chikwe J, Beddow E, and Glenville B. Cardiothoracic Surgery, OUP, 2006

- V$_5$：左腋前线与 V$_4$ 处于同一水平。
- V$_6$：左侧腋中线与 V$_4$ 和 V$_5$ 处于同一水平。

十五、分析心电图

图 2-4 为正常的心电图。采用系统的方法分析心电图，包括以下内容。

- 检查心电图上患者 ID 号。
- 检查心电图上的校准标记，旁边每个矩形高 10mm（10 个小方块）和宽 5mm（5 个小方块）。纸速通常印在心电图的左下角，对此的任何更改都会改变分析结果。心电图的纵轴测量波形的振幅（大小），标准校准为 10mm/mV。更改振幅设置会改变波形的大小并导致对心电图的分析错误。
- 检查任何人工因素可能造成的错误。
- 分析节律（● 本章"心电图读取"）。
- 导联 aVR 应为负，II 导联为正。
- 查看电轴。
  - 查看 I 导联和 aVF。

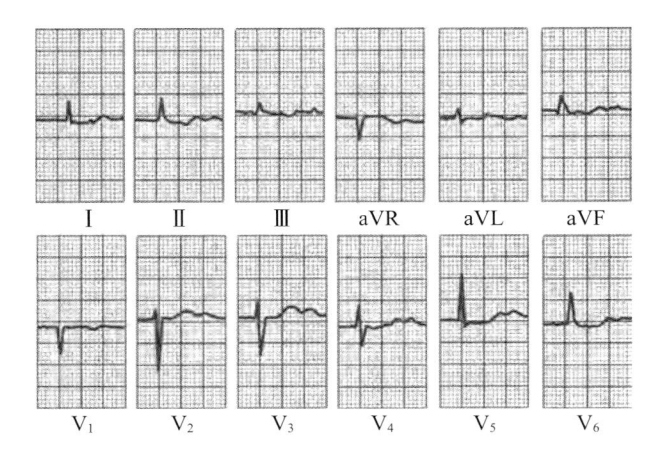

▲ 图 2-4　正常的心电图

经许可转载自 Chikwe J, Beddow E, and Glenville B.Cardiothoracic Surgery,OUP,2006

– 如果 I 导联为正且 aVF 为正，电轴不偏。
– 如果 I 导联为正而 aVF 为负，电轴左偏。
– 如果 I 导联为负而 aVF 为正，电轴右偏。左右轴偏离的原因详见表 2-4。

- P 波：通常＜ 3mm 高和＜ 3mm 宽。它在肢体导联（不是 aVR）和 $V_2 \sim V_6$ 直立。波形呈柔和的圆形，而不是锯齿状或尖状。
- P-R 间期：为 0.12～0.2s。
- Q 波：＜ 0.04s 和＜ 2mm 高。
- QRS 波群应在 I、II、III 和 aVR 导联直立。宽大的 QRS 波群（高 R 波和深 S 波）可能表明肥大。
- R 波进展应该是从 V_1 至 V_4。R 波进展不良可能由心肌梗死、左心室肥厚（left ventricular hypertrophy，LVH）和左束支传导阻滞（left

bundle branch block，LBBB）有关。

- QRS 波群应＜ 0.11s。
- ST 段：等电位，但在 V_1 和 V_2 中可能略微升高（1mm）。两条相邻的肢体导联抬高＞ 1mm 或两条相邻的胸导联抬高＞ 2mm，可能提示梗死（ ➡ 第 7 章的 "ST 段抬高型 ACS 患者的具体护理原则"）。抑郁可能表明缺血（ ➡ 第 7 章的 "非 ST 段抬高 ACS 患者护理的具体原则"）。
- QRS 波群直立的导联，T 波也应为直立。它在 $V_2 \sim V_6$ 和 I 导联和 II 导联（取决于轴）中通常直立，aVR 导联倒置。肢体导联通常≤ 5mm，胸导联≤ 10mm。它的波形也应该是略圆的，而不是锯齿状或尖状。
- 测量从 Q 波开始到 T 波结束的 Q-T 间期。它随心率、年龄和性别而变化，但应小于前一个 R-R 间期的 1/2。正常间隔时间为 0.35～0.42s，因心肌缺血、低钙血症、低钾血症和某些药物可能使间隔时间延长，因心率增加、洋地黄、高钙血症而使间隔时间缩短。
- U 波在 V_3 中最常见。低钾血症能观察到明显的 U 波。U 波倒置和 T 波直立强烈提示左主干（left main stem，LMS）狭窄。

十六、心音

心脏检查包括视诊、触诊和听诊。心音的评估构成了该评估的后半部分。听诊是一项越来越多的护士正在使用的技能，但除非经常练习，否则它可能是一项难以掌握和保持的技能。使用高质量的听诊器用来听低音调的声音，使用隔膜来区分高音调的声音。听诊区域与产生声音的位置和任何湍流血流的辐射位置有关。因此，听诊器应放置在以下每个位置（图 2-5）。

- 主动脉区：胸骨右缘第二肋间。
- 肺区：胸骨左缘第二肋间。
- 三尖瓣区：胸骨左缘第四肋间。
- 二尖瓣区（顶点）：左锁骨中线第五肋间。
- 主动脉瓣第二听诊区（Erb 点）：胸骨左缘第三肋间，很多心脏杂音在这里听得更清楚。

表 2-4　左右轴偏离的原因

电轴左偏	电轴右偏
• 左前半传导阻滞 • 下壁心肌梗死（MI） • 室性心动过速（ventricular tachycardia，VT） • 预激综合征（Wolff-Parkinson-White，WPW） • 妊娠和肥胖的正常变异 • 左心室肥大	• 左后半传导阻滞 • 右心室肥大 • 肺栓塞（PE） • 儿童的和瘦的成人的正常变异 • 前外侧壁心肌梗死

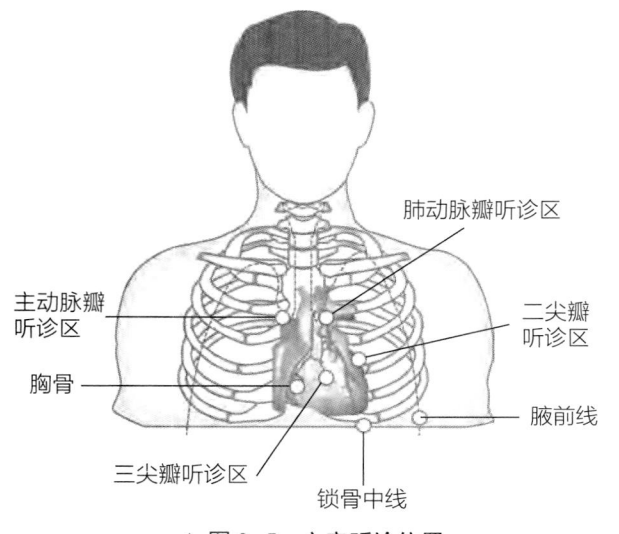

▲ 图 2-5　心音听诊位置

经许可转载自 Spiers C (2011) Cardiac auscultation. British Journal of Cardiac nursing 6(10), 482–6. © MA Healthcare

　　根据心音在收缩期和舒张期的位置，心音分为第一音（S_1）、第二音（S_2）、第三音（S_3）和第四音（S_4）。S_2 到 S_1 之间的时间间隔比 S_1 到 S_2 之间的时间间隔长，因为舒张期通常比收缩期长。触诊颈动脉或听诊桡动脉搏动时——第一次感觉到脉搏时听到的心音是 S_1，它消失时是 S_2。每个听诊声音的发生过程如下。

- S_1 标志着心室收缩的开始，伴随着三尖瓣和二尖瓣的突然关闭。这些声音通常是一起听到的。但是，二尖瓣（mitral valve，MV）在三尖瓣之前关闭是发挥很大作用的。在心尖处听，可以更清楚地听到此声音。
- S_2 表示心室收缩结束，主动脉瓣和肺动脉瓣关闭。如前所述，这些声音通常是一起听到的，但实际上，主动脉瓣在肺动脉瓣之前关闭。通常在深吸气时凸出，这会导致声音的生理性分裂（胸腔压力↑和静脉回流↑）。用膜式听诊器在胸骨左缘听得更清楚——类似于"lub d/dub"的声音。
- S_3 在舒张期听到，与心室充盈和容量超负荷有关。它是一种重击、低音调的声音，可以是生理性的（如发热、年轻人和怀孕）或病理性的（如左心室衰竭或主动脉瓣反流）。心力衰竭时常伴有心动过速，使 S_1 和 S_2 音

调变小，节律被描述为"奔马节律"——类似于"lub-dub-dum"的声音。S_3 在心尖处听得最清楚。

- S_4 是一种柔和的低调声音，在 S_1 之前，与心房收缩相对应。它不太常见，且通常呈病态。它与压力超负荷有关，如后负荷、心室僵硬。在患有主动脉瓣狭窄、高血压和左心室肥大的患者中可能听到——"da-lub-dub"。它在心尖部听得最好，是舒张末期的声音。

心音可以响亮的（如发热时的 S_1）或轻柔的（如心动过速的 S_1）或不同强度的（如心房颤动和完全性心脏传导阻滞中的 S_1）。

十七、额外心音

　　这些声音被描述为"咔嗒""啪""杂音""摩擦"。它们可能会发生如下情况。

- 喷射样心音表示主动脉瓣或肺动脉瓣狭窄，S_1 在畸形瓣膜突然打开时会听到。
- 收缩中期（在 S_1 和 S_2 之间）伴随脱垂发生，通常是长肌腱索不再有效的二尖瓣。
- 如果存在二尖瓣关闭不全（mitral regurgitation，MR），也可能有晚期收缩期杂音。
- 开瓣音是由二尖瓣狭窄，突然停止正常打开引起的。它是起源于舒张早期，在 S_2 之后听到。

（一）杂音

　　在收缩或舒张期间听到杂音，通常由异常瓣膜、间隔缺损或流出阻塞或通过正常瓣膜的每搏输出量增加引起的湍流所致。杂音可能发生在健康的心脏，被称为"生理性杂音"（运动员、妊娠、发热）。

　　重要的是要注意出现的时间（收缩或舒张）、持续时间（如全收缩）、特征和音高（如刺耳、隆隆声、高/低音）、强度（见下文"杂音强度等级"）、位置（听得最清楚的位置），以及心前区是否有任何特定的辐射（见下文"声音辐射遵循血流方向"）穿过前皮层。还要注意呼吸过程中强度的任何变化——吸气时强调右心杂音。

- 杂音强度等级（Levine 量表）。
  - 1 级：强度低且难以听到，即使是专家也

难以听到。

- 2 级：强度低，但用听诊器听得见（无法触诊）。
- 3 级：中等强度，用听诊器很容易听到。
- 4 级：响亮可听（明显的刺激感）。
- 5 级：非常响亮，但在心前区外听不到(明显的震颤)。
- 6 级：听诊器远离胸部时可听到。

• 声音辐射遵循血流方向，导致杂音。
- 主动脉瓣狭窄辐射到主动脉区域和颈动脉。
- 二尖瓣关闭不全向左腋窝辐射。
- 室间隔缺损向右侧胸骨边缘放射。

• 收缩期杂音。
- 收缩期杂音可以是病理性或生理性的。
- 收缩期杂音通常出现在二尖瓣 / 三尖瓣关闭不全或室间隔缺损。
- 主动脉瓣狭窄。
- 血流量增加，如怀孕。
- 杂音被称为全收缩期杂音（强度从 S_1 到 S_2；通常是由于二尖瓣或三尖瓣关闭不全，室间隔缺损）、收缩中期或收缩晚期（二尖瓣脱垂）。
- 射血性收缩期杂音与通过正常主动脉瓣或肺动脉瓣的血流或通过狭窄瓣膜的正常血流有关。这种杂音慢慢增强，在收缩中期逐渐增强，然后消失。

• 舒张期杂音。
- 舒张期杂音几乎都是病理性的。
- 舒张期早期杂音音质逐渐减弱，通常由主动脉反流引起 [如在马方综合征、梅毒、风湿性心脏病、感染性心内膜炎（infective endocarditis，IE）中]。如果患者向前坐并充分呼气，听诊器位于胸骨左下缘处，则能听到吹气、递减的音质。肺动脉瓣反流很少见（肺动脉高压或先天性缺陷）。
- 舒张中期杂音是一种低沉的隆隆声，可能与开裂有关，通常由二尖瓣狭窄引起。当患者处于左侧卧位时，将听诊器放在心尖处，听诊效果最佳。

- Austin Flint 杂音是一种与主动脉瓣关闭不全相关的舒张晚期隆隆样杂音。它是由反流冲击二尖瓣并限制流入左心室（left ventricle，LV）引起的。

• 生理性（收缩期）杂音与异常无关。在儿童和年轻人中很常见，并且杂音音调较低。其他心脏检查结果（如心电图、超声和胸部 X 线片）均正常。

（二）心包摩擦音

心脏在发炎的心包上跳动，例如，在心肌梗死后综合征（● 第 16 章的"急性心包炎"）中，会导致心包摩擦。这种声音是连续的，可以在心前区听到。患者身体前倾时，声音通常更大。当患者屏住呼吸时摩擦音消失，则更有可能是胸膜引起的。

（三）人工心脏瓣膜

根据瓣膜的位置，如二尖瓣、主动脉瓣和其他瓣膜的类型（如球笼型或倾斜盘型），人工心脏瓣膜在收缩和舒张期打开和关闭时可以清晰听到。关闭时声音更大，被描述为金属音和高音调。在没有听诊器的情况下，声音可能是可触知和可听到的。

十八、中心静脉导管

中心静脉导管可用于测量中心静脉压、静脉注射药物和输注液体。中心静脉压表示右心房的充盈压力，因此也表示前负荷。使用传感器连续记录中心静脉压，或使用压力线间歇记录中心静脉压。中心线通常位于颈内静脉或锁骨下静脉；如果使用股静脉，患者会存在感染的风险和较大的不适。但是，股动脉可用于紧急情况，如心脏停搏或没有其他中心静脉通道可用时。中心静脉压导管可以是单腔或多腔。使用中心静脉压导管的原因如下。

• 静脉注射药物：如胺碘酮、强心药。
• 肠外喂养。
• 测量中心静脉压。
• 快速液体复苏。
• 外周静脉通路不良。
• 经静脉起搏通路。

在健康状况下，正常的中心静脉压如下。

- 换能器：2～6mmHg。
- 压力计：5～10cmH$_2$O。

中心静脉压升高受以下因素影响。

- 液体超负荷。
- 右心衰竭。
- 肺栓塞。
- 肺水肿。
- 肺动脉高压。
- 心脏压塞。
- 左心室衰竭。

中心静脉压下降受以下因素影响。

- 低血容量。
- 药物引起的静脉扩张。
- 败血症。
- 出血。

无论是使用换能器还是压力计系统，在患者处于相同位置（尽可能仰卧位）并使用相同的参考点（为零）进行记录，通常是静脉压力轴（第四肋间空间的交点和胸部前后表面之间的中间位置）。这将确保读数的一致性和可比性。关闭所有输液或使用单独的管腔以确保准确记录并防止给药差错 / 意外。

如果使用压力计系统，步骤如下。

- 洗手并擦干双手。
- 管线应冲洗，以确保通畅无阻。
- 让患者处于仰卧位。
- 确保压力计的臂与静脉压轴平齐，水仪中的气泡应位于两条线之间。
- 将三通中压力计和液体端"打开"，患者端"关闭"。
- 缓慢地向压力计管中注入液体，直到液体高于之前读数的 5～10cm（根据当地操作规范）。
- 将三通中患者和压力计端"打开"，液体端"关闭"，使压力计管中的液位下降。
- 当液位停止下降时读取测量值。液位可能会随着呼吸而轻微上升和下降。
- 中心静脉压测量完毕后，将三通各阀门转回原来的位置。
- 根据操作规范进行记录。

护理

- 清楚地标注导管 / 有清晰标注导管的标识。
- 患者移动位置后（换能器）和读取读数（压力计）前的"零"线。
- 观察该部位是否有出血、导管移位、感染和肿胀。
- 操作时使用干净的无菌技术和手套。
- 使用 2% 葡萄糖酸氯己定清洁管路（检查生产线制造商的例外情况和当地政策）。
- 置管 24h 后使用无菌技术更换透明敷料，然后每 5～7 天更换敷料（如果敷料潮湿或不完整，则随时更换），应每天评估纱布敷料并尽快将其更换为透明的薄膜敷料。
- 保持导管通畅。冲洗前抽吸以检查管路上的血液回流并评估通畅性。如果没有进行连续输液，则每 8～12 小时冲洗一次管路。
- 在给予静脉内药物推注后冲洗管路，并确保在连续输注完成时清除管路，以防止意外推注。抽出 5～10ml，弃去吸液，然后冲洗。
- 观察所有连接是否完好。
- 监测患者的并发症，如感染、气胸、空气栓塞、血肿、心律失常和外渗。
- 拔管时，如果患者条件允许，患者应处于仰卧位，床头倾斜（约 15°）。穿入部位应低于心脏，以帮助防止在取出过程中出现空气栓塞。护士应戴上手套，并可能需要在去除无菌敷料后清洁该部位（查看当地操作规范）。请患者深呼吸并屏住呼吸（以防止空气栓塞）。取出导管，同时用无菌纱布施加压力止血。应检查导管是否有任何凝血、破损或感染迹象。用无菌封闭敷料覆盖该部位。如果存在或怀疑感染，将导管尖端进行培养和敏感性检测。

十九、肺动脉压监测之一

肺动脉（pulmonary artery，PA）导管用于测量心脏右侧的压力。当导管尖端楔入肺动脉的一个分支时，它表示心脏左侧的压力 [肺动脉楔压（pulmonary artery wedge pressure，PAWP）]。该导管还可用于心输出量的计算。

以下是肺动脉导管的适应证。

- 心源性休克。
- 复杂的心脏手术。
- 右心室衰竭（right ventricular failure，RVF）。
- 肺水肿（对治疗无效）。
- 败血症。
- 重大创伤。
- 循环容量评估。
- 心输出量分析。
- 混合静脉氧饱和度记录。

肺动脉导管的禁忌证包括以下几点。

- 肺动脉导管的风险大于收益。
- 严重的凝血障碍。
- 右心瓣膜假体。
- 心内膜起搏器（新）。
- 工作人员无法解释的结果。

导管通常插入右锁骨下静脉或颈内静脉。当导管穿过心脏右侧时，波形会发生变化（图 2-6）。正常值如下。

- 右心房（right atrial，RA）压力 0～8mmHg
- 右心室收缩压 15～25mmHg 和舒张压 0～8mmHg（通常仅在插入导管时可见）。
- 肺动脉收缩压 15～25mmHg 和舒张压 6～12mmHg。
  - 肺动脉压力升高的原因包括左心室衰竭、肺动脉高压、液体超负荷和某些先天性心脏病。
  - 低血容量导致肺动脉压力降低。
- 肺动脉楔压（PAWP）为 4～12mmHg。
  - 肺动脉楔压升高的原因包括液体超负荷、左心室衰竭和二尖瓣问题。
  - 低血容量导致肺动脉楔压降低。

插入导管后，胸部 X 线片检测是否发生并发症，如气胸。使用压力袋（500ml 的生理盐水，

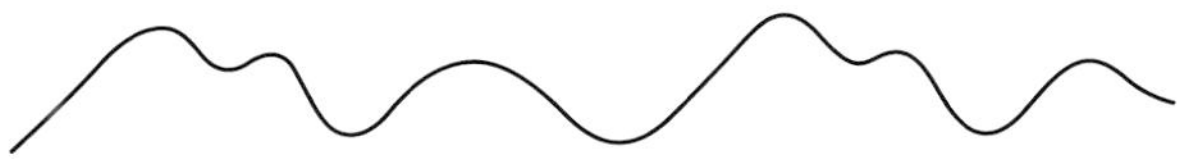

▲ 图 2-6 中心静脉压轨迹

经许可转载自 Chikwe J, Beddow E, and Glenville B. Cardiothoracic Surgery, OUP, 2006

300mmHg 压力）保持管路持续冲洗。每次患者改变体位时，将系统归零。

（一）心输出量测量

可采用热稀释法记录心输出量：冷液体通过近端端口快速注入右心房，当液体通过心脏时会发生温度变化。进行 3 次测量并记录均值。

还有其他指标用于测量心输出量，包括脉冲轮廓心输出量（pulse contour cardiac output，PiCCO）[6] 和锂指示剂稀释心输出量（lithium indicator dilution cardiac output，LiDCO）[7] 等。CeVOX[8] 测量持续的静脉氧饱和度，这对脓毒症患者特别有价值。植入式肺动脉压力监测器有时可用于治疗慢性心力衰竭[9]。

（二）护理

定期观察追踪以确保导管不会移位，因为这会损坏肺动脉，甚至引起感染。用 2% 葡萄糖酸氯己定清洗部位，按要求更换敷料，大多数肺动脉导管在 72h 后拔除（根据当地操作规范）。如果鞘管留在原位，则用透明敷料覆盖并按照中心静脉导管进行维护（➡ 本章"中心静脉导管"）。观察该部位是否有出血、肿胀、发红和感染迹象。注意不要断开管路并清楚地标记所有管路，以防止混合输液。还要注意以下并发症。

- 气胸：可能在插入时发生。
- 空气栓塞。
- 血栓形成。
- 心律失常。
- 心脏传导阻滞。
- 球囊破裂。
- 赘生物的形成。
- 败血症。

二十、肺动脉压监测之二：肺动脉楔压

肺动脉楔压记录

肺动脉楔压应反映左心室舒张末期压力（left ventricular end-diastolic pressure，LVEDP），除非患者有肺静脉阻塞或多发性硬化症。使用以下步骤楔入球囊。

- 使用附带的注射器，按照制造商的说明书缓

慢地给球囊充气（通常不超过 5ml 空气）。

- 观察监护仪的波形变化（图 2-7）。
- 球囊充气后，允许轨迹运行不超过 15s。迹线中的急剧上升表明球囊被过度楔入。
- 冻结显示器，然后给球囊放气，对齐监护仪光标到波形上的呼气结束。
- 阅读并记录结果。
- 解冻显示器。
- 检查肺动脉波形是否恢复。

二十一、呼吸系统评估

呼吸系统评估包括视诊、触诊、叩诊和听

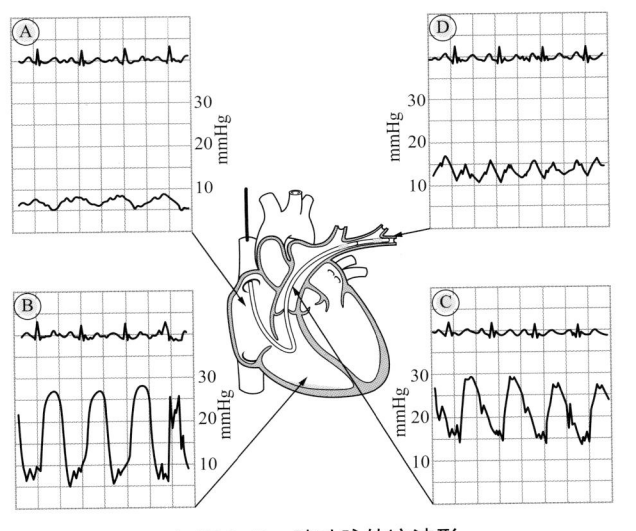

▲ 图 2-7 肺动脉轨迹波形

右心导管置入术：在每个面板中，心电图顶部显示来自肺动脉导管底部远端端口的相应压力轨迹迹线。当导管穿过右心时，其特征压力轨迹表明导管的位置。记录从每个位置获得的压力和全身动脉血压

A. 窦性心律中的右心房压力轨迹迹线。心房压明显低于右心室或肺动脉的压力。"a"波与心房收缩同时出现，而"v"波反映三尖瓣的心房充盈（在右心室收缩期间关闭）。"a"波在心房颤动时无波。大"v"波表示三尖瓣功能不全。B. 右心室压力轨迹的特点是压力波动很大，对应于右心室的收缩和放松。C. 在肺动脉中，收缩压应等于右心室收缩压（无右心室流出道梗阻或肺动脉狭窄）。注意双侧切口对应于肺动脉瓣关闭。D. 肺毛细血管楔压。随着肺动脉导管球囊的使用，远端端口与右心绝缘，有效暴露于左心房压力。在无肺栓塞或毛细血管前肺动脉高压的情况下，肺动脉舒张压应接近肺毛细血管楔压

经许可转载自 Myerson SG, Choudhury RP, and mitchell ARJ (eds) (2010). Emergencies in Cardiology (2nd edn). Oxford university Press, Oxford.

诊，包括检查气道是否有部分或完全阻塞的迹象，以及对胸部和呼吸的评估。呼吸频率的变化对于识别那些感觉不适的患者尤为重要。

（一）视诊

- 观察患者呼吸的频率、节奏和深度。正常呼吸频率为 12～20 次 / 分。
- 观察胸部对称性。
- 查看呼吸模式。
- 观察患者使用辅助肌肉呼吸。
- 寻找气管比对和瘢痕，如开胸、胸骨切开或胸腔引流管。
- 寻找外周（甲床和耳垂）和中枢（口腔黏膜）发绀的迹象（通常在 $SpO_2 < 85\%$ 时观察到）。
- 检查双手是否有杵状指（甲床角缺失、指甲弯曲和手指球根状末端）；焦油染色；细微震颤（使用 β_2 受体拮抗药的不良反应），扑翼样震颤（CO_2 潴留，2 型呼吸衰竭）。
- 观察是否存在鼻翼翕动。
- 观察是否存在脊柱弯曲，如脊柱后凸（前脊柱弯曲）或脊柱侧弯（侧弯曲）。
- 观察是否存在卷唇（延长呼气）。
- 观察患者所处体位。

（二）触诊

- 触诊双侧肺底部扩张度。
- 检查是否有任何手术性水肿迹象（触摸时皮肤噼啪作响）。

（三）叩诊

- 用手指敲击胸部。从一侧到另一侧，从肺尖到肺底部。应敲击胸腔的前部和后部。
- 正常共振的音调适中。
- 高共振声音更大，音调更低。高共振的原因包括哮喘、慢性阻塞性肺病、气胸和肺气肿。
- 低共振产生一种沉闷或平坦的声音。低共振的原因包括肿瘤、肺不张、肺炎和胸腔积液。

（四）听诊

- 应听诊胸腔的前部和后部。
- 让患者进行深呼吸。
- 听诊异常的声音：咕噜声和打鼾可能表明部分气道阻塞。
- 听诊喘鸣、喘息（吸气和呼气）和嘈杂的呼

吸声。

- 听诊噼啪声（断断续续的爆裂声）。
- 听诊呼吸音（➡ 本章"呼吸音"）。同时记录血氧饱和度（SpO$_2$）（➡ 本章"脉搏血氧仪"）。在某些情况下，需要记录动脉血气（arterial blood gas，ABG）值（➡ 本章"动脉血气"）。

对患者进行以下评估。

- 痰液产生。
- 如果患者有痰液的话，观察痰的颜色和稠度。黄色或绿色痰表示感染，而白色泡沫痰通常表示肺水肿。痰中带血可能是肺栓塞或肺肿瘤的征兆。
- 气促和运动耐力。
- 患者夜间是否有呼吸困难。
- 睡眠所需的枕头数量。
- 咳嗽病史：如果有，评估表现（如有痰或干咳）。
- 吸烟史。
- 患者能否轻松交谈。
- 诱发气促的因素（如寒冷、运动和进食）。
- 患者是否有呼吸系统疾病史（如肺癌、慢阻肺、哮喘等）。
- 患者是否使用吸入器？
- 患者是否有任何相关的症状和体征，如胸痛、心悸、晕厥、发热、脚踝肿胀、小腿肿胀疼痛等。
- 评估是否需要测量呼气峰值流速（peak expiratory flow rate，PEFR）。
- 评估后，患者可能需要进行胸部 X 线片、计算机断层扫描（computed tomography，CT）、肺功能检测和氧疗。

二十二、呼吸音

对于任何照顾心脏病患者的护士来说，全面评估和解释呼吸音是一项重要技能。比较身体的两侧，因为异常发现通常仅限于一侧，如气胸。

理想情况下，患者应该用嘴深呼吸，同时护士用听诊器系统地在胸部前后部进行听诊。通常，声音的水平和音高与气道的大小相同。听诊

前胸上叶和后区顶部 1/4；下叶占据后区底部的 3/4。在右腋下听到右中叶，在左腋下听到舌叶。将呼吸音分类为水泡音、支气管音或附加音。

（一）水泡呼吸音（正常）

在吸气和呼气的第一部分，可以在正常的外周肺野上听到的这些声音。这些声音具有柔和、低调的"沙沙声"质感。在导致气道阻塞的情况下声音会减弱，如哮喘或肺气肿。

（二）支气管呼吸音

支气管呼吸通常发生在吸气和呼气时，两者之间有间隙。如果在胸骨柄（胸骨顶部）以外的任何地方都能听到声音，则存在异常。支气管呼吸音是湍急的、中空的，类似于气管的声音，即刺耳、响亮、音调高。心脏病患者存在支气管呼吸音主要与以下原因相关。

- 肺实变。
- 上叶塌陷或肺不张。

（三）其他呼吸音

1. 裂音（爆裂声）

▶ 注意爆裂声的时间、位置和强度，以确定潜在的原因。请注意，肺水肿对双肺的影响相同。

- 吸气末期通常会出现细微的噼啪声——原因包括左心室衰竭和肺炎。如有必要，呼吸干预可以包括无创通气（noninvasive ventilation，NIV）、持续气道正压通气（continuous positive airway pressure，CPAP）或双水平气道正压通气（bilevel positive airway pressure，BPAP）。
- 在吸气末期和呼气末期听到中等噼啪声表示细支气管中存在液体或分泌物。物理治疗师辅助咳嗽可以帮助患者在心脏手术后咳出分泌物。
- 在整个呼吸过程中听到粗暴的爆裂声，通常意味着主支气管中存在分泌物。它们通常可以通过咳嗽或"喘气"来清除，但有些患者可能需要进一步干预，例如，如果患者进行了气管切开术，则需要抽吸。
- 可能由肺水肿引起。

2. 哮鸣音（ronchi） 主要在呼气时听到的哮

鸣音是一个"和谐的"音符，因为空气被迫通过狭窄的气道（如哮喘、慢阻肺、异物或肿瘤的存在）。如果气流速度太低，可能听不见哮鸣音。

3. **喘鸣** 这通常在没有听诊器的情况下也能听到，表明大气道严重阻塞。例如，在心脏手术后进行气管切开术的患者有因分泌物积聚而导致气道阻塞的风险。这是一种高音调的噪音，通常在吸气时听到。

4. **摩擦音** 这种声音是由发炎的胸膜摩擦引起的。这种声音可能与局部疼痛有关，在吸气和呼气时都能听到。肺炎、胸腔积液和肺栓塞等疾病都会引起胸膜摩擦。它通常被描述为一种低沉的刺耳噪音，就像两块皮革摩擦在一起一样。

（四）人声

1. **支气管扩张症** 支气管镜通过实变区域（如感染、塌陷或肿瘤等硬化区域）清晰地传播的声音是支气管发声。让患者说出数字"99"；听诊的声音清晰而响亮，因为通过"实心"肺的声音传输更好。

2. **羊语音（"e"到"a"）** 由于相关的肺不张，通常在胸腔积液区域直接听到。听诊时，音"e"变成鼻音"a"。

二十三、脉搏血氧仪

脉搏血氧仪提供了一种连续或间歇监测血氧饱和度水平的无创方法。它广泛用于院前和院内医疗场所。正常 $SpO_2 > 95\%$，除非患者患有慢性呼吸系统疾病，在这种情况下，血氧饱和度可能为 88%～92%。包括以下适应证。

- 危重疾病。
- 缺氧。
- 基线观察。
- 手术期间。
- 术后。
- 镇静。
- 创伤。

将探头放在患者的手指或耳垂上。如果连续监测血氧饱和度，护士必须定期更换探头的位置，以防止形成压疮和手指僵硬。如果使用手指，请去除指甲油、假指甲或任何其他可能导致

分析出现问题的东西（如血液、油漆、污垢）。设置监护仪报警。避免将血压袖带与探头放在同一手臂上，因为这会中断读数。以下情况可能导致读数不准确。

- 贫血。
- 黄疸。
- 血氧饱和度 < 85%。
- 外周灌注差。
- 近期注射对比剂。
- 体温过低。
- 心律失常。
- 指甲油和延长线。
- 一氧化碳中毒。
- 过度运动，如颤抖。
- 损坏的设备。

不要单独考虑血氧饱和度水平，还要结合临床表现综合考虑。在某些情况下，还需要考虑血气分析值（➲ 本章"动脉血气"）。

二十四、动脉血气

动脉血气测量血液中 O_2 和 CO_2 的水平及体内的酸碱平衡。它还可用于测量钠和钾的水平。动脉血气可以通过动脉穿刺或在存在动脉导管的情况下，通过采集动脉样本来测量。从动脉管路取样的步骤如下。

- 洗手并擦干手，戴上干净的手套。
- 关闭"通向空气"的三通接头，直到连接注射器。清洁可注射针头的端口。连接注射器，将三通接头"打开"并从管路中收集 5ml 血液样本。
- 丢弃该样本，并使用预先肝素化的注射器继续收集样本。关闭三通接头。
- 使用冲洗装置冲洗导管，然后冲洗端口上的肝素帽（连接注射器）。
- 将样本带到血气分析仪，并按照制造商的说明指示进行操作。

（一）正常值

正常值如下。

- pH：7.35～7.45。
- PaO_2：10.1～13.9kPa。

- $PaCO_2$：4.0～6kPa。
- 碳酸氢盐（HCO_3）：22～26mmol/L。
- 碱剩余（BE）：–2～+2。

解释血气分析值，请使用以下程序。

- 查看 PaO_2：虽然它不会影响酸碱平衡，但它表明缺氧程度。▶考虑患者是否正在接受氧疗。如果室内空气中的 PaO_2 < 10kPa，则患者是低氧血症。如果室内空气中的 PaO_2 < 8kPa，则患者严重低氧血症并考虑呼吸衰竭。
  - $PaCO_2$ < 6kPa（正常碳酸血症）：Ⅰ型呼吸衰竭。
  - $PaCO_2$ > 6kPa（高碳酸血症）：Ⅱ型呼吸衰竭。
- 查看 pH：如果 pH < 7.35 为酸中毒；pH > 7.45 为碱中毒。
- 查看 PCO_2：PCO_2 < 4.0kPa 表示呼吸性碱中毒；PCO_2 > 6.0kPa 可提示呼吸性酸中毒（表 2–5）。
- 查看 HCO_3^-：高 HCO_3^- 表明代谢性碱中毒；低 HCO_3^- 表明代谢性酸中毒。
- 查看碱剩余（base excess，BE）：BE 升高表示代谢性碱中毒；BE 降低表示代谢性酸中毒。

表 2–5　酸中毒和碱中毒对 pH、$PaCO_2$ 和 HCO_3^- 的影响

	pH	$PaCO_2$	HCO_3^-
呼吸性酸中毒	↓	↑	N
呼吸性碱中毒	↑	↓	N
代偿性呼吸性酸中毒	↓ N	↑	↑
代偿性呼吸性碱中毒	↑ N	↓	↓
代谢性酸中毒	↓	N	↓
代谢性碱中毒	↑	N	↑
代偿性代谢性酸中毒	↓ N	↓	↓
代偿性代谢性碱中毒	↑ N	↑	↑
混合性酸中毒	↓	↑	↓

↓ . 下降；↑ . 上升；N. 正常

以下是呼吸性酸中毒（高 CO_2）的一些原因。

- Ⅱ 型呼吸衰竭。
- 镇静剂的影响。
- 头部受伤。
- 通气不足。
- 肺水肿。

以下是呼吸性碱中毒的一些原因。

- 肺换气过度。
- 呼吸机设置错误。

以下是代谢性酸中毒的一些原因。

- 肾衰竭。
- 糖尿病酮症酸中毒（diabetic ketoacidosis，DKA）。
- 休克。
- 心脏停搏。

以下是一些导致代谢性碱中毒的原因。

- 过量的抗酸药。
- 严重呕吐。

（二）代偿

在代谢性酸中毒或碱中毒的情况下，代偿是通过呼吸频率的变化来实现的。如果患者是代谢性酸中毒，呼吸频率会增加；因此，呼出二氧化碳和水，导致 pH 变酸。或者，如果问题的原因是呼吸系统，肾脏保留或分泌更多的氢离子来代偿。但是，这种机制需要一些时间。

二十五、胸部 X 线检查

将胸部 X 线检查（chest X-ray，CXR）结果与视诊、叩诊、触诊和听诊的结果结合使用。胸部 X 线片取自前 – 后（"移动"）、后 – 前（"标准"）或横向视角。此处不包括横向胸部 X 线片视角的解释。大多数护士认可标准和床旁移动胸部 X 线片；后者在重症监护领域很常见，那里的患者通常由于病情重，无法进行标准的胸部 X 线片。▶护士应该熟悉胸部 X 线片上的"正常"情况，以便可以快速发现任何可疑的"异常"表现，从而进行适当的医疗解释或物理治疗师干预。

基本解释

- 检查屏幕上的患者姓名和日期是否正确，并按确认键。

- 检查是否有以前的成像以进行比较。
- 注意患者的年龄和性别，因为这可能有助于排除或支持诊断（如是否有乳房阴影？）注意乳房是否曾行切除术。
- 检查影片的呈现：确定它是否是前－后（标记）或后－前（未标记），►心脏在前后片上显得更大。
- 定位：检查放射医生的"左"和"右"标记；心脏并不总是在左侧，它可以重新定位（如通过张力性气胸或右位心）。
- 如果影片是前后位，影片标记为"直立"或"仰卧"？（仰卧位胶片上的液位可能不明显）。
- 是否有旋转？如果患者的位置旋转，一个肺可能看起来更白。
- 穿透：椎骨只能透过心脏阴影的下部才能看到。
- 检查吸气的程度：吸气用力不足会使心脏显得更大，并出现基底阴影和右气管偏离。
- 系统地检查整个影片，注意任何异常。在前后片中，正常的心胸比率应＜ 0.5。
- 确定异常的位置，如心脏、肺或胸膜，并描述其外观，如太白、太暗、尺寸异常或位置错误。
- 始终将您的发现与您对患者的评估联系起来：他们是否证实了您在叩诊或听诊中听到的内容（➋本章"呼吸系统评估"）。

二十六、胸部 X 线检查异常

胸部 X 线检查可以识别出许多与心脏相关的异常。

（一）左心室衰竭
- 上叶血液分流（早期征兆）。►只有在"直立位"的片子中才有意义。
- Kerley B 线——表示肺水肿。它们是小的水平线——在肋膈角上方的肺边缘最容易看到。
- 肺泡阴影从肺门放射，出现"蝙蝠翼"外观，伴有严重肺水肿。整个肺部可能有更模糊的阴影和明显的空气支气管征。

- 心胸比增加——左心室扩张很可能是心力衰竭引起的。❶急性左心室衰竭发作时，可能没有心脏扩大。

（二）二尖瓣狭窄
- LA 扩大导致左心边界的外观由凹变直，甚至向外凸出。
- 由于 LA 扩大，左主支气管抬高（即隆突和支气管之间的角度＞ 90°）。
- 左心房扩张可能导致右心边界出现"双重"阴影。右心边界也可能比正常情况更偏向右侧。
- LA 压力导致上叶血液分流，Kerley B 线可能由间质水肿引起。
- 二尖瓣很少有可见的钙化（致密的白色）区域。

（三）心包积液
- 后前位胸部 X 线片突然出现心脏或心胸比率增大。
- 心影普遍扩大，呈球状，可覆盖双肺门。
- 横跨肺野的血管标记通常是正常的。
- 上腔静脉可能充血（气管密度高于右边缘＞ 3mm）在"直立"胸部 X 线片上。

（四）左心室动脉瘤
- 后前位胸部 X 线片的心胸比增加。
- 一个突出的、向外的左心室"凸起"沿左侧可见边界。
- 在严重的情况下，可能有肺水肿的相关体征/左心室衰竭。
- 如果动脉瘤已经存在很长时间，可能会沿着左心边界边缘发生钙化——此变化也可能发生在其他疾病过程中，如肺结核。

（五）实变
- 可能难以诊断——检查患者是否有感染迹象，如发热、咳痰和咳嗽。
- 肺泡腔充满液体，在胸部 X 线片上显示为"白色"注意小气道在白色区域内是否可见（黑色）为空气支气管。
- 液体下沉，因此实变的"白度"随着向肺下方移动而变得更密集。
- 实变通常是暂时的，因此比较患者的胸部 X 线片可以排除任何慢性病变，如纤维化。

- 如果白色边界清晰且外观均匀密集，则更可能是肺塌陷或胸腔积液区域。

（六）气胸

- 没有正常的肺血管标记，肺叶显示"黑色"。注意：如果其余肺野正常，则不太可能出现大疱病。与黑色区域交叉或围绕黑色区域的肺部标记更有可能提示大疱。
- 检查是否有可见的"肺边缘"——通常是看不到的。看看上面的区域，因为空气更容易聚集在这里。将胸部 X 线片侧放可能会很有用，因为这有助于更清楚地识别肺边缘。
- 识别任何纵隔移位——远离黑色区域的运动可以表示张力性气胸（医疗紧急情况）。

二十七、胸部 X 线检查的可见心脏设备

以下装置和假体在胸部 X 线检查中非常清晰可见，在患者不能确认病史或无法支持诊断的情况下，可用于确认病史，例如，起搏线的位置不正确（如填塞或捕获失败）或无法正确定位，或者难以定位胸腔引流管（如外科肺气肿或扭结）。

- 永久性起搏器盒：通常在左锁骨下方，带有可见的起搏线。清楚地识别导线是心房还是心室，或两者。
- 临时起搏线：在外部盘绕，通常位于锁骨下静脉中，并位于右心室心尖的远端。
- 机械人工瓣膜：根据定位，球囊或倾斜盘机构可能是清晰可辨的。
- 瓣膜环成形术环。
- 中心导管或肺动脉（PA）导管：通常通过锁骨下静脉或颈内静脉。
- 胸骨导线：心脏手术后，如冠状动脉旁路移植术（coronary artery bypass graft，CABG）或瓣膜置换术。
- 外部心电图线、夹子和电极。
- 心外膜起搏线。
- 胸腔引流：胸腔或纵隔。确定胸膜引流管的顶端和基底位置。
- 猪尾导管：来自心包积液后的心包穿刺术。
- 植入型心律转复除颤器（ICD）。

（赖敏华）

参考文献

[1] National Institute for Health and Care Excellence (2018) Chronic Obstructive Pulmonary Disease in Over 16s: Diagnosis and Management. NG115. NICE, London.

[2] Brignole M, Moya A, de Lange F, Deharo J-C, et al. (2018) 2018 ESC Guidelines for the diagnosis and management of syncope. European Heart Journal 39(21),1883-948.

[3] Brignole M, Moya A, de Lange F, Deharo J-C, et al. (2018) 2018 ESC Guidelines for the diagnosis and management of syncope. European Heart Journal 39(21),1883-948.

[4] Brignole M, Moya A, de Lange F, Deharo J-C, et al. (2018) 2018 ESC Guidelines for the diagnosis and management of syncope. European Heart Journal 39(21), 1883-948.

[5] 5 National Institute for Health and Care Excellence (2014) Transient Loss of Consciousness ("Blackouts") in Under 16s. QS71. NICE, London.

[6] https://www.getinge.com/int/product-catalog/picco/ (accessed 8 September 2019).

[7] http://www http://www.lidco.com/education/cardiac-output/ (accessed 8 September 2019).

[8] https://www.getinge.com/int/product-catalog/cevox-technology/ (accessed 8 September 2019).

[9] National Institute for Health and Care Excellence (2013) Insertion and Use of Implantable PA pressure Monitors in Chronic Heart Failure. IPG463. NICE, London.

相关指南

[1] Brignole M, Moya A, de Lange F, Deharo J-C, et al. (2018) 2018 ESC Guidelines for the diagnosis and management of syncope. *European Heart Journal* 39(21), 1883-1948.

[2] National Institute for Health and Care Excellence (2014) *Transient Loss of Consciousness ("Blackouts") in under 16s. QS71.* NICE, London.

第 3 章　心脏检查

Cardiac investigations

一、概述

在心脏病的诊断中有许多侵入性和非侵入性的检测方法。大多数检测是由专业操作人员 / 检验科医生在具备相关配套设施的检验科室中进行。然而，对于护理疑似或确诊为心脏病的患者的护士来说，广泛了解现有主要诊断的检测方法是非常有必要的。关于心电图的介绍 ➡ 第 2 章的"心电监护"和"12 导联心电图"，关于冠状动脉造影的介绍 ➡ 第 8 章的"冠状动脉造影术前护理"，关于电生理学研究的介绍 ➡ 第 13 章。

二、运动耐量试验

运动耐量试验（exercise tolerance test，ETT）是以冠状动脉性心脏病（coronary heart disease，CHD）患者运动时心电图显示缺血性变化（ST 段压低）为前提。运动耐量试验是无创的，相对经济，易于实施。但是应该注意的是，在某些情况下可能会得到假阴性和假阳性检测结果；与其他心脏检查一样，其结果应根据其他现有的数据进行解释。

运动耐量试验具有以下适应证。

- 胸痛的评估及 CHD 的诊断。
- 对心律失常的评估。
- 对高危患者进行分层，以确定治疗方案。
- 心肌梗死（myocardial infarction，MI）后的预后及治疗评价。
- 血供重建术前后的治疗和心功能评估。

- 扩张型心肌病或心力衰竭患者心肺功能的评估。

有以下情况的患者禁忌进行运动耐量试验。

- 明显的心力衰竭。
- 不稳定型心绞痛（unstable angina，UA）、急性心肌梗死，或已知的严重左主干（left main stem，LMS）狭窄。
- 严重主动脉狭窄（severe aortic stenosis，AS）。
- 未受控制的高血压。
- 休息时出现明显心律失常。
- 急性心肌炎或心包炎。
- 近期做过主动脉手术或主动脉夹层动脉瘤手术。
- 发热。

该检测是让患者在跑步机或固定自行车上进行锻炼，同时监测心电图、心率和血压。进食会影响患者检测时的表现，因此应指导患者在检测前禁食 1h 以上。β 受体拮抗药通常在检测前 1 天停用，地高辛在检测前 1 周停用。运动方案各不相同，但 Bruce 方案是最广泛使用的。一般情况下，它通常有 3～4 个阶段，每个阶段持续 3min。改良的 Bruce 方案用于对急性心肌梗死 1 周以内的患者进行检测。患者一般先从低水平的运动开始，然后逐渐增加运动强度。随着测试的进行，伴有预期心率增快的任何心电图或血压的变化都会被记录下来。当患者完成设定的运动方案时测试结束，但在运动后的恢复期，测试还会继续进行。如果患者在运动试验期间出现进展性恶化的缺血症状（如心绞痛、昏厥、呼吸困难或血流动力学不稳定）时，则终止试验。测试地点附近必须有完备的复苏急救设备，测试时间一般约20min。

运动耐量试验的局限性与疾病的诊断和预后有关，特别是与敏感性 [检测冠状动脉疾病（coronary artery disease，CAD）的能力] 和特异性（排除无 CAD 患者的能力）有关。它在某些患者群体中的使用受到了质疑，如女性、老年人和特定种族群体。由于上述限制，运动耐量试验目前正在逐步被淘汰，取而代之的是其他替代的非侵入性诊断检查。

三、动态监测

动态心电图（ambulatory electrocardiography，AECG）是在患者进行日常活动状态下连续记录其心电活动的方法。它通常用来确定疑似由心律失常引起的间歇性症状的原因，并适用于具有以下情况的患者。

- 疑似缓慢性心律失常。
- 疑似快速性心律失常。
- 评估抗心律失常药物治疗的效果。

动态心电图可以通过动态心电图监测仪或患者激活的设备（事件记录仪）来实现。动态心电图监测仪是一种小型轻便设备，将电极连接到患者的胸部，可以连续记录长达 1 周甚至更长时间的心电图，期间可能会捕捉到有症状的心律失常。但是其检索到的数据是回顾性的解释，无法实时查看。

贴片式心电监测仪（patch electrode monitor，PEM）是小型一次性的记录仪，可记录 7～14 天动态心电图。其中两个电极包含在一个自带的粘贴片内。它可以与应用程序（App）一起运行。目前，它仅在少数英国国家医疗服务体系（NHS）的机构中使用。

如果患者的症状出现不频繁，动态心电图监测仪就可能无法捕捉到异常发作。在这种情况下，可以使用心脏事件记录仪，患者可以在症状发作（如心悸或头晕）时激活记录。另外，如果其他心脏事件记录仪未能揭示患者症状的潜在原因，则可以在皮下放置植入式循环记录仪（implantable loop recorder，ILR）。ILR 电池可使用长达 3 年。

在进行动态心电图监测时，应该要求患者记录活动和症状，这样任何异常读数就可以与患者的活动及是否存在症状联系起来。在监测期间，应告知患者禁止触摸电极，避免游泳和淋浴等活动。

现在以患者为主导的手持或智能手表形式的设备越来越普及，可以成为患者在家监测病情的有效方式。

四、倾斜试验

倾斜试验通常用于不明原因晕厥的患者。晕厥是一种突然的、短暂的意识丧失，并伴有肌张力消失而不能保持正常姿势。

倾斜试验是无创的，目的是激发神经介导性晕厥（neurally mediated syncope，NMS），以辅助诊断血管迷走性晕厥。在对其他非侵入性检查结果不确定的患者进行更具侵入性的电生理学检查之前，这种方法尤其有用。副交感神经和交感神经系统之间反馈机制的崩溃会导致神经介导性晕厥的发生。正常情况下，当一个人处于直立姿势时，部分血液蓄积在下肢，动脉压下降，反射性引起交感神经张力升高，继而代偿性引起心率增快和血压升高。在某些人身上，这种反射被迷走神经张力所覆盖，导致血管扩张、心输出量下降、心动过缓和晕厥。

倾斜试验通常在配备有完备的心肺复苏设备的电生理学实验室中进行。患者还需要建立静脉（intravenous，IV）通路以输注液体和药物。这项测试需要把患者绑在一个带有支撑脚板的特殊倾斜台上持续给予监测。首先，取仰卧位；然后，将测试台倾斜至 60°～70°（头部抬高），持续 20～45min[1]，以上就是基础倾斜试验。如果基础倾斜试验结果为阴性，则舌下含服硝酸甘油或静脉注射异丙肾上腺素进行药物激发试验。每3～5min 记录患者的心率、血压和可能出现的症状，并连续记录心电图。如果患者出现以下任何一种或多种情况，则试验结果为阳性。

- 患者出现明显不适症状。
- 心动过缓的症状加重。
- 血压下降。

将测试台移回水平位置通常可以消除症状。

注意事项：如果试验结果为阴性，有些单位会进行第二次倾斜试验，包括在患者仰卧位时静脉注射异丙肾上腺素以增快心率。但是，该药物禁用于冠状动脉性心脏病患者。

神经介导性晕厥的治疗因具体症状而异，但都包括对前驱症状识别、药物治疗和起搏治疗的健康教育。这些治疗主要是减轻症状，而不是防止疾病发作。

五、影像学检查：超声心动图

医学技术的快速发展促进了用于心脏病患者诊断和治疗效果评估的成像技术组合。多种方法都有助于可视化观察心脏及其异常。这些影像学检查不仅可以应用在门诊患者，也可以用于住院患者。向患者解释检查过程以便他们知道将会发生什么非常重要，安排后续预约以讨论检查结果和任何后续的治疗变化同样也很重要。影像学检查的选择取决于患者症状的严重程度和临床表现及其可得性。

超声心动图

超声心动图（在临床上通常缩写为"Echo"）是心脏病学中应用超声技术的一种重要的影像诊断工具，是除心电图检查之外最常用的检查方法。成像过程包括使用换能器将超声波引导到胸部，并通过计算机分析来自心脏壁和瓣膜的反射波来计算心脏结构的大小、形状和运动幅度。这些信息被映射到像素上，并以可视化图像的形式显示在屏幕上，可用数字的方式存储。超声心动图产生的图片分辨率不足以看到动脉，但它确实能识别心脏结构和功能的异常（如瓣膜功能不全、心肌无力和心腔内血栓）。超声心动图在测定左心室功能时效果明显。

技术的进步意味着二维（two-dimensional，2D）、三维（three-dimensional，3D）和多普勒回声（Doppler Echo）均可获得。3D 超声心动图在标准超声心动图的基础上提供了额外的信息，可

以改进对心室容积的评估及左心耳血栓的检测。多普勒超声心动图提供有关血流的信息，在量化瓣膜异常和血液湍流方面特别有用。负荷超声心动图的使用提高了标准运动测试的准确性，它将基线图像与运动高峰时的图像进行比较，从而识别异常的应激反应，如心室壁增厚或心室壁运动。造影超声心动图是指静脉注射含有白蛋白微气泡的超声对比剂，它通常被称为"发泡试验"。对比超声心动图在房间隔缺损（atrial septal defect，ASD）和卵圆孔未闭（patent foramen ovale，PFO）等分流的诊断中起着重要作用。

超声心动图的优点如下。

- 无创。
- 相对快速。
- 需要的患者准备最少。
- 便携：适用于各种环境 / 场所。

1. 经胸超声心动图 经胸超声心动图（transthoracic echocardiography，TTE）是最常见的超声形式。患者需要脱掉上半身的衣物；告知患者凝胶将涂在传感器 / 探针上，然后在患者胸壁移动。这项检查还需要患者配合呼吸和体位。检查后无须特殊的护理。

2. 经食管超声心动图 经食管超声心动图（transoesophageal echocardiography，TOE）是半侵入式的，传感器安装在内镜上并通过口腔进入食管。传感器靠近心脏后部，比经胸超声心动图具有更好的图像分辨率。

经食管超声心动图的适应证如下。

- 当经胸超声心动图没有提供诊断信息时。
- 辅助诊断感染性心内膜炎。
- 在复律前排除心房血栓。
- 鉴别不明原因脑卒中或全身栓塞后的异常。
- 确诊疑似的主动脉夹层或心房肿块。
- 评估二尖瓣功能。
- 监测某些类型手术中的心肌功能（如心脏手术或心脏疾病患者的手术）。

虽然各单位的方案有所不同，但由于存在误吸风险，均应确保患者在检查前禁食水 4h，并且应该摘除假牙。由于患者需要配合吞下内镜，故需麻醉患者的喉咙，并需要进行有意识的镇静。

在此过程中，连续记录心电图，监测外周血氧饱和度（peripheral oxygen saturation，SpO_2）；持续记录心率和血压。气道管理是至关重要的，在整个过程中需要频繁地对患者进行口腔吸引。

建议患者进行经食管超声心动图检查后，等待 1h 以后，待局部麻醉药的作用消失再进食和饮水。

六、影像学检查：心脏核医学与心脏磁共振

（一）心脏核医学

心脏核医学检查是一种非侵入性检查，使用非常少量的放射性示踪剂，如铊或锝（^{99m}Tc-MIBI，甲氧基异丁基异氰）来评估心肌血流、心室功能，以及心肌梗死后损伤的大小和位置。心肌灌注显像（myocardial perfusion scintigraphy，MPS）最常用。

1. **心肌灌注显像**　心肌灌注显像用于评估心肌血流和心室功能。通过向患者静脉注射心肌特异性吸收的放射性示踪剂，然后对比静息与运动或压力负荷下的心肌影像。示踪剂发出由计算机闪烁照相机检测到的 γ 射线，然后产生一张图像，继而显示示踪剂在心脏特定区域的浓度（闪烁显像）。目前对心肌灌注显像的建议[2] 是使用单光子发射计算机体层摄影（single-photon emission computed tomography，SPECT）产生一个三维图像。SPECT 图像显示为一系列连续的心脏横断面影像。放射性示踪剂通常是患者在跑步机上运动时注射的；然而，不能剧烈运动的患者可给予药物（如腺苷或双嘧达莫）静脉输注以增加心脏压力。受压的心脏图像会与心脏静息下 2~4h 后的图像进行比较。^{201}Ti 和 ^{99m}Tc（TC-sestamibi）是最常用的示踪剂（因此得名"铊扫描"或"mibi 扫描"）。

示踪剂被存活的心肌吸收，因此低灌注区域在扫描上显示为"冷点"。负荷影像中出现冷点，而静息影像未出现冷点，提示可逆性或运动诱发的缺血；两组图像中均出现冷点提示梗死。但是，铊扫描不能区分陈旧性梗死和新发性梗死。

心肌灌注显像的适应证如下。

- 评估疑似冠状动脉疾病患者是否存在冠状动脉阻塞。
- 指导已知冠状动脉疾病患者的血运重建。
- 评估血运重建的可能性。
- 确定进一步事件发生的概率。
- 对于怀疑有冠状动脉疾病、运动耐量试验敏感性差或解释困难的患者，推荐 SPECT 作为初始诊断工具。

因为咖啡因、酒精和烟草会影响心肌吸收示踪剂的量，因此在心肌灌注显像前 24h 内应避免吸食此类物质。在测试当天，限制降低心率的药物，例如，β 受体拮抗药和钙离子通道阻滞药可能要停止使用。

NICE 指南建议[3]，如果冠状动脉造影（computed tomography coronary angiography，CTCA）显示 CAD 功能意义不确定或无法得出诊断，则推荐对心肌缺血进行无创功能成像（如 MPS）。

心肌灌注显像有许多替代名称，包括铊扫描、mibi 扫描或心肌灌注扫描，这反映出示踪剂、应力法和成像技术的结合。心肌灌注显像是心脏核医学中首选使用的成像形式。

2. **放射性核素心室造影**　放射性核素心室造影（radionuclide ventriculography，RNV）是评估左心室功能的最可靠的无创方法。Echo 已经在很大程度上取代了 RNV，因为它使用更广泛、更快速，而且不需使用放射性示踪剂。该检查用于研究心脏的运作，最常用于心肌梗死后。静脉注射放射性示踪剂，在心动周期中测量心脏内的放射性，然后计算机利用这些测量结果计算出射血分数。心室充盈程度和心动周期长短不一的心律失常 [如心房颤动（atrial fibrillation，AF）] 会降低计算结果的准确性。这类检查不需要特别的术前准备和术后处理。

3. **正电子发射断层扫描**　正电子发射体层成像（positron emission tomography，PET）使用核成像技术来确定冠状动脉性心脏病左心室功能受损患者的心肌活力。短半衰期的血流示踪剂与代谢成像仪结合使用，可以区别正常心肌、梗死心肌和冬眠心肌。这对于确定哪些患者可以从血供

重建术中获益尤其有用。PET 相对来说比较贵，因而没有被广泛使用。

（二）心脏磁共振成像

心脏磁共振成像（cardiac magnetic resonance imaging，MRI），也简称为 CMR，是利用强磁场生成心脏结构的三维图像。它也可以评估心室功能。MRI 在检测主动脉夹层和心脏肿块方面特别有用，但对于植入心脏起搏器或除颤仪的患者来说，它可能是禁忌证，因为磁场会干扰其工作（除非他们使用的是 MRI 安全的设备类型）。因为金属假体或设备有轻微的内部运动、弹射或热损伤的风险，所以 MRI 慎用于有金属瓣膜或支架的患者，或者那些需要强化血流动力学监测的患者。对比剂的使用可以区分缺血心肌和梗死心肌，因此对于那些 ETT 结果不明确的患者是有帮助的。除需要告知患者静卧在狭窄的"孔洞"中可能会产生幽闭恐惧症的感觉外，MRI 前不需要特别的准备。

七、影像学检查：心脏 CT

（一）计算机断层扫描（CT）钙化评分

随着时间的推移，动脉粥样硬化斑块开始钙化。CT 钙化评分是一种利用 CT 检测和测量冠状动脉内钙质的无创检测方法。CT 机通过接收多个方向地穿过人体的 X 线能量衰减数据，继而产生人体的横断面图像。冠状动脉内的钙量被转换为钙质分数。这些指标用于评估即将发生心脏事件的风险情况（表 3-1）。

0 分，即阴性，表示动脉内没有钙化的证据，

表 3-1　钙化评分的含义

钙质分数	是否存在冠状动脉性心脏病（CHD）
0	无 CHD 证据
1～10	CHD 的最低证据
11～100	轻度 CHD 证据
101～400	中度 CHD 证据
＞400	广泛 CHD 证据

表明 CHD 是不存在的，或者是这种技术无法检测到的。得分为 0 表明在未来 2～5 年内患者患心肌梗死的可能性极小。值得注意的是，钙化评分为 0 分不应该被用来排除 CHD，可能需要进行进一步检查。

（二）计算机冠状动脉断层显像

计算机冠状动脉断层显像（CTCA）是一种非侵入性的替代传统的血管造影方法，使用 CT 可显示冠状动脉内的钙沉积或狭窄，还可以评估心室功能。

静脉注射碘对比剂以促进血管的成像。把患者安置在 CT 机的检查床上，该扫描仪可以从不同角度产生高分辨率的心脏图像。低 HR 会产生更清晰的图像，因此，可以在测试前给予患者减慢心率的药物，如 β 受体拮抗药。

目前，CTCA 被推荐为所有疑似 CHD 出现胸痛的患者的一线检查。

（叶　曼）

参考文献

[1] Brignole M, Moya A, J de Lange F, et al (2018) ESC guidelines for the diagnosis and management of syncope. European Heart Journal 39, 1883-948.

[2] National Institute for Health and Care Excellence (2011) Myocardial Perfusion Scintigraphy for the Diagnosis and Management of Angina and Myocardial Infarction. TA73. NICE, London.

[3] National Institute for Health and Care Excellence (2016) Chest Pain of Recent Onset. CG95. NICE, London.

相关指南

[1] Brignole M, Moya A, J de Lange F, et al. (2018) ESC guidelines for the diagnosis and management of syncope. *European Heart Journal* 39, 1883-948.

[2] Department of Health (2011) *A Review of Emerging Cardiac Technologies*. Department of Health, London.

[3] National Institute for Health and Care Excellence (2016) *Chest Pain of Recent Onset. CG95*. NICE, London.

[4] National Institute for Health and Care Excellence (2017) New Generation Cardiac CT Scanners (Aquilion ONE, Brilliance iCT, Discovery CT750 HD and Somatom Definition Flash) for Cardiac Imaging in People with Suspected or Known Coronary Artery Disease in Whom Imaging is Difficult with Earlier Generation CT Scanners. DG3. NICE, London.

[5] National Institute for Health and Care Excellence (2017) *Zio Service for Detecting Cardiac Arrhythmias. Mib101*. NICE, London.

第 4 章　心脏瓣膜病

Valvular disease

一、概述

心脏瓣膜病（valvular heart disease，VHD）如心脏瓣膜反流或狭窄，可影响四个心脏瓣膜中的任何一个。但由于左心瓣膜的压力较高，左心瓣膜比右心瓣膜更容易出现问题。在许多情况下，心脏瓣膜病往往多年后才会出现症状，并且其症状可能逐渐发展并加重。一部分症状和体征与心力衰竭有关，将在第 10 章中进行讨论。患者可以通过药物治疗，但最终可能需要进行瓣膜修复或置换。在过去的几年里，已经开展了新的瓣膜修复或置换技术。本章内容主要包括心脏瓣膜病的病因、症状和体征及治疗。表 4-1 对不同类型的左心瓣膜疾病的症状和体征进行对比。

二、主动脉瓣狭窄

主动脉瓣位于主动脉和左心室之间。它有三个瓣叶，在舒张期闭合，在收缩期打开。主动脉瓣口面积的正常大小为 $3 \sim 4 cm^2$。

（一）病因学

主动脉瓣狭窄（aortic stenosis，AS）是最常见的获得性瓣膜病变。正常的主动脉瓣有三个瓣叶，然而有些人是先天性的二叶式主动脉瓣。

病因

- 钙化（男性、年龄和高胆固醇血症都是诱发因素）。
- 瓣膜退化。
- 先天性二叶式主动脉瓣。
- 发生在主动脉瓣环上方或下方的狭窄（分别为瓣上和瓣下的狭窄）。
- 风湿热（罕见）。

狭窄的主动脉瓣导致左心室肥大（left ventricular hypertrophy，LVH）和左心室扩张。这将最终导致左心室衰竭，心输出量（cardiac

表 4-1　心脏瓣膜病（VHD）的症状和体征

二尖瓣狭窄	二尖瓣关闭不全	主动脉瓣狭窄	主动脉瓣关闭不全
• 心房颤动 • 夜间咳嗽 • 咯血 • 疲劳 • 右心衰竭症状：外周水肿、腹水 • 阵发性夜间呼吸困难 • 面色潮红 • 舒张中期杂音 • 心电图示二尖瓣型 P 波	• 心房颤动 • 夜间咳嗽 • 劳力性呼吸困难 • 心率增快 • 血压降低 • 右心衰竭症状 • 疲劳 • 全收缩期杂音	• 呼吸困难 • 疲劳 • 心悸 • 晕厥 • 心绞痛 • 喷射性收缩期杂音 • 传导问题 • 迟发心房颤动 • 劳力性呼吸困难	• 疲劳 • 舒张期杂音 • 动脉脉压增加 • 心悸 • 呼吸困难 • 肺水肿（急性主动脉瓣关闭不全）

output，CO）和射血分数（ejection fraction，EF）下降。最终，患者可能会出现肺动脉高压和右心衰竭。

（二）症状和体征

症状通常在多年后才会出现。症状的严重程度取决于狭窄的程度和左心室功能障碍程度。既往有风湿热病史的患者也可能有二尖瓣狭窄（mitral stenosis，MS），通常更早出现症状。主动脉瓣狭窄包括以下常见的症状和体征。

- 疲倦。
- 心悸。
- 25% 的患者会发生晕厥，尤其是在运动期间。
- 心绞痛（由于左心室肥大对氧气的需求增加和供氧可能减少），心绞痛在主动脉瓣狭窄中比在任何其他瓣膜疾病中更常见。
- 呼吸困难（最常见的症状）。
- 杂音：收缩期喷射样杂音。
- 传导问题：钙化的进展可能影响希氏束。
- 可能出现血压（blood pressure，BP）下降。
- 心房颤动是一种晚期体征，预示着预后不良。

（三）诊断

- 心电图：左心室肥大型。也可能出现电轴左偏和左束支传导阻滞（left bundle branch block，LBBB）。
- 超声心动图：可以评估瓣膜的外观（即增厚或钙化）、是否存在左心室肥大和左心室流出道梗阻（left ventricular outflow tract obstruction，LVOTO）。可以测量跨瓣压差：正常跨瓣压差＜ 20mmHg，严重狭窄的跨瓣压差＞ 40mmHg。
- 多普勒超声：有助于评估主动脉瓣狭窄的严重程度。
- 负荷超声：有助于进行风险分层，并对活动量提供参考建议。
- 胸部 X 线检查（chest X-ray，CXR）：左心室肥厚、主动脉扩张和肺充血。
- 心导管：可以确定是否存在冠状动脉疾病（coronary artery disease，CAD）。如果瓣膜狭窄不太严重，可以测量跨瓣压差。
- 运动耐量试验：仅适用于无症状患者或有非特异性症状的患者，以确定运动是否会引起血流动力学障碍。
- 多层计算机体层摄影（multi-slice computed tomography，MSCT）：经导管主动脉瓣置换术（transcatheter aortic valve replacement 或 TAVR）前进行。
- CT 血管成像：在患有严重心脏瓣膜病且冠状动脉疾病概率低的患者中，可作为冠状动脉造影的替代方法。

（四）治疗

主动脉瓣狭窄[1] 可分为四类（详见表 4-2）。治疗方法取决于主动脉瓣狭窄的类别和症状。治疗方法可能包括使用 β 受体拮抗药以减少心肌对氧气的需求。血管紧张素转换酶（angiotensin-

表 4-2 主动脉瓣狭窄（AS）[2] 的分类说明

高压差 AS 瓣口面积＜ 1cm²，跨瓣压差＞ 40mmHg	不论左心室射血分数（left ventricular ejection fraction，LVEF）和血流正常或减少，都为重度 AS
低流量、低压差并且 EF 下降的 AS 瓣口面积＜ 1cm²，跨瓣压差＜ 40mmHg，EF ＜ 50%，每搏指数（stroke volume index，SVi）＜ 35ml/m²	建议用低剂量多巴酚丁胺负荷超声心动图来评估和区分真性重度 AS 和假性重度 AS
低流量、低压差并且 EF 值保留的 AS 瓣口面积＜ 1cm²，跨瓣压差＜ 40mmHg，EF ≥ 50%，SVi ＜ 35ml/m²	常见于老年人。与左心室偏小、左心室肥大及高血压病史相关
正常流量、低压差并且 EF 值保留的 AS 瓣口面积＜ 1cm²，跨瓣压差＜ 40mmHg，EF ≥ 50%，SVi ＞ 35ml/m²	中度 AS

converting enzyme，ACEI）抑制药可用于减缓疾病的进展，降低心血管事件死亡率。主动脉瓣狭窄患者需要较高的前负荷来维持充足的心输出量。所以降低前负荷的药物必须谨慎使用，如硝酸酯类和利尿药。严重狭窄的患者应避免剧烈运动（严重狭窄定义是主动脉瓣口面积<1.0cm²，极重度狭窄<0.8cm²）。由于一旦出现症状后预后不良，通常首选外科主动脉瓣置换术。现在可以使用 TAVR（● 本章"手术治疗"），尤其适用于不适合进行开胸心脏手术的患者。无症状患者通常每 6～12 个月进行一次随访。

三、主动脉瓣关闭不全

（一）病因学

主动脉瓣关闭不全导致血液在心脏舒张期间从主动脉流入左心室。影响主动脉根部或瓣叶的疾病均会引起主动脉瓣关闭不全。如果主动脉瓣关闭不全是由风湿热引起的，它也可能与二尖瓣狭窄和主动脉瓣狭窄相关。主动脉瓣关闭不全可以是急性的或慢性的，具体取决于病因。

病因

- 风湿热（罕见）：瓣叶变厚并融合。
- 感染性心内膜炎（infective endocarditis，IE）。
- 主动脉根部扩张（如梅毒、马方综合征或夹层主动脉瘤）。
- 创伤。
- 退行性改变。
- 先天性二叶式主动脉瓣。

主动脉瓣的反流会造成左心室扩张，最终导致左心室肥大和左心室衰竭，也可能会导致胸痛。随着时间的推移，肺部可能会受到影响，出现肺充血。

（二）症状和体征

与主动脉狭窄一样，慢性主动脉瓣关闭不全的症状可能多年后才会出现。一旦左心室功能开始恶化，患者将会出现气促（这是急性和慢性主动脉瓣关闭不全共同的主要表现）。其他症状和体征包括以下内容。

- 疲倦。

- 胸痛：主动脉瓣关闭不全比主动脉瓣狭窄少见。
- 心悸。
- 动脉脉压增宽。
- 高调的（舒张期）杂音。

如果主动脉瓣关闭不全为急性，未形成代偿，患者可能出现心率加快、血压下降和心源性休克。

（三）诊断

- 心电图：可能存在左心室肥大和左心房肥大（left atrial hypertrophy，LAH）。
- 超声心动图：评估左心室功能。多普勒超声用于测量主动脉根部。
- 3D 超声心动图：可用于主动脉瓣修复术的术前检查。
- 经食管超声心动图（transoesophageal echocardiograph，TOE）：可观察主动脉夹层。
- 胸部 X 线片：可评估心脏增大程度。
- 心导管：左心室功能障碍、冠状动脉解剖结构和反流程度。
- 心脏磁共振（cardiac magnetic resonance，CMR）或多层计算机体层摄影（MSCT）可用于评估主动脉扩张的最大直径。
- 运动耐量试验用于识别临界症状的患者。

（四）治疗

轻度或中度主动脉瓣关闭不全的患者通常无症状，通常不需要手术。每 12 个月需要进行一次症状、心电图和影像学（Echo 和 CXR）检查。利尿药可用于改善气促症状。ACEI 抑制药可用于治疗左心室扩张。急性主动脉瓣关闭不全可能需要使用正性肌力药物。一旦患者出现症状，或者无症状但 EF<50%，或者左心室增大伴左心室舒张末期内径（left ventricular end diastolic diameter，LVEDD）>70mm 时，通常考虑进行主动脉瓣置换术。如果存在感染性心内膜炎或主动脉夹层，则可能需要紧急手术。

四、二尖瓣脱垂

二尖瓣（mitral valve，MV）位于左心房（left atrium/atrial，LA）和左心室之间。它有两个瓣

叶，由腱索和乳头肌支撑。二尖瓣瓣口面积的正常大小为 4～6cm²。在心脏收缩期间，二尖瓣必须保持关闭，所以该瓣膜承受的压力明显高于主动脉瓣。

（一）病因学

二尖瓣脱垂（mitral valve prolapse，MVP）是最常见的瓣膜疾病；25%～50% 的病例是遗传性的，它主要影响年轻女性。可进展为二尖瓣反流（mitral regurgitation，MR）。

病因

- 遗传的。
- 马方综合征。

（二）症状和体征

通常无症状，但随后出现的症状与二尖瓣反流类似。症状可能短暂出现。

二尖瓣脱垂的常见症状和体征如下。

- 疲倦。
- 焦虑：因知晓病情所致。
- 心悸：因窦性心率升高所致。
- 头晕和晕厥。
- 气促。
- 心脏杂音：收缩末期杂音。
- 非特异性胸痛。

（三）诊断

- 心电图：通常正常，除非存在二尖瓣反流。
- 超声心动图。
- 经食管超声心动图：提示是否发生了腱索断裂。
- 胸部 X 线片：通常正常。

（四）治疗

定期随访，如果没有出现二尖瓣反流，无须进行治疗。

五、二尖瓣反流

（一）病因学

在心脏收缩期间，二尖瓣反流会导致左心室和左心房之间出现血液逆流。

病因

- 退行性改变：腱索和瓣叶的磨损。
- 缺血性心脏病：急性心肌梗死（myocardial infarction，MI）可能导致乳头肌受损。
- 腱索断裂：在男性中比在女性中更常见。可由乳头肌纤维化或急性心肌梗死引起。
- 创伤影响到瓣叶。
- 左心房黏液瘤。
- 感染性心内膜炎：可能损伤瓣叶或腱索。
- 钙化：在女性中更常见，可能也存在主动脉瓣狭窄。
- 肥厚型梗阻性心肌病。
- 二尖瓣脱垂。

（二）症状和体征

通过二尖瓣至左心房的反流导致舒张末期左心室容量（前负荷）升高和后负荷降低。高前负荷和低后负荷意味着更多的血液需要从左心室搏出。但是，由于一些血液会回流到左心房，导致心输出量下降。一开始心脏会通过左心室扩张和左心室肥厚来补偿，但最终导致左心室衰竭。

左心房扩张可导致肺静脉压升高。随着时间的推移，肺动脉中的压力会升高，导致右心室衰竭。在慢性二尖瓣关闭不全中，症状可能在多年后才会出现。但是，在急性二尖瓣关闭不全中，患者会因肺静脉压突然升高而出现急性气促。

二尖瓣关闭不全的常见症状和体征包括以下7类。

- 心房颤动：由于左心房扩大，约 1/3 的二尖瓣关闭不全患者会出现心房颤动。
- 夜间咳嗽。
- 全收缩期杂音。
- 气促：夜间和劳累时。
- 心率（heart rate，HR）加快和血压降低。
- 疲劳。
- 右心室衰竭症状（如外周水肿和腹胀）。

（三）诊断

- 心电图：左心室肥厚、左心房肥大和心房颤动。
- 超声心动图：评估左心室功能、瓣膜大小，以及反流的形态和程度。可采用经胸超声心动图（transthoracic echocardiograph，TTE）或经食管超声心动图。
- 胸部 X 线片：左心房肥大和左心室肥厚。

- 心脏磁共振：如果经胸超声心动图对二尖瓣反流的定量不准确，可行心脏磁共振检查。

（四）治疗

可根据患者的症状对其进行治疗（如使用利尿药和血管扩张药治疗全心衰竭）。通常需每年对无症状患者进行随访。可以使用一个分级体系来评估症状的严重程度，并帮助制订诊疗方案。需要控制高血压，因为这可能导致反流增加。二尖瓣可通过手术修复或置换。在原发性二尖瓣反流中，修复是首选方法。发生心房颤动或左心室异常是需要手术治疗的指标。EF＞30% 的有症状患者或 EF＜60% 的无症状患者通常需要接受手术。经皮介入技术，如 MitraClip®（ ➋ 本章"手术治疗"），可用于不适合手术的患者。

六、二尖瓣狭窄

（一）病因学

二尖瓣狭窄导致心脏舒张期流入左心室的血液量减少。二尖瓣口面积缩小至＜2.0cm²，会导致跨瓣压差增大。二尖瓣狭窄对女性的影响比男性更大，并且在老年人中更常见。二尖瓣狭窄在西方国家不太常见。

病因

风湿热：这是二尖瓣狭窄最常见的病因。二尖瓣瓣叶会增厚。

（二）症状和体征

从发生风湿热到出现二尖瓣狭窄症状通常需要 20～40 年。随着狭窄加剧，左心房内的压力升高，导致左心房扩张。这将最终导致肺动脉压升高，导致右心室衰竭。

二尖瓣狭窄的常见症状和体征如下。

- 气促：二尖瓣狭窄中最常见的症状。通常与劳累 / 运动有关。
- 心房颤动：由左心房扩大所致。
- 咳嗽：由肺充血或扩大的左心房对支气管树的压迫引起。
- 咯血：由肺毛细血管中的压力上升引起。
- 疲劳。
- 右心室衰竭症状（如外周水肿和腹胀）。
- 夜间阵发性呼吸困难：通常是较晚期症状。

- 脸颊上的蝶状纹（双颧绀红）：由于局部发绀。
- 杂音：舒张中期杂音。
- 感染性心内膜炎（详见第 5 章）。

（三）诊断

- 心电图：二尖瓣型 P 波（LAH）、电轴右偏、右心室肥大（right ventricular hypertrophy，RVH）和心房颤动。
- 超声心动图：评估瓣膜运动和瓣叶情况。
- 胸部 X 线片：左心房肥大和右心室肥大。
- 心导管：评估心输出量和舒张期跨瓣压差。
- 运动耐量试验：用于无症状患者。

（四）治疗

可使用利尿药来减少前负荷和静脉充血。如果存在心房颤动，则需要使用抗凝药 [非维生素 K 拮抗药口服抗凝药（non-vitamin K antagonist oral anticoagulant，NOAC）不适用， ➋ 第 19 章的"抗凝药"] 和抗心律失常药。与其他瓣膜问题一样，在进行任何侵入性手术之前，都需要预防性使用抗生素。

当瓣口面积狭窄至 1.5cm² 时，二尖瓣狭窄具有临床意义，可行经皮二尖瓣缝合切开术或瓣膜置换手术。当瓣膜面积＜1.5cm² 或患者有症状时，通常考虑外科手术。

（宋剑平）

七、肺动脉瓣疾病

右心瓣膜承受的压力远小于左心瓣膜。肺动脉瓣位于右心室（right ventricle/ventricular，RV）和肺动脉之间，由三片半月状的瓣叶组成。

（一）病因学

肺动脉瓣病变通常与先天性心脏疾病有关，如法洛四联征，而且与成年人相比，由于是先天性疾病所导致的症状和体征，因此在婴儿中更常见。

病因

- 先天性疾病。
- 癌症。
- 感染性心内膜炎。

（二）症状和体征

肺动脉瓣膜病变会导致右心衰竭，其症状和体征取决于先天性心脏病的情况 [如左心室流出道梗阻（LVOTO）和室间隔缺损（ventricular septal defect，VSD）]。

肺动脉瓣膜病变常见症状和体征如下。

- 周围性水肿。
- 腹胀。
- 呼吸急促。

（三）诊断

- 心电图：右心室肥大。
- 超声心动图：可见右心室流出道梗阻（right ventricular outflow tract obstruction，RVOTO）的病因，如赘生物。

（四）治疗

通过经皮或开胸心脏手术进行瓣膜修复或置换。

八、三尖瓣疾病

三尖瓣位于右心房和右心室之间，由三片瓣叶组成。

（一）病因学

三尖瓣膜病变较为罕见，三尖瓣病变可伴有二尖瓣或主动脉瓣病变。

病因

- 风湿热：发展中国家罕见。
- 先天性疾病。
- 创伤，如植入起搏器。

（二）症状和体征

三尖瓣狭窄（tricuspid stenosis，TS）造成右心房压力升高，从而导致了右心房扩张、颈静脉扩张、肝大、腹胀和水肿。

三尖瓣反流（tricuspid regurgitation，TR）导致静脉压升高。

三尖瓣膜病变常见症状和体征如下。

- 外周水肿。
- 腹胀。

（三）诊断

- 心电图：右心房肥大（right atrial hypertrophy，RAH）。

- 超声心动图：多普勒超声心动图可显示三尖瓣口的大小。
- 胸部 X 线片：右心房扩张。
- 心脏导管：测量三尖瓣的跨瓣压差。

（四）治疗

患者可能需要利尿药。在行针对左心问题的外科手术时可以考虑同时处理三尖瓣病变。

九、手术治疗

关于心脏瓣膜病的治疗方案决策应由"心脏多学科团队"与患者共同做出。ESC 指南 [3] 提出了需要考虑的标准（框 4-1），并提供了治疗心脏瓣膜疾病的方法。

在决策过程中，可以使用风险分层系统，如 Euroscore Ⅱ [4] 或胸外科医师协会（Society of Thoracic Surgeons，STS）评分 [5]。病变的瓣膜可以进行修复或置换。大多数瓣膜置换术是主动脉置换，其次是二尖瓣置换。此处简要介绍了涉及的手术类型。尽管许多瓣膜置换需要胸骨切开和体外循环（cardiopulmonary bypass，CPB），如今可以采用更微创的方法，如胸腔镜辅助下二尖瓣手术。

相关手术将在第 9 章进行详细讨论。

（一）经皮瓣膜成形术

二尖瓣狭窄可以经皮治疗。该手术在导管室进行，采用与血管造影术相似的方法：导管经静脉进入右心房；穿刺房间隔；然后在二尖瓣中充

框 4-1 心脏瓣膜病治疗中应考虑的标准（数据来自 ESC 指南[2]）

- 心脏瓣膜病有多严重？
- 病因是什么？
- 患者有何症状，该症状与心脏瓣膜病有关吗？
- 进行干预的益处是否超过了风险？
- 患者期望的寿命和生活质量是怎么样的？
- 出现症状的患者中，是否有任何迹象表明如果延迟治疗，患者结局会变更糟？
- 对计划中的干预方案来说，当地资源是否最优？
- 最佳的治疗方式是什么？
- 患者的期望是什么？

盈瓣膜成形球囊以打开狭窄的二尖瓣。患者手术后进行一次超声检查，通常术后第二天即可出院。可能会在患者左右心房之间留下一个小的分流，但这一般不会对患者造成影响。

（二）二尖瓣成形术

瓣环、腱索或瓣叶可以通过手术修复。但是如果患者出现心房颤动，他们可能需要使用抗凝药物。因此，相对于置换，修复的优势并不大。

（三）经皮二尖瓣成形术

临床中已经开发了新的修复技术，如MitraClip®，这主要适用于不能进行传统外科手术的患者。该项技术在全身麻醉或局部麻醉下进行，通过股静脉置入导管，并通过房间隔穿刺从右心房进入左心房。之后夹闭二尖瓣无法关闭的区域。患者术后 24h 内密切心血管系统（cardiovascular system，CVS）监测，完成超声心动图和胸部 X 线检查。患者最初可能在体内留置动脉导管、中心静脉导管和尿管，可能会给予抗生素和抗凝药治疗。

（四）经导管主动脉瓣置换术（TAVR）

这种方法目前被推荐用于不适合进行外科手术的主动脉瓣狭窄患者，英国在 2016 年已经进行了 3250 次该手术[6]。它可以在全身麻醉下进行，但大多数时候在清醒镇静或局部麻醉下进行。可以通过许多入路进行手术，如经股动脉、经心尖或经锁骨下动脉。手术中使用的入路和镇静方式及患者其他的基础疾病都决定患者在术后所需的护理内容（➜ 第 8 章的"经皮冠状动脉介入治疗"和第 9 章的"术后即时护理"）。可以用评分工具来协助评估术后护理内容。

除了诊断和评估心脏瓣膜病所进行的检查外，术前检查还包括以下内容。

• CT。
• 生活质量（quality of life，QoL）评估。
• 6min 步行试验（6 minutes walk test，6MWT）。
• 口腔检查。
• 血液检查，包括肝功能检测。
• 肺功能测试（如果患有呼吸系统疾病）。
• 颈动脉多普勒超声检查。

在主动脉瓣开口处放置一个支架以取代病变的瓣膜。位于支架上的人工瓣膜便因此植入到了主动脉瓣区。人工瓣膜支架可以自膨胀展开，也可以利用球囊扩张展开。目前使用的瓣膜类型有球囊扩张式的 SAPIEN 3 瓣膜和自膨胀式的 Medtronic CoreValve 瓣膜。

患者在手术中需要快速右心室起搏，临时起搏器可能会保留至术后。可经股动脉途径使用血管闭合器（➜ 第 8 章的"止血措施"）。患者术后通常留置导尿管、临时起搏导线和动脉管路。术后护理包括以下内容。

• 监测血流动力学状态。
• 评估入路处状态。
• 呼吸状态评估 [如果患者已经进行了全身麻醉（general anaesthetic，GA）或在术后非常困倦，则评估动脉血气（arterial blood gas，ABG）]。
• 节律异常的识别和处理。
• 神经状态监测。
• 评估和处理疼痛。
• 体液平衡，包括静脉（intravenous，IV）输液。
• 监测如下并发症。
  - 脑卒中。
  - 心脏压塞。
  - 入路处出血。
  - 肢体缺血。
  - 缓慢性心律失常。
  - 心包积液。
  - 急性肾衰竭。
  - 气胸。

（五）瓣中瓣（valve-in-valve，ViV）人工瓣植入术

这项新技术的发展可以对衰败的二尖瓣或主动脉生物瓣膜进行人工瓣膜植入。经心尖入路 ViV 置换衰败的二尖瓣生物瓣可以降低开胸手术带来的风险。该手术一般在患者全身麻醉状态下，采用在前胸或左胸的微小切口的经心尖入路进行。一个球囊导管输送系统通过放置在二尖瓣瓣口的导丝被输送至需置换的二尖瓣膜处。在必要的情况下，可以先进行球囊瓣膜成形术。通过经食管超声心动图来测量目标生物瓣膜的直

径，然后通过输送系统送入新的瓣膜来置换病变的瓣膜。与 TAVR 一样，患者可能需要快速心室起搏。

主动脉人工瓣膜置换术可以经股动脉入路（或其他大动脉）或经心尖入路进行，手术过程与 TAVR 类似，但有一些调整。

对于这两种类型的人工瓣膜手术，一般会给患者使用抗生素和抗凝药。

（六）免缝合主动脉瓣置换术

免缝合主动脉瓣置换术（sutureless aortic valve replacement，SUAVR）可能适用于有并发症或主动脉钙化的患者，这些患者不适合常规的外科主动脉瓣置换术。由于瓣膜不需要缝合，这可以减少体外循环和主动脉阻断的时间。该手术可以通过全胸骨切开术或小切口胸骨切开术或右前胸切开术进行，移除病变的主动脉瓣和钙化部位。带有自膨胀或球囊扩张支架的瓣膜通过专门的输送装置放置到瓣环中。瓣膜释放的方式取决于器械的特点。

十、瓣膜置换术

机械瓣膜、组织瓣膜或同种（人类）瓣膜可用于人工瓣膜置换。其中机械瓣膜需要患者接受终身抗凝治疗，而这可能会影响患者对瓣膜类型的选择。其他可能影响患者选择的因素有年龄、瓣膜大小、需置换的瓣膜、瓣膜结构退化的速度、可获得性（同种异体）和临床症状。

（一）机械瓣膜

机械瓣膜的使用寿命很长。患者需要使用抗凝药以预防血栓形成，并定期检查国际标准化比值（international normalized ratio，INR）和凝血酶原时间，以确保给予患者正确剂量的抗凝药（一般为华法林）。由于二尖瓣承受的压力和血流比主动脉瓣大，二尖瓣置换的患者需要的 INR 指数比主动脉瓣置换的患者更高。

机械瓣膜外形可分为倾斜式碟瓣（Bjork-Shiley）或双叶瓣（St Jude Medical；这是使用最广泛的类型）（图 4-1）。患者及其家属可能会听到瓣膜发出的"咔咔"声。重要的是要让他们认识到这是正常的现象。

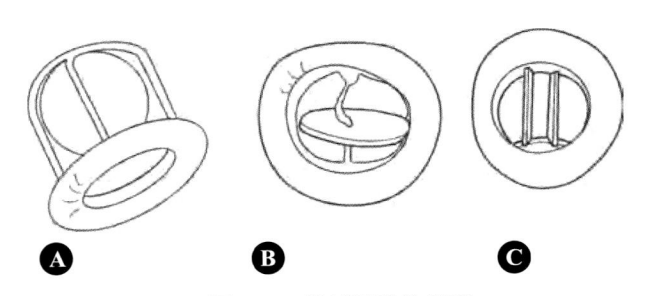

▲ 图 4-1 机械瓣膜的类型
A. 球和球笼形；B. 倾斜式碟形；C. 双叶形
经许可转载自 Chikwe J, Beddow E, and Glenville B (2006). *Cardiothoracic Surgery*. Oxford university Press, Oxford

（二）生物人工瓣膜（组织瓣膜）

生物瓣膜可以来源于猪的主动脉瓣或小牛心包。虽然生物瓣膜的使用期限不如机械瓣膜长（前者可使用 10～15 年，后者使用期限可 >30 年），但是患者不需要服用抗凝药（可能需要短期服用）。因此生物人工瓣膜适用于老年和育龄期女性患者。患者可服用低剂量的抗血小板药物。

（三）同种移植

这一方式使用的是人类的瓣膜。这类瓣膜通常用于主动脉瓣置换术，保存在英国全国各地的瓣膜库中，直至需要时取出。

十一、护理要点

心脏外科手术患者的护理将在第 9 章讨论。需要强调的是，患者可能很年轻、可能需要进行瓣膜置换和冠状动脉旁路移植术（coronary artery bypass graft，CABG），可能将来需要再次行瓣膜手术。但是，患有瓣膜疾病的患者可能需要住院来控制症状或进行与疾病相关的检查。患者许多症状与左心室衰竭有关，有时也与右心室衰竭有关。因此，在第 10 章中会对这种情况的治疗和护理进行讨论。

被诊断为心脏瓣膜病变的患者可能许多年都不会出现任何症状。因而，需要鼓励他们去报告任何症状的发展情况，如气促、心悸、头晕和心绞痛，因为这些症状可能表明瓣膜病变正在恶化。有些症状可能会与其他疾病或老龄化所表现的症状相混淆，因此所有患者需要定期去门诊复查，每 6～12 个月复查一次，检查项目通常包括超声心动图、心电图和胸部 X 线片。通过检查可能发现心脏杂音或心电传导问题，这表明患者的病情在恶化。在某些情况下，心脏杂音可能严重到能被患者及其家属听到。

在活动和锻炼方面，应给予患者宣教指导，帮助其恢复信心。例如，患有严重主动脉狭窄的患者应该避免锻炼，以免诱发心律失常甚至猝死。气促尤其是夜间发作时特别危险，护士需要向患者宣教缓解的方法，例如，将腿放低到床边，并用多个枕头在床上支撑自己。护士还需要监测患者体重是否增加，体重增加表明心力衰竭正在恶化。如前所述，患者从确诊到症状恶化可能需要许多年（如果存在二尖瓣脱垂），所以只要可能，就应该要鼓励患者继续过正常的生活。

如果心脏瓣膜病变是遗传性疾病所致，如马方综合征，需要对患者及其家属进行遗传咨询。

（一）护理门诊

患者可能会在术前或术后随访时到护士主导的诊所就诊。这些诊所可以与其他医疗保健人员联合开办，包括超声技师和医生。专科护士会进行临床病史采集、心血管检查、口腔病史采集和宣教、药物复核、生活方式宣教、抗凝史采集和相关指导，以及转诊给其他医疗专家。

（二）驾驶限制

心脏瓣膜疾病患者在出现症状时不能驾驶载客汽车（passenger service vehicle，PSV）和重型货车（heavy goods vehicle，HGV），并且要告知英国司机及车辆牌照机构（Driver and Vehicle Licensing Agency，DVLA）。对于心脏瓣膜手术（包括 TAVI）后的患者，至少 4 周后才能驾驶汽车，这一情况不需要告知司机车辆执照机构。但他们至少 3 个月内不能驾驶公共汽车或卡车，这一情况需要告知英国司机及车辆牌照机构（http://www.dvla.gov.uk）。

（三）心内膜炎的预防

心内膜炎在第 5 章中有更详细的讨论。关于心内膜炎的指南仍然存在一些差异。英国国家卫生与临床优化研究所（National Institute for Health and Care Excellence，NICE）[7] 指南建议，对那些可能存在风险的人来说，在进行牙科和一些其他侵入性操作之前，不需要进行抗生素预防。但是，欧洲心脏病学会（ESC）[8] 指南建议对于高危人群（包括有 TAVR 人工瓣膜置换手术史和既往有 IE 病史的患者）和进行高风险手术的人群，应该给予抗生素预防治疗。对于哪些人群使用抗生素预防治疗，临床上可能会有所差异，这一情况会给患者带来一些焦虑。护士还需要了解心内膜炎的症状和体征，这样他们就可以对患者进行评估，并向他们宣教预防的重要性。此外护士还应鼓励患者定期进行牙齿检查，以帮助患者预防心内膜炎。

（四）抗凝药

发生心房颤动或机械瓣膜置换术后的患者需要服用抗凝药，一般为华法林。机械瓣置换术后的患者需要终身服用抗凝药。新型口服抗凝药（ 第 19 章的"抗凝药"）可用于合并心房颤动的主动脉瓣狭窄、主动脉瓣反流、二尖瓣反流的患者，主动脉瓣生物瓣置换或 TAVR 患者术后 3～12 个月内也可使用。但机械瓣膜置换术后的患者禁止服用此类药物，中度至重度二尖瓣狭窄合并心房颤动患者不建议使用 [9]。护士需要向服用维生素 K 拮抗药（如华法林）的患者宣教如下述的相关不良反应。

• 牙龈出血。
• 瘀青。
• 尿血或便血。
• 割伤或擦伤后凝血时间延长。
• 华法林与其他药物的相互作用（阿司匹林、某些抗生素和某些抗心律失常药）。
• 杜绝过量饮酒或酗酒的重要性。

为了保证华法林的正确用量，患者需要定期验血检测 INR。当患者首次接受药物治疗时，应更频繁地进行检测，使 INR 稳定。

凝血状态自检系统，如 CoaguChekXS 可用于自我监测 [10]。

（冯　佳）

参考文献

[1] Baumgartner H, Falk V, Bas JJ et al. (2017) ESC/EACTS Guidelines for the management of valvular heart disease. European Heart Journal 38(36), 2739-91.

[2] Baumgartner H, Falk V, Bas JJ et al. (2017) ESC/EACTS Guidelines for the management of valvular heart disease. European Heart Journal 38(36), 2739-9

[3] Baumgartner H, Falk V, Bas JJ et al. (2017) ESC/EACTS Guidelines for the management of valvular heart disease. European Heart Journal 38(36), 2739-91.

[4] http://www.euroscore.org/calc.html (accessed 1 April 2020).

[5] http://riskcalc.sts.org (accessed 1 April 2020).

[6] Ludman P (2019) UK TAVI Registry. Heart 105(Suppl 2.), S2-5.

[7] National Institute for Health and Care Excellence (2016) Prophylaxis Against Infective Endocarditis: Antimicrobial Prophylaxis Against Infective Endocarditis in Adults and Children Undergoing Interventional Procedures. CG64. NICE, London.

[8] Habib G, Lancellotti P, Antunes M et al. (2015) ESC Guidelines for the management of infective endocarditis. European Heart Journal 36, 3075-123.

[9] Baumgartner H, Falk V, Bas JJ et al. (2017) ESC/EACTS Guidelines for the management of valvular heart disease. European Heart Journal 38(36), 2739-91.

[10] National Institute for Health and Care Excellence (2017) Atrial Fibrillation and Heart Valve Disease: Self-Monitoring Coagulation Status Using Point of Care Coagulometers (the CoaguChek XS system). DG14. NICE, London.

相关指南

[1] Baumgartner H, Falk V, Bas JJ et al. (2017) ESC/EACTS Guidelines for the management of valvular heart disease. *European Heart Journal* 38(36), 2739-2791.

[2] National Institute for Health and Care Excellence (2015) *Transapical Transcatheter Mitral Valve-inValve Implantation for a Failed Surgically Implanted Mitral Valve Bioprothesis. IPG541.* NICE, London.

[3] National Institute for Health and Care Excellence (2017) *Transcatheter Aortic Valve Implantation for Aortic Stenosis. IPG586.* NICE, London

[4] National Institute for Health and Care Excellence (2017) *Atrial Fibrillation And Heart Valve Disease: SelfMonitoring Coagulation Status Using Point of Care Coagulometers (the CoaguChek XS System). DG14.* NICE, London.

[5] National Institute for Health and Care Excellence (2018) *Sutureless Aortic Valve Replacement for Aortic Stenosis. IPG624.* NICE, London.

[6] National Institute for Health and Care Excellence (2019) *Percutaneous Mitral Valve Leaflet Repair for Mitral Regurgitation. IPG649.* NICE, London.

[7] National Institute for Health and Care Excellence (2019) *Valve-in-Valve TAVI for Aortic Bioprosthetic Valve Dysfunction. IPG653.* NICE, London.

第5章 感染性心内膜炎

Infective endocarditis

一、概述

感染性心内膜炎（infective endocarditis，IE）最常见于患有心脏瓣膜疾病的患者。在英国，每30 000人中就有1人患有此病，并且病死率很高（院内病死率达15%～30%）[1]。

从事心脏护理工作的护士应该了解感染性心内膜炎的危险因素并清楚其临床管理。本章涵盖与感染性心内膜炎整体管理和预防相关的病因、诊断、并发症、治疗、护理要点和具体健康教育问题。

二、病因学

当心内膜暴露于感染性病原体，并伴随病原体定植和组织损伤，便导致感染性心内膜炎。它主要发生在易感人群中，这种易感性最主要在于心内膜粗糙的表面，常见于已有心脏病变的人群中。尽管这些病变可能是轻微的，甚至可能没有引起血流动力学障碍。当纤维蛋白、血小板和白细胞黏附在凹凸不平的心内膜表面时，赘生物就会生长，进而血液中的微生物会附着并繁殖。随着时间的推移，赘生物会钙化。赘生物往往出现在反流性而非狭窄性瓣膜上，并且通常出现在瓣膜的低压侧（如二尖瓣的心房侧和主动脉瓣的心室侧）。赘生物易于变得大且易碎，且可以从瓣膜尖端突出，尽管它们可能较小且难以诊断。如果治疗不及时，可能导致瓣膜功能不全、反流、瓣下脓肿、感染性栓塞和支撑结构破裂。左心系统比右心系统感染性心内膜炎更常见，最常累及

的瓣膜是二尖瓣。右心系统感染性心内膜炎通常与静脉注射毒品有关，主要影响三尖瓣。右心系统心内膜炎往往对治疗反应更好，预后更佳。不过，感染性心内膜炎引发心力衰竭、败血症和栓塞事件后，预后较差。如果不及时治疗，感染性心内膜炎可能会导致死亡。

三、心内膜炎类型

感染性心内膜炎分类如下[2]所述。

（一）根据感染的部位和是否存在心内异物

- 左心自体瓣膜心内膜炎（native valve endocarditis，NVE）。与人工瓣膜心内膜炎（prosthetic valve endocarditis，PVE）相比，NVE的死亡率较低，但两者都被认为是危及生命的。NVE可能发生在以前正常的瓣膜上，但这种情况很罕见。

- 左心人工瓣膜心内膜炎（PVE）。可分为早发性和迟发性PVE。早发性PVE发生在人工瓣膜植入后1年内，通常由瓣膜植入时污染、静脉导管或导尿管污染引起。迟发性PVE发生在人工瓣膜植入术后1年以上，一般是由引起NVE的感染性微生物导致的。

- 右心感染性心内膜炎。

- 心脏装置相关感染性心内膜炎（cardiac device-related infective endocarditis，CDRIE）。

（二）根据获得途径分类

- 与医疗相关的感染性心内膜炎（占高达30%的IE病例）：医院内（即患者入院＞48h后

发生）或非医院内（即入院＜ 48h 内发生）。

- 社区获得性感染性心内膜炎。
- 静脉毒品滥用相关感染性心内膜炎。

（三）急性感染性心内膜炎

- 如发热、血液培养病原菌阳性、具有感染性心内膜炎的临床证据。

（四）再发感染性心内膜炎

- 复发：在初始发作后 6 个月内由相同微生物引起的重复感染。
- 再感染：由不同微生物引起的感染，或者由相同微生物感染但距离初始发作＞ 6 个月。

四、诱发因素

以下因素容易导致个体发生感染性心内膜炎。

- 人工瓣膜：机械瓣膜的瓣下环是常见感染部位。
- 先天性心脏疾病：主要为高流量或湍流射血病变 [如法洛四联征、室间隔缺损（ventricular septal defect，VSD）、二叶式主动脉瓣、动脉导管未闭（patent ductus arteriosus，PDA）和主动脉缩窄]。
- 瓣膜性心脏病：最常见的是主动脉瓣反流（aortic regurgitation，AR）、主动脉瓣狭窄（aortic stenosis，AS）和二尖瓣反流（mitral regurgitation，MR）。
- 风湿热病史。因为风湿热会损伤心脏瓣膜。由于抗生素的使用，现在风湿热的发病率较低，但许多老年患者可能在儿童时期曾患有风湿热。
- 肥厚型心肌病。
- 性别：男性发生 IE 的风险高于女性，尽管其原因目前不完全清楚。
- 复发性菌血症：这在静脉吸毒者和严重牙周病及结肠癌患者中很常见，IE 与身体穿刺或文身相关，值得关注。
- 对任何有其他易感因素的个体进行侵入性手术，如牙科、妇科、泌尿外科或胃肠手术等。
- 心脏装置相关感染性心内膜炎可起因于心脏起搏器或植入型心律转复除颤器（rimplantable cardioverter-defibrillator，ICD）的导线，无论是否合并瓣膜疾病，这是最难确诊的类型之一。

五、常见感染微生物

- 草绿色链球菌，常见于牙科手术后，也是左心自体瓣膜心内膜炎中最常见的致病微生物。
- 牛链球菌，这在潜在的结肠癌患者中很常见。
- 粪肠球菌，常见于泌尿生殖系统手术后的老年男性和妇科手术和分娩后的年轻女性。
- 金黄色葡萄球菌，常见于左心自体瓣膜心内膜炎和静脉吸毒者。它常引起转移性脓肿。
- 表皮葡萄球菌，引起左心人工瓣膜心内膜炎最常见的原因。
- 血培养阴性感染性心内膜炎（blood culture-negative infective endocarditis，BCNIE）可发生在 31% 的 IE 病例中，可能是由贝纳柯克斯体、巴尔通体、嗜肺军团菌引起的。
- 真菌，如白色念珠菌和曲霉属。

六、症状和体征

当病原体特别致命时，患者可能会出现急性症状，如寒战和心力衰竭。但大多数患者的发病是隐匿的，常见的主诉是精神萎靡和发热。患者往往忽视上述症状，误以为是流感。然而，IE 最常见的症状是发热，见于约 90% 的 IE 患者。对于有发生 IE 风险的患者，在流感样症状发生时进行全面评估是很重要的，因为这些症状可能是 IE 的早期症状。如果这些早期症状未得到治疗，患者将表现出如下特征性的临床表现。

- 流感样症状：疲劳、头痛、发冷、咳嗽、喉咙痛。
- 心脏杂音：（在约 85% 的患者中发现）通常是一种新的杂音或现有杂音特征的改变。这通常是由瓣膜损坏引起的。
- 不明原因的体重下降。
- 肌痛或关节疼痛。
- 发热：可能是较轻的症状（在老年人中不太

常见）。

- 瘀点：这些可发生在身体的任何部位 [如罗特斑（视网膜）和詹韦损害（手掌和脚底）]。
- 甲床上的裂口出血。
- 奥斯勒结节：指尖和脚趾尖上的压痛结节。
- 显微镜下血尿。
- 神经系统问题，如脑血管血栓性闭塞或颅内脓肿。
- 心脏问题，如心力衰竭、心悸、心动过速、房室（atrioventricular，AV）传导阻滞——这些通常是瓣膜和支撑结构损坏后的晚期表现。

七、诊断

感染性心内膜炎（IE）因为症状往往不典型，所以很难做出明确诊断。IE 的诊断是基于在临床表现、易患因素、血培养结果和超声心动图 [经胸超声心动图（transthoracic echocardiograph，TTE）和经食管超声心动图（transoesophageal echocardiograph，TOE）]。

应该常规进行经胸超声心动图检查，经食管超声心动图用于经胸超声心动图阴性但高度怀疑 IE 的情况，经食管超声心动图也用于排除经胸超声心动图阳性结果。

杜克标准有助于确诊 IE，欧洲心脏病学会（ESC）[3] 最近更新了一些标准用于诊断困难的人工瓣膜心内膜炎（PVE）、心脏装置相关感染性心内膜炎（CDRIE）和血培养阴性感染性心内膜炎（BCNIE），包括诊断的主要标准和次要标准。

（一）主要标准

- IE 血培养阳性。
  - 阳性的血培养：来自两个单独的血培养，血培养具有典型的 IE 微生物。
  - 连续血培养（2 个单独血培养时间间隔 > 12h）检出与 IE 相符微生物，或者 3 个单独血培养的全部或 4 个以上单独血培养的大部分（第一个和最后一个样本采集间隔 > 1h）检出与 IE 相符微生物。
  - 单个血培养阳性检出贝纳柯克斯体或第一阶段 IGg 抗体滴度 > 1 : 800。

- IE 影像学阳性。
  - 超声心动图显示 IE 阳性结果：具有赘生物、脓肿、假性动脉瘤、心内瘘、瓣膜穿孔或动脉瘤，或人工瓣膜新发局部裂开。
  - 通过氟代脱氧葡萄糖（fluorodeoxyglucose，F-FDG）正电子发射断层扫描（PET）/ 计算机断层扫描（CT）（若人工瓣膜已植入 > 3 个月）或单光子发射计算机体层摄影（SPECT）/CT 检测到人工瓣膜周围异常活动。
  - 心脏 CT 确定瓣周病变。

（二）次要标准

- 易感性，如患心脏病或注射毒品。
- 发热 > 38℃。
- 血管病变（包括那些只能通过影像学检查发现的病变）：大动脉栓塞、感染性肺梗死、感染性动脉瘤、颅内出血、结膜出血和詹韦损害。
- 免疫现象：肾小球肾炎、奥斯勒结节、罗特斑点和类风湿因子。
- 微生物学证据：血培养阳性但不符合主要标准或血清学存在与 IE 相一致的微生物活动性感染。

（三）其他检查

- 全血计数、尿素和电解质、肝功能检查、红细胞沉降率、C 反应蛋白。
- 心电图：可能存在传导阻滞。
- 胸部 X 线片。
- CT，MRI、SPECT/CT、MSCT（需要时）。
- 牙科 X 线片。
- 尿液分析。
- 免疫检查。

八、临床管理

由心内科医生、心外科医生、感染病专家、微生物专家、神经内科医生和其他被推荐的专家组成的"心内膜炎团队"的早期介入治疗，可以降低患者 1 年死亡率。那些复杂的 IE 患者应该在专科中心接受治疗。

由于院内病死率高达 15%～30%，因此应尽早开展预后评估。对于开始使用抗生素 48～72h 后血培养仍然阳性的患者，则预后更差。

对确诊 IE 患者的治疗主要取决于患者的临床表现，但是所有类型 IE 的一线治疗策略都是静脉注射抗生素。在抗生素使用之前应该间隔 30min 共做 3 次血培养，使用何种抗生素取决于血培养检测出来的致病微生物。合理的抗生素选择应该听从微生物专家的建议。青霉素和庆大霉素的组合通常用于治疗链球菌感染，氟氯西林或复方新诺明用于治疗葡萄球菌感染。万古霉素可以用于青霉素过敏患者，对由真菌引起的 IE 应给予抗真菌药物。治疗时间通常为几周（NVE 通常为 2～6 周，PVE 至少为 6 周），因此最好使用中心静脉给药。中心静脉置管进一步降低导管相关感染的风险。

患者通常会在住院接受前 2 周的抗生素治疗，后续治疗可以在门诊进行。

患者同样需要接受对症治疗（如退烧药降低发热），持续的监测，并进行系列的超声心动图、心电图和血培养等检查。心脏装置相关感染性心内膜炎患者如果可能的话，需要经皮移除心脏设备。由于并发症。约一半 IE 患者由于并发症需要外科干预，如进行瓣膜置换手术。但在 IE 感染急性期进行外科干预增加手术风险。

需要早期外科手术的指征如下。
- 发生心力衰竭。
- 抗生素治疗后仍存在持续感染。
- 预防栓塞（大的、活动的赘生物显著增加栓塞风险）。

九、护理要点

IE 患者的护理管理取决于患者的症状。IE 护理的主要原则包括。
- 使用抗生素并评估疗效。
- 控制症状，如发热或夜间盗汗。
- 监测心血管状态。
- 观察潜在的并发症，如心力衰竭（最常见且严重的并发症）、不可控制的感染、栓塞（抗生素治疗前 2 周风险最高）、症状性的神经系统事件（占所有患者的 15%～30%）。

- 满足患者心理需求。

对于所有诊断为 IE 的患者，以下护理是必要的（随着病情的改善，观察的频率可能会降低）。

- 至少每 4 小时监测体温，如果患者出现寒战、自觉发热或体温正在升高，则需要增加体温监测频率。当患者病情好转，他们可能希望自己记录体温，这时需要进行适当的指导。
- 至少每 4 小时监测血压和心率以评估心血管状态，若病情恶化需增加监测频率。
- 至少每 4 小时监测呼吸频率和指脉氧饱和度（SpO_2），遵医嘱给氧。
- 监测神经系统症状 [如脑卒中、短暂性脑缺血发作（transient ischaemic attack，TIA）]。
- 日常监测栓塞事件：尿潜血检查，观察皮肤上的瘀点和甲床上的出血点。
- 每天做 12 导联 ECG：注意任何进展性的房室传导阻滞，如 P-R 间期延长。
- 静脉注射抗生素时注意观察注射部位是否有炎症或感染的迹象，并根据需要更换敷料。外周留置针需要每 72 小时重新更换一次。
- 如果患者极少活动，应该考虑使用弹力袜。
- 由于 IE 患者可能有厌食、营养不良和缺乏活动等症状，因此也需要评估发生压疮的风险。需要根据风险评估得分实施预防措施。
- 必要的营养评估：许多 IE 患者患有厌食症，可能导致体重减轻。必要时推荐使用膳食补充剂。
- 抗生素治疗可能持续 4～6 周，并且有可能需要延长住院时间。这些可能会导致患者抑郁、焦虑和失去自尊。因此，让患者及其家人参与讨论他们的护理和治疗计划是至关重要的。关于住院时间和预后的信息对于帮助家庭应对这些情况是很有必要的。患者有可能需要经济支持，可求助于社工。

十、患者健康教育

应当让患者意识到既往 IE 病史是后续发生 IE 的重要易患因素。患者需要了解不容忽视的且需要进一步检查的潜在症状，同时需要采取的一些预防措施，以便降低未来感染 IE 的风险。患者出院后会接受定期随访和病情监测，更重要的是使他们要意识到这一点并且参与所有必要的随诊。有些患者可能会携带体温表回家，需要我们指导患者如何正确地测量和记录体温。

预防措施主要包括降低侵入性操作的细菌感染风险。预防性使用抗生素是一个有争议性的话题，因为一些指南[4]建议对进行高风险操作的高危人群预防性使用抗生素，然而英国国家卫生与临床优化研究所（NICE）指南[5]建议不需要预防性使用抗生素。

高危患者包括那些植入人工瓣膜患者、既往 IE 病史患者、未经治疗的发绀型先天性心脏病患者，以及外科术后姑息性分流器、导管，或其他假体植入患者。高风险操作主要指一些牙科手术，如拔牙、根管治疗和洁牙等。

然而，对于那些有风险的患者来说，应该强调他们定期检查牙齿并保持良好的口腔卫生。日常卫生措施极为重要，及时处理任何感染源也是最重要的。对于任何细菌感染，建议使用抗生素，但不鼓励自行使用抗生素。对于有风险的育龄妇女，建议避免使用宫内节育器，不建议身体表面穿刺和文身。

需要特别注意的是，出院的静脉吸毒患者，因为这种患者复发的风险很高，建议他们转诊进行戒毒康复治疗，但这只建立在自愿的基础上。如果患者不愿意接受转诊，至关重要的是对他们进行无菌原则、皮肤清洁和使用干净针头重要性的健康教育，以减少他们再次感染的风险。

（刘华芬）

参考文献

[1] Habib G, Lancellotti P, Antunes M et al. (2015) ESC Guidelines for the management of infective endocarditis. European Heart Journal 36, 3075-123.

[2] Habib G, Lancellotti P, Antunes M et al. (2015) ESC Guidelines for the management of infective endocarditis. European Heart Journal 36, 3075-123.

[3] Habib G, Lancellotti P, Antunes M et al. (2015) ESC Guidelines for the management of infective endocarditis. European Heart Journal 36, 3075-123.

[4] Habib G, Lancellotti P, Antunes M et al. (2015) ESC Guidelines for the management of infective endocarditis. European Heart Journal 36, 3075-123.

[5] National Institute for Health and Care Excellence (2016) Prophylaxis Against Infective Endocarditis: antimicrobial prophylaxis against infective endocarditis in adults and children undergoing interventional procedures. CG64. NICE, London

相关指南

[1] Habib G, Lancellotti P, Antunes M et al. (2015) ESC Guidelines for the management of infective endocarditis. *European Heart Journal* 36, 3075-123.

[2] National Institute for Health and Care Excellence (2016) *Prophylaxis Against Infective Endocarditis: Antimicrobial Prophylaxis Against Infective Endocarditis in Adults and Children Undergoing Interventional Procedures. CG64. NICE, London*

第6章 冠状动脉性心脏病：稳定型心绞痛

Coronary heart disease: stable angina

一、概述

在过去 40 年中，英国冠状动脉性心脏病（coronary heart disease，CHD）的过早死亡率下降超过 80%，但仍然是导致过早死亡的重要原因[1]。心绞痛是冠状动脉性心脏病最常见的症状。通常被描述为中枢性胸骨后疼痛或压榨性、窒息性疼痛。疼痛可沿左臂向下和（或）向上至颈部放射，经常伴有气短（shortness of breath，SOB）和出汗。一些患者可能描述为胸部不适。然而冠状动脉性心脏病的临床表现根据严重程度不同涵盖了不同的症状和体征。有的患者患有冠状动脉性心脏病，但可能无症状；有的患者可能表现为心绞痛症状逐渐加重；有的患者可能第一个症状是急性心肌梗死导致的死亡。

冠状动脉性心脏病的进展是多样性的，取决于个体的危险因素和冠状动脉受影响的情况。专业术语有很多，但一般来讲，冠状动脉性心脏病分为两种类型。

- 稳定型心绞痛：缺血是可逆的。
- 急性冠状动脉综合征（acute coronary syndromes，ACS）：是一个总称，包括不稳定型心绞痛和心肌梗死。

本章概述了稳定型心绞痛的病理生理学和临床管理。第 7 章将重点介绍急性冠状动脉综合征。

二、病理生理学

（一）动脉粥样硬化

冠状动脉性心脏病是由冠状动脉粥样硬化引起的（通常被称为"动脉硬化"）。这是一种进展性疾病，不是正常衰老过程的一部分，但与内皮损伤、炎症反应、饮食和血脂的共同作用有关。

💣 一些理论试图解释冠状动脉粥样硬化过程，但在最重要的影响因素方面尚存在争议。以下机制一般是被接受的。

- 内皮激活或损伤刺激炎性介质的释放。烟草中的化学物质和升高的低密度脂蛋白（low-density lipoprotein，LDL）水平可能是这种反应的两个常见诱因。此外，假设血压升高导致的血液湍流也可能会导致内皮损伤。
- 炎性介质募集单核细胞和淋巴细胞，穿过内皮细胞并积聚在内膜中，并且使平滑肌细胞增殖。
- 单核细胞成熟为巨噬细胞，巨噬细胞消耗低密度脂蛋白，最终变成富含脂质的泡沫细胞，失去重新进入循环的能力。
- 泡沫细胞在内皮下积聚，形成早期动脉粥样硬化的脂肪条纹。脂肪条纹可能存在于冠状动脉性心脏病患儿的动脉中，但其存在不会阻碍血流或影响动脉管腔大小。因此，脂肪条纹不太可能产生冠状动脉性心脏病症状，但可能是更恶性动脉粥样硬化斑块的前身。
- 随着疾病的进展，成纤维介质释放试图重塑脂肪条纹，导致平滑肌细胞复制。这些细胞和沉积的结缔组织形成动脉粥样硬化斑块。
- 斑块最初导致动脉向外重塑，但最终侵犯动脉腔，限制通过此处的血液流动。这会导致有效心肌供氧量逐渐下降，当心肌需氧量增加尤其显著时，稳定型心绞痛的症状就是其导致的直接后果。

- 血管内皮损伤导致血管无法通过局部收缩或扩张来控制血流。
- 晚期斑块具有纤维层和富含脂质的核心，不稳定，容易破裂或溃烂。因此，血栓形成在斑块表面，这最终会进一步限制动脉管腔，并产生急性冠状动脉综合征的症状（➡ 第 7 章的"急性冠状动脉综合征患者的识别"）。

（二）其他病因

心肌缺血和心绞痛症状可由除动脉粥样硬化外的其他原因引起，如贫血或高血压性心肌病。其他常见原因是冠状动脉痉挛和 X 综合征，这里将简要讨论这两个问题。

1. 冠状动脉痉挛（也称为变异型心绞痛） 冠状动脉血管痉挛可导致血管部分或完全阻塞，导致心肌缺血和心绞痛。通常发生在休息时，被称为变异型或 Prinzmetal 心绞痛。在大多数病例中，血管痉挛的原因尚不清楚，但可能发生在有或没有动脉粥样硬化改变的动脉中。冠状动脉血管舒缩张力或痉挛可导致急性心肌梗死或类似 ST 段抬高型心肌梗死（持续 ST 段抬高，± 生化心肌损伤标志物释放）。硝酸酯类药物和钙离子通道阻滞药通常用于治疗冠状动脉痉挛（➡ 第 19 章的"硝酸酯类药物"和"钙离子通道阻滞药"）。

2. X 综合征 X 综合征患者表现如下。

- 心绞痛病史。
- 运动耐量试验（exercise tolerance test，ETT）阳性。
- 没有冠状动脉痉挛的证据。
- 血管造影显示冠状动脉正常。
- 心肌收缩性异常有时很明显。
- 极度疲劳。

X 综合征女性比男性更常见，尤其是正在开始或已经经历更年期的女性，雌激素缺乏，其他内分泌和代谢因素也被认为与此有关。X 综合征预后良好。治疗取决于可能的病因，但可以采取正常的抗心绞痛或雌激素治疗。放松技巧可能很有用。

三、临床管理

护理管理的原则

出现稳定型心绞痛的患者通常不住院治疗除非怀疑急性冠状动脉综合征。在某些情况下，心绞痛的症状只是在常规筛查或健康评估中发现的。护士进行全面的心脏评估是非常必要的。患者可由护士或心脏专科医生在胸痛门诊进行快速评估。NICE 指南[2] 更新了稳定型胸痛患者的诊疗路径（图 6-1）。此类心绞痛患者的护理管理原则具体如下。

- 评估症状，如气短、胸部不适、疲劳和心悸。评估应包括诱发因素、胸部不适或疼痛的位置及持续时间、症状严重程度和症状描述（➡ 第 2 章的"患者一般评估"）。
- 确定症状是否起因于心脏是很重要的（➡ 第 2 章的"胸痛鉴别诊断"）。在一些患者中心绞痛的表现可能与其他疾病的症状相混淆（如消化不良）。
- 生命体征，如体温、脉搏、血压、呼吸频率和血氧饱和度。
- 12 导联心电图（ECG）（出现症状后应尽快完成），结果可能正常，但不排除心绞痛。如果患者感到疼痛，可能会出现 ST 段压低或 T 波异常。出现冠状动脉痉挛的患者可能有一过性 ST 段抬高。
- 评估危险因素和心血管疾病病史（➡ 第 1 章的"心血管疾病的危险因素"）。
  进一步护理管理包括以下内容。
- 生活方式改变（➡ 第 1 章的"可改变的危险因素之一"）：包括转诊至其他服务（如转诊至心脏康复护士）。
- 保持良好心态：焦虑会使症状加剧，保持良好心态是非常重要的。
- 建议：包括对患者状况的解释和患者可能需要的任何检查。
- 症状和自我管理：心绞痛可通过剧烈情绪变化、锻炼、寒冷天气或饱餐诱发。应对患者进行相应的健康指导。应指导患者调整活动和目标设定。还应指导患者注意心脏病发作

执行详细的评估和病史回顾

记录下列内容：
- 患者的年龄和性别
- 疼痛的性质和可能相关的症状
- 心绞痛、心肌梗死、血供重建、其他心血管疾病的病史
- 心血管疾病的危险因素

检查
- 识别心血管疾病的危险因素和体征
- 识别非冠状动脉原因导致的心绞痛（如严重的动脉狭窄、心肌病）
- 排除其他原因导致的胸痛

框1 典型稳定型心绞痛症状
- 心前区紧缩不适，可放射至颈部、肩膀、下颌或手臂
- 可由身体劳累诱发
- 通过休息或舌下含服硝酸甘油在 5min 内缓解

典型心绞痛：以上均符合
不典型心绞痛：以上符合 2 项
非心绞痛导致的胸痛：符合 1 项或均不符合
对于危险因素更倾向于诊断为稳定型心绞痛时见建议 1、2、3、4

疼痛特点不属于心绞痛（见框 1 和框 2）并且没有其他方面的病史和危险因素证明临床怀疑

临床评估提示典型或非典型心绞痛（见框 1）或不能通过临床判断排除的稳定型心绞痛

框2 非稳定型心绞痛导致的胸痛
- 持续的或持续很久的和（或）
- 与活动无关的和（或）
- 与吸气相关的和（或）
- 伴有头晕、触痛或吞咽困难的症状

- 考虑其他原因导致的胸痛
- 如果怀疑其他诊断考虑进行胸部 X 线片检查

稳定型胸痛路径
1. 报告

- 做 12 导联心电图（见框 3）
- 提供进一步诊断试验（见第 2 部分）
- 心绞痛加剧的时候进行实验室检查
- 胸痛诊断确定是稳定型心绞痛后考虑阿司匹林
- 遵循诊疗方案等待检查结果
- 如果临床评估提示典型心绞痛，但是冠状动脉性心脏病可能性低，就要考虑导致心绞痛的其他原因（如高血压性心肌病）

框3 12 导联心电图改变与冠状动脉性心脏病一致可提示心肌缺血或陈旧性梗死
- 病理性 Q 波
- 左束支传导阻滞
- ST 段和 T 波异常（低平或倒置）

结果可能无法下结论。12 导联心电图改变还要结合患者临床病史和危险因素。注意正常的 12 导联心电图不能排除稳定型心绞痛的可能性

提供 64 排（或以上）CT 冠状动脉造影检查，如果临床评估（见框 1）提示下列情况：
- 典型或非典型心绞痛
- 非心绞痛导致的胸痛但是 12 导联心电图提示 ST-T 改变或病理性 Q 波

包括典型心绞痛疼痛特点（见框 1）非常需要诊断试验和患者注意

框4 为诊断心肌缺血提供无创功能成像时可采用
- 单光子发射 CT 心肌灌注闪烁扫描术（使用腺苷、环吡达莫或多巴酚丁胺）
- 负荷超声心动图（运动或多巴酚丁胺）
- 首次通过对比增强磁共振灌注（腺苷或吡哆醇）
- 磁共振成像（运动或多巴酚丁胺）诊断应激性室壁运动异常

在决定采用哪种诊断方法时，考虑可用的技术和专业知识、患者的偏好、禁忌证（残疾、虚弱、运动能力受限）

提供无创功能成像检查（见框 4），如果出现下列情况：
- 64 排（或以上）CT 冠状动脉造影检查不能明确诊断
- 患者确诊冠状动脉性心脏病但是无法明确胸痛是由心肌缺血引起

对于确诊冠状动脉性心脏病的患者来说运动心电图试验可代替功能成像检查，但是没有已知冠状动脉性心脏病患者不可以
当无创功能成像检查无法明确诊断时，提供有创冠状动脉造影检查

框5 诊断严重冠状动脉性心脏病
在 CT 冠状动脉造影检查期间发现的严重冠状动脉性心脏病标准，至少一个主要的心外膜动脉段直径 ≥ 70% 的狭窄，或左冠状动脉主干直径 ≥ 50% 的狭窄

导致缺血加剧的因素
下列因素导致病变较轻（如 ≥ 50%）的患者产生心绞痛：
- 供氧减少：贫血，冠状动脉痉挛
- 耗氧增加：心动过速，左心室肥厚
- 大量缺血心肌：近端病变
- 更长的病变长度

导致缺血减少因素可能使严重病变（ ≥ 70%）无症状
- 良好的侧支循环
- 小部分心肌缺血：远端病变，冠状动脉供血区陈旧性脑梗死

如果 64 排（或以上）CT 冠状动脉造影检查或有创成像显示显著的冠状动脉性心脏病（见框 5）或无创功能成像显示可逆性心肌缺血，则确定稳定型心绞痛是由梗阻性冠状动脉性心脏病引起的

当未发现严重冠状动脉性心脏病（见框 5）或可逆性心肌缺血时，检查引起胸痛的其他原因

稳定型胸痛路径
2. 诊断性试验

▲ 图 6-1 稳定型胸痛的诊疗路径

经可转载 National Institute for Health and Clinical Excellence (2016) *Chest Pain of Recent Onset*. NICE CG95

的症状，如果发生需要紧急求助。

四、检查

检查可在入院后或在门诊随访时进行。护士的作用是确保患者理解为什么需要进行检查，检查内容包括哪些，以及检查结果导致的后果可能是什么。图 6-1 显示了患者需要的检查类型。第 3 章对其中一些检查进行了更详细的解释。

五、用药管理

用药目的是控制症状和降低急性冠状动脉综合征的风险或心源性猝死的发生。这些因素影响稳定型心绞痛患者的管理。

所有患者均接受药物治疗（见第 19 章），通常包括以下抗心绞痛药物和二级预防药物的组合。

- 短效硝酸酯类，如硝酸甘油，用于预防和治疗心绞痛，建议患者随身携带药物。治疗不良反应，如面色潮红和头痛。如果 5min 后疼痛没有消失，可相同剂量重复使用。如果第二次服药后疼痛持续 5min 仍未消失，则应拨打急救服务电话。建议患者在进行通常会诱发心绞痛的活动之前使用药物。

- β 受体拮抗药和（或）钙离子通道阻滞药作为一线治疗药物。
- 如果这些药物无效或不能耐受，则可能需要添加其他药物，如长效硝酸酯类或雷诺嗪。
- 阿司匹林。
- ESC 指南 [3] 建议高度或中度血栓事件风险、同时无高出血风险的患者，增加第二种抗血栓药物，和阿司匹林联合用于长期二级预防。
- 他汀类药物。
- 血管紧张素转换酶（angiotensin-converting enzyme，ACE）抑制药，用于稳定型心绞痛与糖尿病。

血供重建技术，如经皮冠状动脉介入治疗（percutaneous coronary intervention，PCI）或冠状动脉旁路移植术（coronary artery bypass graft，CABG）可能被需要。通常通过冠状动脉造影来评估是否需要血供重建。

（叶　晶）

参考文献

[1] BHF (2018) Heart and Circulatory Disease Statistics 2018. https://www.bhf.org.uk/what-we-do/our-research/heart-statistics/heart-statistics-publications/cardiovascular-disease-statistics-2018 (1 April 2020).

[2] National Institute for Health and Care Excellence (2016) Chest Pain of Recent Onset. CG95. NICE, London.

[3] Knuuti J, Wijns W, Saraste A, Capodanno D (2020) 2019 ESC Guidelines for the diagnosis and management of chronic coronary syndromes. European Heart Journal 41(3), 407-77.

相关指南

[1] Knuuti J, Wijns W, Saraste A, Capodanno D (2020) 2019 ESC guidelines for the diagnosis and management of chronic coronary syndromes. *European Heart Journal* 41(3), 407-477.

[2] National Institute for Health and Care Excellence (2016) *Chest Pain of Recent Onset. CG95*. NICE, London.

[3] National Institute for Health and Care Excellence (2016) *Stable Angina: Management. CG126*. NICE, London.

[4] Scottish Intercollegiate Guidelines Network (2018) *SIGN 151 Management of Stable Angina*. Health Improvement Scotland, Edinburgh.

第 7 章　急性冠状动脉综合征

Acute coronary syndromes

一、概述

尽管在过去的 40 年中，冠状动脉性心脏病（coronary heart disease，CHD）的死亡率大幅下降，但统计数据显示，在英国，每年仍有 66 000 人死于冠状动脉性心脏病，相比肺癌每年造成的死亡人数为 35 620 人，结肠直肠癌每年造成的死亡人数为 16 384 人，乳腺癌每年造成的死亡人数为 11 563 人[1]。冠状动脉性心脏病每年使英国国家医疗服务体系(NHS)的花费增加约 22 亿英镑，其中住院治疗占总成本的 57%[2]。

急性冠状动脉综合征（acute coronary syndromes，ACS）指的是同一种疾病的临床过程，包括不稳定型心绞痛、非 ST 段抬高型心肌梗死（non-ST-segment elevation myocardial infarction，NSTEMI）和 ST 段抬高型心肌梗死（ST-segment elevation myocardial infarction，STEMI）。其共同的根本原因是形成富含血小板的血栓和冠状动脉血流减少，导致动脉部分或完全闭塞。当冠状动脉发生完全闭塞时，控制梗死面积至关重要。因此，迅速采取治疗措施是获得最大利益的关键。医疗服务的发展，如院前溶栓、将患者从救护车上直接送到导管室、24h 提供直接经皮冠状动脉介入治疗（percutaneous coronary intervention，PPCI）的设施（胸痛中心）数量的增加，这些都是政府为管理心脏疾病而采取的重要举措。

胸部正中不适或疼痛仍然是 ACS 患者最常见的症状。报告显示，通常情况下，不适感发生在胸骨后，可放射到颈部、下颌、左肩或左手臂。但在现实情况中，症状往往界定不清，患者可能会描述各种各样的症状，他们最初并没有将这些不适与心脏疼痛联系起来。

对这类患者的治疗可以在不同的场所进行，这些场所包括院前 / 社区环境、急诊科、冠状动脉性心脏病监护室、心导管室、普通病房和胸痛监护室。在疾病的进展过程中，护士会遇到 ST 段抬高型 ACS 和非 ST 段抬高型 ACS 的患者。因此在不同阶段里，医护人员之间非常有必要进行清晰有效的沟通。基于这一点，本章对 ACS 的病理生理学、快速诊断方法、恰当的临床管理方面进行概述，以便医护人员在患者疾病发展的不同阶段都能受用。

二、病理生理学

一般来说，与 ACS 相关的症状和临床表现与动脉粥样硬化斑块的恶化和破裂有关，而不是斑块发展和生长导致血管狭窄，血流受阻。

某些因素会使斑块纤维帽的抗拉强度降低，使其变得不稳定或脆弱。通过冠状动脉的脉冲式血流产生的压力，使内皮层产生裂缝，向下进入斑块或内皮层剥离的区域，斑块容易突然破裂 / 侵蚀并随后形成血栓。动脉粥样硬化斑块纤维帽的突然破裂导致内皮下纤维蛋白原的暴露，使血小板黏附、激活和聚集，并形成富含纤维蛋白的血栓。如果斑块上出现闭塞性或亚闭塞性血栓，就会导致冠状动脉供血不足。ACS 患者的病理和临床结局取决于血栓是否部分或完全闭塞冠状动脉，心肌的侧支血供程度，以及受影响的心肌数量。

- 冠状动脉完全闭塞是 STEMI 发生的原因。心肌缺血导致心肌细胞在 5～20min 内坏死，并从心内膜下蔓延到心外膜下。
- 冠状动脉部分闭塞是非 ST 段抬高型 ACS 发生的原因，会导致不稳定型心绞痛或 NSTEMI。

在非 ST 段抬高型 ACS 中，血栓的形成往往与血管痉挛有关，导致血流间歇性阻塞，血栓的碎片断裂并顺着动脉流动，在小血管中聚集。因此，这些远端栓子可在心外膜血管未完全闭塞的情况下造成小面积梗死。

三、急性冠状动脉综合征患者的识别

由于患者表现出各种各样的症状和不同的严重程度，ACS 的诊断可能具有挑战性。当出现以下症状时，应怀疑 ACS 的发生。

- 胸骨后剧烈疼痛。
- 胸部有沉重感、紧绷感或钝痛。
- 胸部不适，常描述为消化不良，但与 ACS 的其他症状相关。
- 胸部钝痛、麻木、刺痛或放射至左臂。

这种疼痛 / 发紧 / 感觉可能会放射至任何以下身体部位。

- 颈部 / 下颌。
- 左臂。
- 右臂。
- 双侧肩部。
- 双臂下沿至手指。

可伴随出现以下症状和体征，但严重程度不同。

- 恶心。
- 呕吐。
- 出汗。
- 面色苍白。
- 皮肤湿冷。
- 恐惧和焦虑。

与 ACS 相关的胸痛可发生在休息时，也可发生在运动后，也可发生在短时间内运动频率或强度的增加。对一些人来说，这可能是他们经历过的最严重的疼痛，而对另一些人来说，较轻的症状被误认为是非心脏原因，以至于他们的症状明显延迟。其他因素，如压力，可能与急性冠状动脉事件有关。许多患者，特别是女性，也有报告显示在事件发生前有疲劳和身体虚弱的发生。大多数患者症状轻微，或根本没有胸痛或不适。这类患者多为老年、女性，伴有高血压、糖尿病、心力衰竭病史。胸痛的鉴别诊断 ➡ 第 2 章的"胸痛鉴别诊断"。

四、疑似 ACS 患者实施的护理管理原则

如果在初步评估患者的临床症状和体征后怀疑 ACS，护理管理原则如下。

- 在具备除颤仪和有掌握复苏技术人员的区域管理患者。
- 12 导联心电图：记录首次 12 导联心电图，并在出现症状时定时复测（每隔 10～15min）。当患者无症状以及症状消失后 60min 和 4h，再记录一次 12 导联心电图。
- 生命体征：血压、脉搏、呼吸频率、血氧饱和度、体温，根据患者的病情反复测量。
- 连续心电监测。
- 根据血氧饱和度的情况给氧。在无慢性阻塞性肺疾病（chronic obstructive pulmonary disease，COPD）的患者中，最佳 SpO_2 水平 > 94%，而在 COPD 患者中，最佳 SpO_2 水平为 88%～92%[3]。
- 建立静脉通路、采血，检测尿素和电解质、全血细胞计数（full blood count，FBC）、肝功能（liver function test，LFT）、胆固醇水平、凝血时间、血糖水平和心脏标志物 [如肌钙蛋白 T 或 I（根据当地政策）]。
- 遵医嘱服用阿司匹林（300mg）。
- 遵医嘱服用噻吩吡啶类药物，如氯吡格雷或替格瑞洛。
- 遵医嘱服用硝酸酯类药物，如硝酸甘油

（glyceryl trinitrate，GTN）。

- 遵医嘱缓慢静脉注射吗啡，缓解疼痛，1mg/min，观察患者的意识水平和呼吸频率，尤其是老年和体弱患者。
- 持续评估诱发症状的因素；胸部不适或疼痛的位置和持续时间、严重程度、症状描述（➡ 第2章的"胸痛"）。
- 安抚：焦虑会加剧症状，提供疾病治疗信息和安抚定是至关重要的。

实施恰当的治疗方案最初的依据是患者的临床症状和12导联心电图：不能因为等待生化指标而延误治疗。所有ACS患者治疗的总体目标是一致的：缓解症状，必要时进行抢救，及时有效地恢复冠状动脉血流，以缓解缺血和防止心肌进一步损伤。

疑似急性冠状动脉综合征的患者也必须入院接受进一步评估和潜在治疗。

五、ST 段抬高型 ACS 患者的具体护理原则：再灌注治疗

既往有明确ACS临床病史，且其12导联心电图符合以下标准的患者应被诊断为STEMI。针对此类患者，医护人员必须迅速评估是否需要进行再灌注治疗（图7-1）。各家医院的政策略有不同，请务必查看当地的治疗方案，包括以下内容。

- 两个相邻的肢导联ST段抬高＞1mm。
- 两个相邻的胸导联ST段抬高＞2mm。
- 推测有新发左束支传导阻滞。
- 独立的 V_1～V_4 ST段低平，提示潜在的后壁梗死；在后壁ST段抬高型心肌梗死中，V_7、V_8 和 V_9（图7-2）导联处显示有ST段抬高。这些其他的导线将有助于识别那些从快速再灌注治疗中受益的患者。

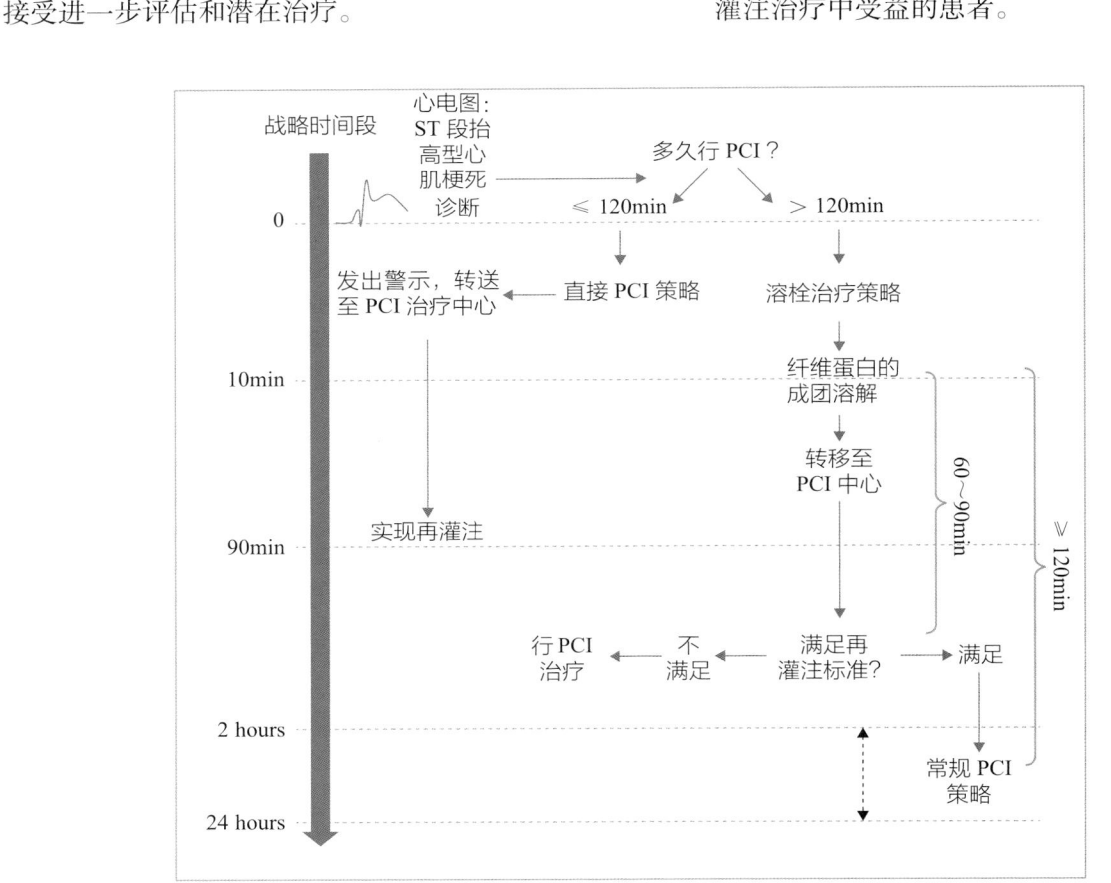

▲ 图 7-1 ST 段抬高型心肌梗死（STEMI）再灌注策略和目标时间

经许可转载自 Ibanez B，James S，Agewall S et al.（2018）2017 ESC guidelines for the management of acute myocardial infarction in patients presenting with ST-segment elevation. *European Heart Journal* 39,119–77.

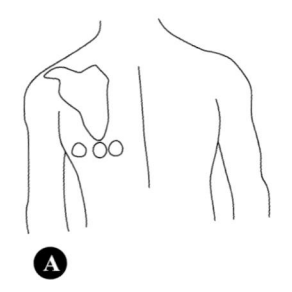
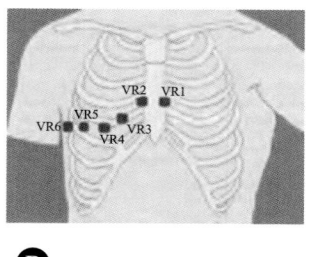

V_7——腋后线
V_8——肩胛下角线
V_9——脊柱旁线
每根导线都在 V_6 的同一水平处

▲ 图 7-2 后壁心电图导联的位置（A），右胸心电图导联的位置（B）

STEMI 的进化变化见图 7-3。框 7-1 显示 12 导联心电图上导联的解剖关系。图 7-4 和图 7-5 显示前、下段 STEMI 的 12 导联心电图变化。

必须尽一切努力尽快恢复阻塞的冠状动脉内的血流，限制梗死的大小，尽量减少心律失常和泵衰竭等并发症。血液流动可以通过以下治疗恢复。

- 器械治疗：通过直接经皮冠状动脉介入治疗术（PPCI）（➲ 第 8 章的"PCI：术前和术后护理"）。
- 采用溶栓药物治疗。

无论采用何种再灌注策略，最重要的因素是尽早开始治疗。大量研究表明，心肌梗死患者的预后与冠状动脉阻塞的时间密切相关：阻塞时间越长，死亡率和发病率越高。

框 7-1 12 导联心电图各导联的解剖关系

标准导联：
- 间隔：V_1 和 V_2 导联
- 前壁：V_3 和 V_4 导联
- 侧壁：Ⅰ、aVL、V_5 和 V_6 导联
- 下壁：Ⅱ、Ⅲ、aVF

非标准导联：
- 右心室：右胸导联 V_1-V_6R，特别是 V_4R（据报道，多达 50% 的右心室心肌梗死患者存在下壁心肌梗死，因此建议进行右侧心电图）
- 后壁：V_7 和 V_9 导联

证据表明，PPCI 优于溶栓治疗[4]，其早期血管通畅率＞90%，严重出血、复发性缺血、死亡的低发生率相关。相比之下溶栓治疗后的通畅率低至 50%。目前的指南建议，PPCI 应在症状出现后 12h 内进行，并应在溶栓 120min 内进行。如果溶栓治疗后 120min 内不能进行 PPCI，那应该在患者出现临床症状 12h 内给予药物溶栓治疗（图 7-1）[5]。

六、ST 段抬高型 ACS 患者的具体护理原则

在再灌注治疗中，注册护士的作用是有效地为患者准备 PPCI，或者安全地遵医嘱给予溶栓药物和辅助抗凝药物的使用 [假设没有治疗禁忌（框 7-2），并且没有在其他情况下使用过]。观察 STEMI 的潜在并发症也是注册护士的一个重要作用，内容如下所述。

- 出血：通常局限于穿刺部位（如静脉插管）等局部区域；避免肌内注射。颅内出血或其他部位出血较为罕见，但也可能发生，必须报告给医疗团队（监测患者的格拉斯哥昏迷评分是一个很好的做法）。
- 溶栓后再灌注失败。在使用溶栓药后，监测患者成功再灌注的迹象至关重要，包括评估任何持续的症状和溶栓治疗后 90min 进行 12

框 7-2 溶栓禁忌证

绝对禁忌证
- 活动性内部出血
- 近期头部外伤和（或）颅内肿瘤
- 既往脑血管疾病史（既往不管何时发生过脑出血，1 年内发生过缺血性脑卒中）
- 既往对链激酶过敏反应
- 近 2 周内进行过外科手术（包括拔牙）
- 主动脉夹层
- 有相对禁忌证
- 凝血功能障碍
- 已知有出血性疾病
- 严重的不可控制的高血压
- 大量阴道出血
- 严重的肝脏疾病

导联心电图检查。成功再灌注的特点是在给予溶栓药 90min 后 ST 段回降 50%。如果再灌注失败，应考虑进行抢救性 PCI。

- 急性左心室衰竭。
- 心动过速（室性心动过速和心室颤动）。
- 再灌注心律失常。
- 一过性或持续的慢性心律失常：最常见的是完全性心脏传导阻滞（complete heart block，HB）（三度房室传导阻滞）和温克巴赫现象（莫氏 I 型，二度房室传导阻滞），通常与下壁心肌梗死相关。慢性心律失常也可发生在前壁心肌梗死，往往非短暂发作，常提示存在广泛的心肌梗死 [➡第 11 章的"房室阻滞：二度房室阻滞"和"房室阻滞：三度（完全）房室阻滞"]。文氏型 II 型更凶险。心室率的增加也可提示再灌注治疗情况。
- 心包炎（➡第 16 章的"心包疾病"）。
- 心源性休克（➡第 18 章的"心源性休克"）。
- 右心室梗死伴下壁心肌梗死。
- 乳头肌功能障碍引起二尖瓣反流（➡第 4 章的"二尖瓣反流"）。
- 室间隔缺损。
- 与 PPCI 相关的手术并发症（表 8-2）。

ST 段抬高 ACS 患者护理的具体原则：心电图

详见图 7-3 至图 7-5。

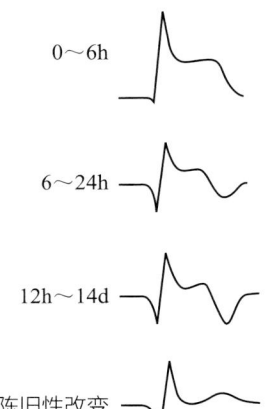
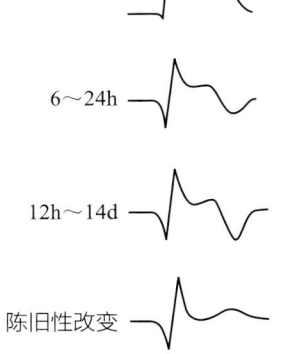

0～6h

6～24h

12h～14d

陈旧性改变

▲ 图 7-3　ST 段抬高型心肌梗死的心电图变化

低或 T 波倒置等异常情况。

- 在入院时和症状出现后 6～12h 或根据当地政策测定心脏生物标志物。
- 持续监测 ACS 的症状变化。
- 安全使用药物，如抗血小板药物（阿司匹林和噻吩吡啶类）、抗凝血酶药物 [低分子肝素（low-molecular-weight heparin，LMWH）、磺达肝癸钠]、β 受体拮抗药、血管紧张素转换酶（angiotensin-converting enzyme，ACE）抑制药、他汀类药物和血清血小板膜糖蛋白 (glycoprotein II b/III a，GP II b/III a) 受体拮抗药。
- 对患者进行风险分层，并识别那些可能处于不良心脏事件的高风险患者。
- 向相关医疗团队强调高危患者。

具有以下特征的患者发生心脏不良事件的风险很高。

- ST 段水平下移，当症状消失后上移。
- 心律失常（慢速和快速）。
- 止痛、抗血小板和抗凝治疗后，症状仍在持续。
- 血流动力学不稳定。
- 肌钙蛋白 I 或 T 水平增高。
- 休息时持续胸痛（＞ 20min），静息时反复疼痛。
- 糖尿病。
- 明显的左心室衰竭。

七、非 ST 段抬高型 ACS 患者的具体护理原则

ST 段抬高的 ACS 患者在最初数小时内发生不良事件的风险最高，与此相反，非 ST 段抬高的 ACS 在患病后发生不良事件的风险最高。与不稳定型心绞痛相比，NSTEMI 的诊断是基于心脏生物标志物释放，如肌钙蛋白、肌酸激酶(CK-MB)、肌红蛋白。

除了在本章上文提到的对所有疑似急性冠状动脉综合征患者提供的护理原则中概述的管理原则外，注册护士在这组患者持续管理中的还有以下作用。

- 连续 12 导联心电图记录，监测水平 ST 段压

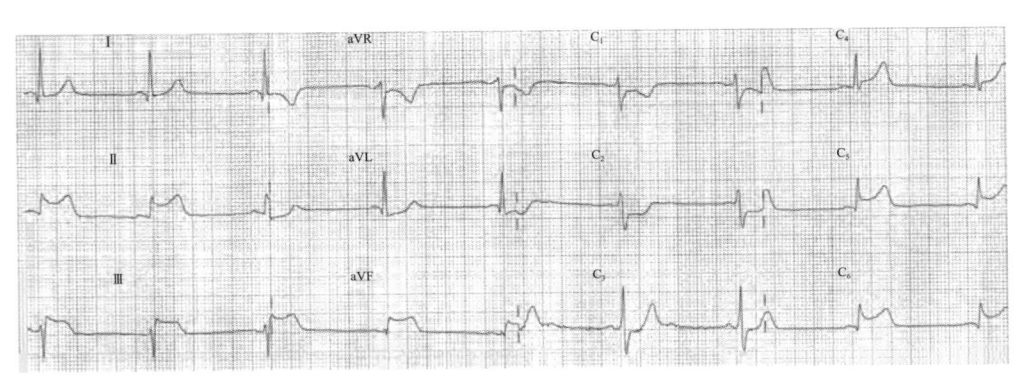

25mm/s 10mm/mV F ↘ 0.05～40Hz

▲ 图 7-4　下侧壁 ST 段抬高型心肌梗死

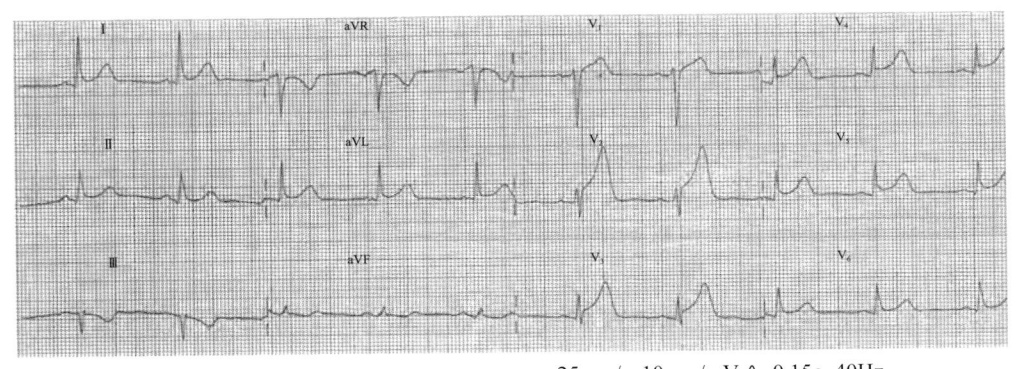

25mm/s 10mm/mV ↘ 0.15～40Hz

▲ 图 7-5　前壁 ST 段抬高型心肌梗死

- 年龄＞ 75 岁。
- 早期心肌梗死后不稳定型心绞痛。

　　对非 ST 段抬高型 ACS 患者进行风险分层，即识别不良事件风险高或低的患者，有助于确定药物治疗和干预的类型和强度。几种经过验证的风险评分可用于临床实践；NICE（2013）也推荐了急性冠状动脉事件全球注册表（Global Registry of Acute Coronary Event，GRACE）风险评分[6]。其中描述到 6 个月死亡率是以临床特征表现为基础计算的，包括年龄、心率、收缩压、血清肌酐、Killip 心力衰竭分级、心脏停搏、ST 段偏移和生化指标。非 ST 段抬高型 ACS 患者如果不进行适当和快速的治疗，仍有发生进一步冠状动脉事件和心源性猝死的风险。高危患者可从更积极的治疗方案中获益，如在首次入院后 96h 内给予 GP Ⅱ b/ Ⅲ a 受体拮抗药治疗和血管造影术（如

有需要可进行 PCI 治疗）。血管造影术可以提供任何潜在冠状动脉性心脏病的信息，以便识别和启动最合适的干预措施 [经皮冠状动脉介入治疗（percutaneous coronary intervention，PCI）、冠状动脉旁路移植术（coronary artery bypass graft，CABG）或药物治疗]。低风险患者可尽早安全出院。

八、ACS 患者急性发作初期的具体护理原则

　　具体护理原则应该包括以下内容。

- 持续心电监测：必须根据患者的血流动力学状态决定是否停止心脏监测。患者无不适、无心律失常、血流动力学稳定至少 24h 后，达此目标后才可暂停心脏监测。
- 对于糖尿病或血糖水平＞ 11mmol/L 的患者，

应严格控制血糖水平。

- 监测左心室衰竭指标，如低血氧饱和度、心动过速、呼吸短促、呼吸频率增加，特别是对于广泛性前壁梗死患者。

- 急性期后能否活动还必须基于患者在急性心脏事件后的个人血流动力学状态。在心脏急性事件发生后，必须根据患者个人的血流动力学状态，在急性期过后让患者活动。康复后无并发症的患者，即无心律失常或左心室功能衰竭、血流动力学稳定，均可在急性事件发生 12h 内从床上移动到椅子上，在使用遥测监护下 12~24h 后轻轻移动。

- 明确和及时地提供有关患者的信息。关于患者住院目的、病情解释、任何调查，以及出院后需要联系的关键组织或个人的联系方式等方面的信息，是为其提供信息的基础。

- 危险因素评估（➡ 第 1 章的"心血管疾病的危险因素"）。

- 心脏康复需求评估——也可能需要将患者转诊到其他医疗服务者处，如心脏康复护士、营养师或糖尿病护士（➡"第 17 章，心脏康复"）。

关于出院的信息必须个体化，不应该是约定俗成的。应包括以下内容。

- 病因。

- 急性冠状动脉综合征的危险因素及其处理。

- 身体活动的重要性，以及哪些活动是最好的，重要的是让患者在回家后逐渐增加活动，但患者有病毒感染时进行运动是不安全的。

- 运动建议：定期中等强度的身体活动是最好的（除非医生建议不要这样做），如散步、骑自行车、游泳、跳舞。重要的是要循序渐进地进行体力活动，如感到疲倦或呼吸困难就休息。避免在饱餐后，或者天气很热或很冷的时候活动。

- 适当地给予患者针对性的饮食建议，包括对酒精的摄入的建议。

- 放松的重要性。

- 限制驾驶，最新指南可从 DVLA 网站上获取[7]。

- 重返工作的建议。

- 何时并如何使用硝酸酯类药物。

- 关于所有处方药物及其潜在不良反应，确保患者清楚何时及如何服药。

- 关于性行为的建议。如果一个人能够爬上一段楼梯，他就应该能够安全地参与性行为。有些药物会干扰性功能。患者应与医生或护士讨论自己所有的担心和顾虑（➡ 第 17 章的"体力活动"）。

- 期待由谁来随访，如全科医生诊所、预防诊所、心脏康复计划、地方和国家支持团体及门诊预约。

- 提供戒烟建议（如果需要）（➡ 第 1 章的"可改变的危险因素 1"）和社区联系。

- 如果症状复发，何时寻求建议和帮助（如果胸痛 > 15min，服用硝酸甘油后没有缓解，请呼叫救护车）。

（一）调查

一般在住院期间进行。护士的角色是确保患者了解调查的重要性、调查的内容和潜在的影响。

可能的调查包括。

- CT 钙化积分。

- 运动耐量试验。

- 冠状动脉造影。

- 血液测试包括心脏生化标志物、葡萄糖、血清胆固醇、尿素和电解质、全血细胞计数。

- 反馈。

- 冠状动脉 CT（➡ 第 3 章的"影像学检查：心脏 CT"）。

（二）药物治疗

药物治疗的目的是控制症状，降低进一步发生急性冠状动脉事件或心源性猝死的风险。所有患者都将接受药物治疗（参阅第 9 章），包括以下内容。

- 硝酸酯类片剂或喷雾剂——必须建议患者始终随身携带。

- 阿司匹林。

- β 受体拮抗药。
- 他汀类。
- 血管紧张素转换酶抑制药。
- 噻吩吡啶类（如氯吡格雷）。

（三）干预

干预措施包括 PCI。

（于　萌）

参考文献

[1] British Heart Foundation (2019) UK Factsheet. BHF, London.

[2] British Heart Foundation (2019) Heart and Circulatory Disease Statistics 2019. BHF, London.

[3] O'Driscoll BR, Howard LS, Earis J, Mak V on behalf of the BTS Emergency Oxygen Guideline Group et al. (2017) BTS guideline for oxygen use in adults in healthcare and emergency settings. Thorax 72(Suppl. 1), i1-90.

[4] DH (2008) National Infarct Angioplasty Project (NIAP) Interim Report . Department of Health & British Cardiovascular Society, London.

[5] National Institute for Health and Care Excellence (2013a) Myocardial Infarction with ST-Segment Elevation: Acute Management. CG167. NICE, London.

[6] National Institute for Health and Care Excellence (2013b) Unstable Angina and NSTEMI Early Managment. CG 94. NICE, London.

[7] http://www.dvla.gov.uk

相关指南

[1] Ibanez B, James S, Agewell S, Antunes M et al. (2017) ESC Guidelines for the management of acute myocardial infarction in patients presenting with ST-segment elevation. The Task Force for the management of acute myocardial infarction in patients presenting with ST-segment elevation of the European Society of Cardiology (ESC). *European Heart Journal* 39, 119-77.

[2] Neumann FJ, Sousa-Uva M, Ahlsson A, Alfonsa F et al. (2018) ESC/EACTS Guidelines on myocardial revascularization. *European Heart Journal* 40, 87-165.

[3] National Institute for Health and Care Excellence (2011) *Hyperglycaemia in Acute Coronary Syndromes. CG130*. NICE, London.

[4] National Institute for Health and Care Excellence (2013) *Unstable Angina and NSTEMI Early Managment. CG 94*. NICE, London.

[5] National Institute for Health and Care Excellence (2013) *Myocardial Infarction with ST-Segment Elevation: Acute Management. CG167*. NICE, London.

[6] Roffi M, Patrona C, Collet JP, Mueller C et al. (2016) 2015 ESC Guidelines for the management of acute coronary syndrome in patients presenting without persistent ST-segment elevation. The Task Force for the management acute coronary syndrome in patients presenting without persistent ST-segment elevation of the European Society of Cardiology (ESC). *European Heart Journal* 37, 267-317.

[7] Scottish Intercollegiate Guidelines Network (2016) *Acute Coronary Syndrome. SIGN148*. Health Improvement Scotland, Edinburgh.

[8] Thygsen K, Alpert J, Jaffe A, Chaitman B et al. (2018) Fourth universal definition of myocardial infarction. *European Heart Journal* 40, 237-269.

第8章 冠状动脉性心脏病的介入心脏病学

Interventional cardiology for coronary heart disease

一、概述

冠状动脉性心脏病（coronary heart disease，CHD）是迄今为止最常见的心脏疾病，由冠状动脉狭窄或堵塞引起。冠状动脉性心脏病在英国每年造成 66 000 人死亡[1]。无论是在冠状动脉性心脏病监护室（coronary care unit，CCU）、介入中心还是心胸外科病房工作，护士都会在某个阶段参与冠状动脉造影患者的护理。冠状动脉造影术是诊断是否存在冠状动脉疾病（coronary artery disease，CAD）的重要检查手段，同时也用于确诊非动脉粥样硬化原因引起的稳定型心绞痛，如冠状动脉痉挛。

如果诊断为冠状动脉性心脏病，跨专业团队将建议患者选择最合适的治疗方案以满足他们的个人需求。基于许多因素，包括症状、疾病的严重程度和患者的选择。治疗冠状动脉性心脏病症状的主要治疗方案如下。

- 保守治疗通过健康管理，使患者远离疾病相关危险因素。
- 经皮冠状动脉介入治疗（percutaneous coronary intervention，PCI）或冠状动脉旁路移植术（coronary artery bypass graft，CABG）。

必须确保患者在准备或进行血管造影时了解潜在的诊断结果和管理方案。同样重要的是要再次强调：尽管治疗方案能缓解症状，辅助冠状动脉性心脏病的二级预防，一定程度减少冠状动脉性心脏病相关死亡的风险；但冠状动脉性心脏病是无法治愈的。冠状动脉性心脏病是无法根治且不可逆的疾病。

患者的最佳治疗选择，取决于其病变的范围和严重程度、是否合并其他疾病，同时还有患者对于选择治疗方案的意向。

在第 9 章和第 19 章中讨论了手术治疗和药物选择。本章的目的是概述介入心脏病学。除了相关问题外（如止血、辅助用药及并发症）外，还讨论了诊断性血管造影和 PCI。血管造影术和 PCI 的护理原则相似，其相同点及不同点将一起阐述。

虽然冠状动脉造影是本章的重点，但值得注意的是，心导管检查是将导管进入左心或右心以提供有关心脏和血管的诊断信息。文中所提及的心导管是一个通用术语，指的各种程序，包括血管造影，心室造影，以及右心或左心导管介入术等。因此，心脏瓣膜、心肌和冠状动脉的异常可以通过这些程序来识别。

二、冠状动脉造影的术前护理

冠状动脉造影（心导管介入术）是将一根导管从桡动脉和股动脉，送至心脏冠状动脉开口，再注入不透射光的造影剂，以使血管在 X 线照射下清楚地显示的过程。为评估冠状动脉的通畅性和心脏通过腔室循环血液的效率提供了解剖和血流动力学数据。

心导管介入术可以通过动脉系统（左心导管）或静脉系统（右心导管）进行，这取决于手术的适应证和所需的信息。

为了充分准备和获得患者的同意和合作，有必要评估患者对手术的理解和态度，对患者做好解释工作，包括潜在的并发症和后续治疗。向患者解释冠状动脉造影的过程也很重要。

- 在整个手术过程中，摄像机会四处移动，有时会靠近脸部，这样就可以从几个不同的角度拍摄心脏和动脉。
- 由于注射了大量的造影剂，患者在造影接近结束时可能会出现"潮热"感，也可能导致患者感觉他们好像排尿了，尽管这种情况不会发生。

根据当地的政策，确保获得患者的知情同意，因为这是一项法律要求。

监测并记录一套完整的基础观察结果，其中包括以下内容。

- 心率及心律。
- 血压。
- 12 导联心电图。
- 呼吸频率。
- 血氧饱和度。
- 体温。
- 身高和体重。
- 肢端血供情况（桡动脉和足背动脉搏动情况）。
- 合并有糖尿病的患者需要测量血糖。

如果需要，确保所有的血液检测结果都可用的。

- 尿素和电解质和（或）肾小球滤过率（glomerular filtration rate，GFR）—如果异常，患者可能需要大量饮水并使用乙酰半胱氨酸治疗[2]，以防止造影剂肾病的发生。
- 全血计数 / 交叉配血。
- 如果患者服用华法林，则进行凝血检查。

记录用药情况，特别是以下事项。

- 手术前 3 天停用华法林，并且确保国际标准化比值（international normalized ratio，INR）< 1.7，以减少出血的风险。患者可能需要入院接受静脉肝素治疗。
- 使用低分子量肝素（low-molecular-weight heparin，LMWH）的患者，手术当天早上停药。
- 如果糖尿病患者在服用糖尿病药物期间需禁食，则应停止服用相关药物。患者手术当天早上服用二甲双胍会增加乳酸中毒的风险。对于胰岛素使用患者，应该有根据血糖水平调节胰岛素的用量及静脉输液的医嘱，以防止在手术期间出现低血糖或高血糖发作的风险。服用口服降糖药及饮食控制血糖的患者，可静脉使用胰岛素。糖尿病患者最好安排在早上进行冠状动脉造影。
- 氯吡格雷和阿司匹林——所有接受血管造影伴或不伴血管成形术的患者都应常规接受常规剂量的氯吡格雷和阿司匹林，除非有禁忌证或患者正在计划进行心脏手术。

患者有必要禁食，因为造影剂可引起恶心和呕吐，或在病情严重时，可能需要紧急手术。患者在手术前 6h 内不应进食。清流质到术前消化完全（根据各院规章），以免延误手术时机。

还建议采取以下做法。

- 为了降低感染的风险，根据导管进入的部位为患者备皮，即剃掉患者手臂或腹股沟的毛发，备皮时间尽可能靠近手术时间。
- 记录义肢情况。
- 确保静脉通路——最好选择左臂进行静脉输液，因为在手术过程中，设备和人员都位于患者的右侧。
- 记录过敏情况，包括碘类或贝类。对比剂中含有碘。贝类也含有碘，对贝类过敏可能表明对对比剂敏感。如果患者已知过敏，他们可能需要预防性使用氢化可的松和抗组胺药。
- 如果患者以前做过心脏搭桥手术，确保有手术记录。
- 确保病例、检查结果等清单的完整。
- 如果评估结果或检查结果异常，及时告知手术医生。

三、动脉通路

冠状动脉造影和介入主要有两个部位：桡动脉和股动脉。在过去的 20 年里，股动脉一直是主要的导管入路，目前桡骨入路是首选[3]。有证据表明，桡动脉入路与改善患者的舒适度和活动能力、降低死亡率、降低血管并发症（包括血瘤或假性动脉瘤）的发生率，以及降低住院费用有关[4-5]。

每种途径都有其优点和缺点。桡动脉的一个主要优点是它可以在手术后早期开展活动，在一定情况下，可以术后立即活动。选取股动脉有一些局限因素，包括术后长时间卧床休息，给患者带来不适。患有周围血管病（peripheral vascular disease，PVD）或需要积极抗凝治疗的患者也是相对禁忌的。呼吸困难或左心室（left ventricle，LV）功能下降的患者可能无法忍受平躺，也不能选取股动脉入路。

动脉通路的选择也要考虑操作医生的操作经验、患者的需求和共病（如 PVD）的存在。

四、冠状动脉造影的术后护理

冠状动脉造影术后观察患者的目的是为了发现与动脉或静脉穿刺有关的并发症，以及全身性或与疾病有关的事件。手术后的护理包括以下内容。

- 生命体征观察：血压、心率、体温、血氧饱和度和呼吸频率。
- 穿刺患肢的皮肤颜色、温暖和知觉。
- 足背动脉或桡动脉搏动情况。
- 穿刺部位：观察出血、血肿的情况，以及是否有发生感染的迹象。

如果患者病情不稳定或主诉有胸痛采取以下措施。

- 心电监护仪监护。
- 检查心电图，并与术前心电图结果进行比较，以评估是否发生病情恶化或发生相关并发症。
- 重复全部检查。
- 报告主管医生。
- 如有必要，应给予适当的处理（如吸氧、给予硝酸酯类药物和镇痛）。

观察的频率应由患者的疾病情况决定，以下内容可作为病情稳定患者的常规护理措施。

- 监测并记录脉搏和血压。
  - 每 30 分钟一次，至少持续 2h。
  - 每 1 小时一次，直到卧床休息结束。
  - 必要时，包括呼吸频率和血氧饱和度。
- 观察和记录操作肢体的皮肤颜色、温度及感知情况，足背动脉和桡动脉的搏动情况，穿刺点部位情况。
  - 每 30 分钟一次，至少持续 2h，直到结束卧床休息。
  - 术后 1h。
  - 术后第一天早上和（或）出院前。
  - 也请参见解除加压包扎部分（➡ 本章"鞘管拔除护理"）。

以下内容也很重要。

- 向患者宣教如出现任何胸痛、呼吸困难、出血或不适时，及时告知医护人员。
- 指导患者在咳嗽、打喷嚏时，或者患者感到穿刺部位温暖或潮湿时，如何对股骨部位施加压力。
- 鼓励患者多饮水，将对比剂从其身体系统中冲洗出来，避免造影剂引起肾功能损害。
- 患者在拔除鞘前应给予清淡饮食，避免呕吐发生。
- 监测患者排尿情况。如果患者在手术后 6h 内未能排尿，或者如果患者感到不适 / 排尿困难，可能需要导尿。
- 强调卧床休息的重要性，因为术后立即移动或坐起来会引起出血或血肿。

（一）桡动脉血管造影后卧床休息

桡动脉加压包扎应缓慢解压（➡ 本章"止血措施"），并按照使用说明拆除。患者应在床上 / 椅子上休息共 1～2h，并避免移动患肢。

（二）股动脉造影后的卧床休息

止血后，患者可以在床头抬高 45° 卧床 1h。如果观察没有并发症或出血的迹象，可以在床上坐直。建议卧床休息 3h。如果有止血装置，如 AngioSeal™（St Jude Medical，Stratford，UK），卧床休息的时间缩短（➡ 本章"止血措施"）。

（三）健康教育

血管造影后 / 出院前告知患者以下事项。

- 如穿刺部位出现出血或肿胀立即告知医务人员。
- 继续服用处方药。
- 48h 内避免剧烈活动。
- 24h 内避免沐浴或淋浴。

（四）用药指导

- 术后 48h 应停用二甲双胍，如果手术前尿素和电解质异常，应重新检查。
- 在手术当晚重新开始抗凝血治疗。

五、鞘管拔除护理

（一）手动压迫

通常在诊断性血管造影结束后，立即拔出鞘管，排除患者使用了肝素（如在长时间或复杂的血管造影期间）或已接受过溶栓或糖蛋白 GP Ⅱb/Ⅲa 治疗。如果存在以上情况，或者已经进行了介入手术，那么一般在 3～6h 后就可以拔出鞘管。

拔出鞘管的最佳方式仍存在争议的，特别是随着闭合股骨穿刺的新设备的可用性（➔ 本章"止血措施"）。本节将集中介绍手动加压包扎。

从动脉上拔出鞘管并非没有风险，主要存在以下潜在的并发症。

- 在穿刺部位出血或腹膜后出血。
- 假性动脉瘤。
- 动静脉瘘。
- 肢端缺血或坏死。
- 血肿形成。
- 动脉闭塞。
- 血管迷走神经反应，导致低血压和心动过缓。

在手术前注意以下信息的收集可减少并发症的发生。

- 是否已经使用了肝素？如果使用，需要确定活化凝血时间（activated clotting time，ACT），范围应低于 150～165s。这个参数在不同的医疗机构之间是不同的，所以要参考相关医疗标准。
- 患者的血压是多少？如果患者是高血压患者（收缩压＞ 150mmHg），将需要延长压迫时间以达到止血目的。在拔出鞘管之前，可服用降压药物。拔出鞘管后，如果患者血压过低，应积极治疗。
- 是否存在血肿？这可能会给患者带来相当大的不适体验，极易导致血压升高。考虑在移除鞘之前进行适当的镇痛。
- 患者的左心室功能如何？这些信息可以从患者的医疗记录中获得。如果患者存在左心室功能下降，在血管迷走神经反应后给予血浆替代药时需要更严密的观察。

（二）操作前护理

股动脉鞘拔除后人工压迫步骤如下。

- 向患者解释操作步骤并获得同意。
- 确保患者不存在胸痛症状。
- 进行观察，如血管造影后的术后护理部分所述（➔ 本章"冠状动脉造影术后护理"）。
- 确保患者静脉通路通畅。
- 准备所需物品（框 8-1），并准备好治疗车。
- 确保患者处于平卧位（如使用一个枕头）。
- 连接心电监护仪，并监测无创血压，每 3～5 分钟测量一次患者血压。同样，不同机构的做法也不尽相同，在一些地区，只有在介入手术后才需要这样做。
- 确保附近有另一名获得静脉给药资格的护士，以备不时之需。还要确保床头铃在患者触手可及处。
- 开好紧急药物，如代血浆和阿托品等用药医

框 8-1 股骨鞘拔除所需的物品
- 盛敷料的治疗盘或治疗车 - 无菌敷料包 - 无菌纱布 - 无菌手套 - 生物黏附性敷料 - 无菌生理盐水（用于清洁） - 护目镜、防护眼镜 - 防护服 - 盐水冲洗 - Femostop® 设备 - 阿托品 600mg - 代血浆 500ml 和输血装置

嘱。如果你工作评估结果为可能需要使用
Femostop®，确保在拔出鞘管之前开好医嘱。

（三）操作步骤

- 洗手。
- 穿戴防护服或防护设备。
- 移除生物包裹性敷料，使用无菌技术清洁该
区域。

通过触诊股骨腹股沟（穿刺部位上方 1～
2cm）来定位股骨脉搏。将食指和中指放在脉搏
上，施加压力，同时用另一只手拔出鞘管。如果
还插入了静脉鞘，建议先拔出动脉鞘，10min 后
再拔出最内侧的静脉鞘。

- 观察患者是否有并发症的迹象——血管迷走神
经反应可诱发心动过缓、低血压、恶心、呕
吐、打哈欠、出汗、脸色苍白和（或）躁动。
- 如有必要，请第二位护士按要求注射阿托品
和（或）代血浆。
- 持续加压至少 10min（诊断性造影）或
15～20min（介入治疗）。缓慢地释放压力，
并根据情况继续轻压。
- 在用一只手减轻压力的同时，用另一只手触
摸周围皮肤，以评估血肿是否形成，正常皮
肤应该是柔软和有弹性的。
- 如果出血持续存在或血肿扩大，应进一步加
压并评估是否需要加压装置（● 本章"止血
措施"）。
- 达到止血效果后，用无菌生理盐水清洗该区
域，并使用生物包扎敷料。
- 记录止血时间。

（四）操作后护理

拔除鞘管后的护理与冠状动脉造影术后的护理
相同（● 本章"冠状动脉造影术后护理"）。

六、止血措施

护士经常护理冠状动脉造影术后及介入治疗
术后的患者。在患者结束造影，拔除鞘管后，使
用手动数字压缩或血管封合器（vascular closure
device，VCD）进行止血。

（一）桡动脉止血

桡动脉造影术后，止血通常是通过一个压

缩手环来实现的，最常见的是 TR Band ™。TR
Band ™是一种透明的桡动脉压迫装置，可对桡
动脉进行有控制的压迫，而不会阻塞血管流动或
压迫局部神经结构。透明的带子可以让人看到
穿刺点，而注射口和充气注射器可以准确调节
压力。

（二）股动脉止血

股动脉止血可通过手动数字压缩（参见取鞘）
或手动压缩装置 [如 FemoStop（Abbott/St Jude
Medical）] 来实现。手动压缩需要长时间的体力
和耐力，可能会让患者和照顾者感到不舒服。为
降低出血和血肿形成的风险，需要采取长时间的
压迫和并在随后卧床休息，这一点促进了 20 世
纪 90 年代 VCD 的发展。VCD 致力于提高患者
的舒适度，减少止血时间，并促进患者的早期活
动。此外，VCD 可提高患者满意度和缩短住院
时间。

（三）手动加压装置止血

手动或外部压缩设备可以作为手动压缩的替
代品，或作为辅助设备，最常见的是 Femostop®。
Femostop® 是一种手动压缩系统，它包括一个带
有气动压力的穹顶、一个皮带，以及一个可重复
使用的泵和一个压力计（可用于充气）。压力穹
顶放置在腹股沟的血管穿刺部位上，传送带放置
在患者周围。穹顶对血管穿刺部位施加机械压
力，诱导止血。

（四）血管压迫装置止血

目前有多种 VCD 可用于股动脉入路，最常
用的 VCD 总结在表 8–1 中。VCD 可以分为主
动或被动关闭装置。主动装置是用塞子、缝线或
夹子接合动脉壁的装置，而被动装置是那些将促
凝血药或密封药引入动脉切口而不接合动脉壁的
装置。

对使用血管封合器患者的护理原则与手术后
的护理原则相同（● 本章"冠状动脉造影术后护
理"）。需要经常观察伤口部位，因为并发症的风
险并不因为使用设备而得到限制。不同机构对封
合装置的使用不尽相同；因此，确定你所在地区
使用何种装置是很重要的。寻求指导和培训以优
化设备的使用也很重要。

表 8-1　血管封合器

装置名称	说　明
AngioSeal®，Terumo（主动封闭）	通过将穿刺部位夹在一个生物可吸收锚和一个胶原蛋白海绵之间来形成密封。这些装置在 2～3 个月内溶解
StarClose® SE，Abbott（主动封闭）	这是一种主动装置，由一个星形的镍钛夹组成，它可以抓住接入点周围动脉顶部的组织。它以"荷包逢合"的方式关闭，密封穿刺部位
PerClose ProGlide®，Abbott Vascular（主动封闭）	一种经皮缝合介导的封合装置，使用不可吸收的缝线将动脉切口的两侧缝合在一起
MynxGrip®，Cordis（主动封闭）	MynxGrip 含有一种握持密封剂，它主动黏附并密封接入点，同时扩展以填充组织道。密封剂在 30 天内就会溶解

（梁　榕）

七、冠状动脉造影的并发症

预防和识别并发症是冠状动脉造影术中术后护理的主要目的。虽然并发症很罕见，一旦发生却可能危及生命。因此，对于并发症的早期发现和干预是非常必要的，认识并发症也很重要，接下来讨论冠状动脉造影术和经皮冠状动脉介入治疗（PCI）的并发症。

（一）主要并发症

- 死亡：通常冠状动脉造影术和 PCI 的院内死亡率很低，但是近年来技术的进步和手术适应范围的扩大使得病情更重的患者接受了治疗，如 ST 段抬高型心肌梗死（ST-segment elevation myocardial Infarction，STEMI）患者。冠状动脉造影术和 PCI 的院内死亡率报告如下：症状稳定的患者 PCI 术后死亡率为 0.19%，不稳定型心绞痛或非 ST 段抬高型心肌梗死（non-ST-segment elevation myocardial infarction，NSTEMI）的 PCI 术后死亡率为 0.7%，STEMI 患者 PCI 术后死亡率为 5.3%[6]。
- 心肌梗死——在冠状动脉造影术中，在导管结合

或对比剂注射的时候，可能发生心肌缺血；PCI 术中球囊充气时（心肌缺血的发生）更为常见，在造影过程中进展为心肌梗死是罕见的[7]。
- 脑卒中：心脏导管术或 PCI 术后脑卒中发生率较低（0.13%）[8]。
- 冠状动脉夹层：导管或导丝操作、球囊扩张、支架置入或对比剂强力注射过程中造成的动脉壁的机械性损伤可能导致医源性的冠状动脉夹层，如果（冠状动脉夹层）在手术过程中确诊，则需要置入支架来封闭夹层。

（二）周围血管并发症

- 出血：在鞘管拔除的时候，通过手动压迫或压迫止血装置来实现止血。
- 血肿：是最常见的并发症之一，通常是由于无效的压迫或止血困难（如肥胖患者或解剖结构不良的患者）造成的。大多数血肿不需要干预，可以使用手动压迫或压迫止血装置来处理，还可能需要镇痛。如果怀疑有血肿，应当通知术者，通过彻底评估来区分是出现了血肿还是假性动脉瘤，因为这两种并发症的处置方式将是完全不同的。
- 假性动脉瘤：通常发生在股动脉内，是由大量血液溢出到动脉穿刺部位以外，并直接与动脉相通所形成的，循环中的血液从穿刺部位流出，并包含在一个由血栓组成的囊内。假性动脉瘤可以通过超声确诊，其治疗方式包括压迫、注射凝血酶或手术闭合。
- 肢体缺血：怀疑为脉搏减弱或缺失，皮温、皮色或毛细血管再充盈时间（capillary refill time，CRT）发生变化的患者。一旦发现应立刻向护士或术者报告。

（三）血管迷走神经反应

血管迷走神经反应相当常见，可发生在心导管、鞘管拔除或鞘摘除后数小时。这是因为压迫在大动脉上的压力可以刺激迷走神经，导致心动过缓和低血压。这种反应也可以发生在对焦虑、疼痛或组织损伤的反应中。低血压和心动过缓常伴有打哈欠和皮肤苍白潮湿。血管迷走神经反射的治疗包括静脉注射阿托品（600μg）和输注代血浆。代血浆的体积将由患者的血压和左心室功

能决定。

（四）对比剂反应

对比剂反应可以从局部过敏反应到全面过敏反应，表现出以下症状的患者应当怀疑（是否发生了对比剂反应）。

- 打喷嚏。
- 眼睛 / 皮肤瘙痒。
- 荨麻疹。
- 支气管痉挛。

出现以上症状可以使用抗组胺药和皮质类固醇治疗。当然，如果患者出现过敏反应的迹象，应立即给予肾上腺素（0.5ml 的 1∶1000 溶液）肌内注射。

（五）肾脏并发症

有发生对比剂肾病风险的患者是那些既往存在肾功能不全的患者、老年人和糖尿病患者。如前所述，尿素和电解质紊乱的患者可以使用乙酰半胱氨酸治疗（➡ 本章"冠状动脉造影的术前护理"）。

八、经皮冠状动脉介入治疗

经皮冠状动脉介入治疗（PCI）是一个术语，共同描述了一组旨在恢复或改善在一段时间缺血或损伤后心肌血流的程序。PCI 包括以下内容。

- 经皮腔内冠状动脉成形术（percutaneous transluminal coronary angioplasty，PTCA）。
- 冠状动脉内支架植入术。
- 冠状动脉粥样硬化切除术和血栓切除术装置。

自 1977 年 PTCA 引入以来，技术、设备和辅助药理学的进步扩大了介入程序的适用范围，涵盖了患有更复杂的冠状动脉疾病（CAD）和共病的高危患者。

PCI 有以下适应证。

- 稳定 CAD。
- 非 ST 段抬高型急性冠状动脉综合征（acute coronary syndromes，ACS）。
- ST 段抬高型 ACS。

（一）稳定的 CAD

稳定型 CAD 患者可以单独接受最佳药物治疗，也可以联合使用 PCI 或 CABG 进行血供重建。然而，最近的指南建议，与单独的药物治疗相比，通过 PCI 或 CABG 进行血供重建能更有效地缓解心绞痛，减少抗心绞痛药物的使用，并提高运动能力和生活质量[9]。CABG 已被证明可以降低死亡率，并具有显著减少患有特别复杂疾病的患者的重复血供重建手术次数的优势，例如，显著的左主干（left main stem，LMS）狭窄或显著的近端左前降支（left anterior descending，LAD）狭窄[10]。

（二）非 ST 段抬高型 ACS

出现非 ST 段抬高 ACS 的患者使用经过验证的风险分层工具被确定为具有中等或更高的不良心血管事件风险（➡ 第 7 章的"非 ST 段抬高型 ACS 患者护理的具体原则"），例如，GRACE 风险评分已被证明可以从早期血供重建中获益。因此，除非有禁忌证（如活动性出血），否则应在首次入院后 96h 内为这些患者进行冠状动脉造影和后续 PCI（如果有指征）[11-12]。

（三）ST 段抬高型 ACS

直接经皮冠状动脉介入治疗（primary percutaneous coronary intervention，PPCI）是在不使用溶栓治疗的情况下，在 ST 段抬高 ACS（STEMI）的情况下使用经皮介入治疗。证据表明，PPCI 优于溶栓治疗[13-14]。它与早期通畅率超过 90%，以及严重出血、复发性缺血和死亡率低相关。如果满足以下 2 个条件，目前的指南推荐 PPCI 作为出现 STEMI 患者的首选再灌注策略。

- 症状出现后 12h 内。
- PPCI 可以在给予纤维蛋白溶解后的 120min 内进行。

九、介入程序

（一）经皮冠状动脉成形术

经皮冠状动脉成形术（PTCA），也称为普通球囊血管成形术（plain old balloon angioplasty，POBA），涉及使用球囊导管从内部以非手术方式扩大冠状动脉。这是增加心肌供血的一种尝试。将球囊导管插入动脉，并在 X 线引导下轻轻通过动脉系统，直至向上穿入冠状动脉。注射对比剂以确定动脉粥样硬化斑块的大小和位置。然后将球囊推进并膨胀，以将斑块压在血管壁上。通过增加血管内径，改善缺血心肌的血流。大约 40% 的患者在 POBA 后 6 个月时出现再狭窄，多达 1/3 的患者需要在 1 年内重复血供重建手术。与 POBA 相比，冠状动脉内支架植入术狭窄率较低[15]。

（二）冠状动脉内支架植入术

支架是一种薄的网丝结构（"脚手架"），作为永久性的假体衬里，保持血管通畅和保持动脉开放。大多数 PCI 手术包括冠状动脉内支架植入术。支架可分为：金属裸支架（bare metal stent，BMS）、药物洗脱支架（drug-eluting stent，DES）和生物可吸收支架（bioresorbable scaffold，BRS）。

- BMS——与 POBA 相比，BMS 的开发和使用导致再狭窄率降低（约 30%）[16]。虽然优于 POBA，但 BMS 与支架血栓形成和支架再狭窄（in-stent restenosis，ISR）相关。

- 第一代 DES，即涂层涂有药物以减少炎症或细胞增殖的 BMS，已被开发用于对抗再狭窄，最初批准在英国使用的 DES 是紫杉醇和西罗莫司（雷帕霉素）。使用不锈钢为主材制成的第一代 DES 可降低再狭窄率，但它们与晚期支架血栓形成的风险增加有关。在第二代 DES 中，主材从不锈钢改为金属合金，如钴铬或铂铬，从而使支架能够生产出更薄、更灵活的支柱。此外，还引入了具有增强生物相容性的聚合物，如佐他莫司、依维莫司和诺维莫司 ™（与西罗莫司密切相关）。证据表明，与第一代 DES 和 BMS 相比，当前的 DES 具有更高的疗效和安全性，因此当前的指南建议将它们用于需要 PCI 的患者[17]。

- BRS——这些支架为动脉提供临时机械支撑。完成此功能后，它们会随着时间的推移而退化。从理论上讲，应该能够消除与金属支架相关的长期风险；然而，迄今为止从随机对照试验中获得的证据表明，与 DES 相比，其优越性和疗效较差。新的 BRS 已经开发出来，初步结果令人鼓舞；因此，目前的指南仅推荐将其用于对照临床研究[18-19]。

（三）药物洗脱球囊

药物洗脱球囊（drug-eluting balloon，DEB），又被称为药物涂层球囊，通常被推荐用于在植入裸金属支架后出现 ISR 的患者，在球囊膨胀过程中，一种抗增殖药物，如紫杉醇会与血管接触。

（四）辅助介入设备

目前有各种辅助介入装置，包括在支架植入术前为特别硬的动脉粥样硬化斑块准备的设备（如动脉切除术）；以及用于清除软性或血栓性病变的设备，即血栓切除装置。介入心脏病学随着技术的进步而不断发展，因此重要的是跟上当前的发展，以指导临床实践。

（五）PCI 药理学辅助

当血管受损时，血液就会凝固，试图止血。凝血是一个复杂的过程，涉及许多酶和凝血因子等其他化学物质。凝血本身会依次激活许多凝血因子（作为级联反应的一部分）。当这种反应发生在未受伤的血管内时，凝块的发展会导致血管阻塞，从而导致严重的并发症。

在 PCI 期间，斑块破裂是由动脉粥样硬化病变的压力（所导致的）。斑块的纤维帽破裂，血栓形成的内容物被大量暴露。暴露这些血栓形成物质引发了凝血级联反应，导致受影响的动脉部分或完全阻塞，类似于急性冠状动脉综合征的很多事件就是这样发生的。药物辅助治疗的目的是预防或减少并发症。在凝块形成的情况下，药物治疗针对了干扰自然凝血级联的各个阶段。PCI 的药理学辅助治疗可能包括以下药物的组合，这取决于手术程序和患者的潜在情况。

- 抗血小板——阿司匹林、噻吩并吡啶或两者兼有（双联抗血小板治疗）、糖蛋白 GP Ⅱb/Ⅲa 抑制药。

- 抗凝药。

十、经皮冠状动脉介入治疗：术前与术后护理

除了患者血管造影前和血管造影后的护理（● 本章 "冠状动脉造影的术前护理" 和 "第 8 章，冠状动脉造影的术后护理"），接受 PCI 的患者还需要以下内容。

- 给予适当的抗血小板治疗（术前负荷剂量的阿司匹林和噻吩并吡啶）。

术后护理

1. 经股动脉 PCI

- 如果使用了 VCD，请务必遵循制造商关于移动的说明和任何特定于设备的说明；例如，缝线可能需要剪断。

- 如果股动脉鞘管在原位，则可以在活化凝血时间 < 150s 时将其拔除[20]。

- 动脉鞘管拔除和止血后，患者可以 45° 躺 1h。如果没有观察到并发症或出血迹象，患者可以直坐在床上。在鞘管拔除后和活动前应继续卧床休息 3h[21]。

- 如果已使用 GP Ⅱb/Ⅲa 抑制药，则需要稍长的卧床休息时间。止血后，患者应以 45° 躺 1h。如果没有并发症并且没有出血迹象，患者可以直坐在床上。患者可以在总计 4 h 后从床上移动到椅子上[22]。只有在完成 GP Ⅱb/Ⅲa 抑制药输注后才能开始活动。在开始使用 GP Ⅱb/Ⅲa 抑制药 4h 后应进行 FBC，以确保血小板没有下降。

2. 经桡 / 肱动脉入路

桡或肱动脉手术后的护理与血管造影后的护理相同（● 本章"冠状动脉造影的术后护理"）。如果患者正在进行 GP Ⅱb/Ⅲa 抑制药的输注，药品制造商目前建议患者在输注过程中不要活动。

十一、经皮冠状动脉介入治疗：并发症

除了接受冠状动脉造影患者的并发症（● 本章"冠状动脉造影的并发症"），接受 PCI 的患者也有发生表 8-2 所列并发症的风险。如果出现并发症，必须立即告知术者并对症治疗。

表 8-2 与 PCI 相关的并发症

潜在问题	贡献因素
再发胸痛	• 二级至血管的拉伸和扩张（创伤） • 远端栓塞 • 侧支闭塞
突然闭合	• 动脉夹层 • 动脉血栓形成 • 冠状动脉痉挛
NSTEMI/STEMI	• 长时间缺血导致心肌坏死，因此心脏生化标志物会升高
支架内再狭窄	• 由于弹性回缩导致管腔变窄 • 伤口愈合过程，包括血栓形成、炎症和细胞生长增殖
心律失常和传导障碍	• 用力注射对比剂 • 导管阻尼（尤其是右冠状动脉） • 诱发缺血 • 再灌注
脑血管并发症	• 积极抗凝（出血性脑卒中） • 斑块破裂 [短暂性缺血发作（transient ischaemic attack，TIA）或脑血管意外]

（刘聪颖）

参考文献

[1] British Heart Foundation (2019) Heart and Circulatory Disease Statistics 2019. BHF, London.

[2] This may vary between institutions, so please refer to local policies.

[3] Neumann FJ, Sousa-Uva M, Ahlsson A, et al. (2018) The Task Force on Myocardial Revascularisation of the European Society of Cardiology (ESC) and the European Association for Cardio-Thoracic Surgery (EACTS). European Heart Journal 40, 87-165.

[4] Valgimigli M, Gagnor A, Calabro P, et al. (MATRIX Investigators) (2015) Radial versus femoral access in patients with acute coronary syndromes undergoing invasive management: a randomised multicentre trial. Lancet 385, 2465-76.

[5] Jolly S, Yusuf S, Cairns J, et al. (2011) Radial versus femoral access for coronary angiography and intervention in patients with acute coronary syndrome (RIVAL), Lancet 377(9775), 1409-20.

[6] National Institute for Cardiovascular Outcomes Research (NICOR) (2015) National Audit of Percutaneous Coronary Interventions: Annual Public Report 2015. http://www.ucl.ac.uk/nicor/audits/adultpercutaneous/reports (accessed 1 May

2020).

[7] National Institute for Cardiovascular Outcomes Research (NICOR) (2015) National Audit of Percutaneous Coronary Interventions: Annual Public Report 2015. http://www.ucl.ac.uk/nicor/audits/adultpercutaneous/reports (accessed 1 May 2020).

[8] Murkhejee D, Bates ER, Roffi M, et al. (2018) Cardiovascular Catheterisation and Intervention. A Textbook of Coronary, Peripheral and Structural Heart Disease, 2nd Edition, CRC Press, Florida.

[9] Neumann FJ, Sousa-Uva M, Ahlsson A, et al. (2018) The Task Force on Myocardial Revascularisation of the European Society of Cardiology (ESC) and the European Association for Cardio-Thoracic Surgery (EACTS). European Heart Journal 40, 87-165.

[10] Neumann FJ, Sousa-Uva M, Ahlsson A, et al. (2018) The Task Force on Myocardial Revascularisation of the European Society of Cardiology (ESC) and the European Association for Cardio-Thoracic Surgery (EACTS). European Heart Journal 40, 87-165.

[11] Neumann FJ, Sousa-Uva M, Ahlsson A, et al. (2018) The Task Force on Myocardial Revascularisation of the European Society of Cardiology (ESC) and the European Association for Cardio-Thoracic Surgery (EACTS). European Heart Journal 40, 87-165.

[12] National Institute for Health and Care Excellence (2013) Unstable Angina and NSTEMI: Early Management. CG94. NICE, London.

[13] Neumann FJ, Sousa-Uva M, Ahlsson A, et al. (2018) The Task Force on Myocardial Revascularisation of the European Society of Cardiology (ESC) and the European Association for Cardio-Thoracic Surgery (EACTS). European Heart Journal 40, 87-165.

[14] National Institute for Health and Care Excellence (2013) Myocardial Infarction with ST Segment Elevation: Acute Management. CG167. NICE, London.

[15] Neumann FJ, Sousa-Uva M, Ahlsson A, et al. (2018) The Task Force on Myocardial Revascularisation of the European Society of Cardiology (ESC) and the European Association for Cardio-Thoracic Surgery (EACTS). European Heart Journal 40, 87-165.

[16] Neumann FJ, Sousa-Uva M, Ahlsson A, et al. (2018) The Task Force on Myocardial Revascularisation of the European Society of Cardiology (ESC) and the European Association for Cardio-Thoracic Surgery (EACTS). European Heart Journal 40, 87-165.

[17] Neumann FJ, Sousa-Uva M, Ahlsson A, et al. (2018) The Task Force on Myocardial Revascularisation of the European Society of Cardiology (ESC) and the European Association for Cardio-Thoracic Surgery (EACTS). European Heart Journal 40, 87-165.

[18] Neumann FJ, Sousa-Uva M, Ahlsson A, et al. (2018) The Task Force on Myocardial Revascularisation of the European Society of Cardiology (ESC) and the European Association for Cardio-Thoracic Surgery (EACTS). European Heart Journal 40, 87-165.

[19] National Institute for Health and Care Excellence (2014) Bioresorbable Stent Implantation for Treating Coronary Artery Disease. IPG49. NICE, London

[20] This may vary between institutions, so please refer to local policies.

[21] This may vary between institutions, so please refer to local policies.

[22] This may vary between institutions, so please refer to local policies.

相关指南

[1] Bosch X, Marrugat J, Sanchis J. (2013) Platelet glycoprotein IIb/IIIa blockers during percutaneous coronary intervention and as the initial medical treatment of non-ST segment elevation acute coronary syndromes. *Cochrane Database of Systematic Reviews* 11, CD002130. doi:10.1002/14651858.CD002130.pub4

[2] Fanning JP, Nyong J, Scott IA, Aroney CN, Walters DL. (2016) Routine invasive strategies versus selective invasive strategies for unstable angina and non-ST elevation myocardial infarction in the stent era. *Cochrane Database of Systematic Reviews* 5, CD004815. doi:10.1002/14651858.CD004815.pub4

[3] Feinberg J, Nielsen EE, Greenhalgh J, Hounsome J, et al. (2017) Drug-eluting stents versus bare-metal stents for acute coronary syndrome. *Cochrane Database of Systematic Reviews* 8, CD012481. doi:10.1002/14651858.CD012481.pub2

[4] National Institute for Cardiovascular Outcomes Research (NICOR) (2015) *National Audit of Percutaneous Coronary Interventions: Annual Public Report 2015.* http://www.ucl.ac.uk/nicor/audits/adultpercutaneous/reports (accessed 1 May 2020).

[5] National Institute for Health and Care Excellence (2014) *Bioresorbable Stent Implantation for Treating Coronary Artery Disease. IPG492.* NICE, London

[6] Neumann FJ, Sousa-Uva M, Ahlsson A, et al. (2018) The Task Force on Myocardial Revascularisation of the European Society of Cardiology (ESC) and the European Association for Cardio-Thoracic Surgery (EACTS). *European Heart Journal* 40, 87-165.

第 9 章 心脏外科手术治疗

Cardiac surgery

一、概述

在英国，最常见的心脏外科手术是冠状动脉旁路移植术（coronary artery bypass grafting，CABG），每年开展 16 000 多例；以及心脏瓣膜术，每年开展约 8000 例[1]。护士也可能遇到其他疾病的外科手术，包括心房颤动（atrial fibrillation，AF）、心肌病、主动脉夹层、动脉瘤修补术、心脏移植和先天性心脏病。其中部分手术的护理常规大同小异，因此本章将同时讨论，差异之处会另外阐明。

在英国，从第一例冠状动脉旁路移植术开展至今已有 50 多年的历史。随着时间的推移，一些技术发生变革，如今微创手术和非体外循环下手术的应用愈发普遍。心脏瓣膜修复或置换的新技术改革，意味着以往处于开放式心脏瓣膜置换高风险的患者现在有了其他选择。

随着经皮冠状动脉介入治疗（percutaneous coronary intervention，PCI）（ 第 8 章的"经皮冠状动脉介入治疗"）的飞速发展，首次接受 CABG 的患者数有所减少。患者高龄，患有严重的冠状动脉疾病（coronary artery disease，CAD）且伴随其他并发症，可能导致术后并发症的发生率上升和住院时间的延长。

本章涵盖了心脏外科手术患者从列入等候手术患者名单到出院的全程护理。虽然这涉及整个医疗团队，但本章聚焦于护士的作用。

二、等待手术患者的管理

有些患者可能需要急诊心脏手术，但大多数还是择期手术，所以患者需等待一段时间。患者通常由心脏病专家推荐进行心脏外科手术，在接受冠状动脉旁路移植术前会先进行冠状动脉造影，或者在接受瓣膜置换术前先进行超声心动图检查。一些评分系统（如 Syntax 评分系统[2]）可以协助判断什么是最合适的干预措施；然而，如果患者患有三支病变、左主干（left main stem，LMS）或左心室（left ventricle，LV）功能障碍，通常会考虑 CABG。糖尿病患者也可通过 CABG 进行血供重建治疗从而获益。在 CABG 与 PCI 两种治疗方法中做选择时，应优先考虑血供重建的完整性。心脏团队与患者之间应讨论两者的风险与益处[3]。

瓣膜置换术与修补术的抉择，取决于患者的症状和瓣膜问题的严重程度（ 第 6 章的"外科治疗"），尽管现在更多的是为了防止恶化而不是改善症状而进行手术。有些患者可能同时需要接受冠状动脉旁路移植术和瓣膜手术。

在某些情况下，患者无任何症状 [如房间隔缺损（atrial septal defect，ASD）修补]，因此在等待手术期间能够进行正常的日常活动，但在大多数情况下，患者受到其症状的影响。在此期间，患者在等待手术时可能出现健康状况变差，从而影响其术后恢复。对于患者及其家属而言，这也是一个极度焦虑的时刻。许多中心为等待心脏手术的患者提供服务，这或许是心脏康复方案中的一部分，并可包含体育活动。这项服务主要以家庭访视、咨询日或电话支持的形式提供以下活动。

- 为患者及家属消除恐惧或疑虑。
- 给予生活方式建议。
- 提供关于即将进行的外科手术的信息。
- 控制症状。

三、术前评估

在手术前 1～2 周，请患者前往入院前评估门诊进行评估，然后在手术前一晚或手术当日安排入院。除了向患者及其家属提供手术信息外，该门诊还提供体格、护理和社会心理评估，并为患者及其家属提供会见将参与到其护理的一些医疗保健人员的机会。该门诊还有助于防止任何不必要的手术延期和取消；例如，如果患者肾功能较差，可以在门诊时强调这一点，并根据需要给予进一步的检查。入院前评估门诊通常由护士主导，并在门诊部进行。

（一）护理评估

如果在入院前评估门诊尚未完成完整的护理评估，则应在患者入院接受手术时进行。入院前评估门诊通常涵盖如下内容。

- 症状评估：患者通常如何处理其症状，以及症状对其日常生活（如行动）的影响。
- 其他健康问题的评估，如慢性阻塞性肺疾病（chronic obstructive pulmonary disease，COPD）。
- 听力、视力和语言的评估：任何特殊的需求都应该得到解决（如向患者解释）。
- 心理状态评估。
- 信息需求评估：门诊是解决患者及其家属问题的最佳时机，所以告知关于他们"在门诊预约到手术入院期间如何提问"的信息是很重要的。
- 检查患者最近是否做过牙科检查。
- 移动和搬运评估。
- 静脉血栓栓塞（venous thromboembolism，VTE）评估。
- 行动能力评估，包括跌倒风险和压力性损伤评分（如 Waterlow 压疮风险评估量表）。
- 过敏评估。

- 营养需求评估。
- 出院计划：建议患者在出院后的第一周有专人陪同。护士还应该了解关于交通方面情况。
- 家庭和社会环境评估。
- 疼痛控制：可能会应用患者自控镇痛（patient-controlled analgesia，PCA）系统，因此应向患者解释 PCA 这一概念。

解释手术和术后护理，包括术后患者可能需要机械通气和镇静一段时间，对重症监护室（intensive care unit，ICU）/ 心脏恢复室 / 高依赖病房（high dependency unit，HDU）进行解释。如果可以的话进行一次探访是有益的。如果有口头和（或）视听辅助工具支持书面信息，是很有帮助的。

（二）医生评估

外科医生会在术前为患者进行检查，向患者解释手术过程，签署同意书，并安排进一步的检查。签署同意书过程中重要的是患者及其家属需充分了解手术的益处和风险。患者也会接受麻醉师的检查，麻醉师会评估患者是否适合接受麻醉，通常会使用危险分层评分系统。该评分显示患者手术死亡率和发病率相关的风险指标，可以帮助团队确定哪些患者符合早期拔管指征。大多数评分系统包括年龄、性别、疾病严重程度和其他并发症（如肾脏疾病）等因素。可以使用的评分系统，如欧洲心脏手术风险评估系统 II（EuroSCORE II）评分[4] 或胸外科医师协会（Society of Thoracic Surgeons）评分[5]。术后发病率评分也可以用来查看 13 个不同领域[6]。

（三）检查

患者通常进行以下术前检查。

- 冠状动脉造影：需心脏外科手术之前进行，具有决定性作用，但可能需要重复进行。
- 超声检查。
- 心电图：检查节律或传导有无异常。
- 胸部 X 线检查：检查肺部疾病或心脏扩大。
- 血液检查：通常进行全血计数（full blood count，FBC）、尿素和电解质、镁、甲状腺功能、红细胞沉降率（erythrocyte sedimentation rate，ESR）、凝血功能和交叉配血检查。如有需要还可进行其他血液检查，例如，糖尿病患者须进行肝功能或糖化血红蛋白的检验评估。

- 抗甲氧西林金黄色葡萄球菌（meticillin-resistant staphylococcus aureus，MRSA）筛查。
- 超声心动图：适用于需要心脏瓣膜手术的患者。
- 基线观察：包含身高、体重和尿常规。
- 肺功能检查。
- 呼气流量峰值：如适用。
- 血糖：如适用。

根据患者的病史和并发疾病，可能需要进行其他检查。

- 肝功能检测（liver function test，LFT）。
- 动脉血气（arterial blood gas，ABG）：适用于急性或慢性呼吸道疾病患者。
- 颈动脉多普勒成像：适用于 6 个月内有脑卒中史或短暂性脑缺血发作（transient ischaemic attack，TIA）、周围血管疾病、左主干狭窄或有颈动脉杂音的患者。
- 如果患者不想接受血制品，那么应该安排他们捐献自己的血液，这至少需要在手术前 3～4 周进行。
- 牙科检查：所有接受心脏手术的患者都应接受牙科检查，特别是由于感染性心内膜炎（infective endocarditis，IE）而需要进行瓣膜置换或修复的患者。

（四）物理治疗评估

理疗师需评估患者的活动能力和肺功能，包括吸烟史、哮喘和关节炎等因素，因为这些因素都对术后恢复有影响。患者还应接受深呼吸练习，术后需进行锻炼。

（五）皮肤准备

手术前，需用一次性剃刀进行患者胸部或腿部的备皮（仅限 CABG）。患者通常在手术前一天和手术当日用一种特殊的清洗液如抗菌沐浴露洗澡（包括头发）。卸掉指甲油和假指甲。取下或包裹所有首饰。假肢也可能需要移除。

（六）药物治疗

在手术前，一些药物应停止使用。停药时机可能因中心而异，故应根据当地临床路径确定。一般处理原则可包含以下内容。

- 术前可维持或停用小剂量的阿司匹林，以减少术后出血的风险。这取决于血管狭窄的严重程度和出血风险。
- 停止使用的 P2Y12 抑制药如下：替格瑞洛（术前 3 天）、氯吡格雷（术前 5 天）、普拉格雷（术前 7 天）[7]。
- 华法林通常在手术前 48h 停止使用，在某些情况下，患者开始使用肝素。通常在术前 12h 停用低分子肝素（low-molecular-weight heparin，LMWH）。
- 术前 β 受体拮抗药通常继续使用，因为其有助于预防术后心房颤动（post-op AF，POAF）（➡ 本章"血流动力学管理"）。血管紧张素转换酶（angiotensin-converting enzyme，ACE）抑制药在有些医院被停用。
- 手术当天通常不给予口服降糖药，而且通常会为糖尿病患者设置滑标胰岛素。
- 部分患者术前 2 天及术后 3 天给予莫比罗星鼻腔涂片，以帮助减少伤口感染。

四、麻醉

为患者做手术准备既费时又有挑战性。它涉及一个团队，以确保患者做好充分准备接受手术。通常情况下，患者在手术前 6h 不进食固体食物，但在手术前 2h 可以饮用清流质（具体根据医院常规）。完成术前核查表。因为患者在术后的第一个 24～48h 会离开普通病房，因此如果有他们的眼镜、助听器和（或）义齿，需送至重症监护室 / 心脏恢复室 / 高依赖病房以帮助他们恢复。

患者可能在手术前接受用药治疗，通常是苯二氮䓬类药物（如劳拉西泮或地西泮）。诱导剂可能包含丙泊酚（特别适用于早期拔管的患者，因为它代谢很快）和（或）芬太尼。患者麻醉后，予以置入中心静脉导管、动脉导管、外周静脉导管、导尿管，以及核心和外周温度探头。

五、外科手术

（一）冠状动脉旁路移植术

冠状动脉旁路移植术（CABG）是用通过移植血管（动脉或静脉）建立血管通路，绕过冠状动脉狭窄或梗阻的部分，到达缺血的部位，改善心肌血液供应。移植血管一端附着于主动脉（近端吻合），另一端附着于病变区域以外（远端吻合）。移植血管的数量取决于患者疾病的严重程度。患者通常会接受至少一次动脉血管移植。在 CABG 中，最常用的血管如下。

- 乳内动脉（也称胸廓内动脉）——通常选择左乳内动脉，但也可以用右乳内动脉。首选单侧乳内动脉（internal mammary artery，IMA）或双侧乳内动脉（bilateral internal mammary artery，BIMA）。
- 桡动脉——通常选非优势臂。应进行 Allen 试验测试来评估尺侧血流。禁忌证包括雷诺病、腕管综合征和房室（atrioventricular，AV）瘘。
- 下肢的大隐静脉。

静脉桥的缺点是静脉比动脉易受到动脉粥样硬化的影响，远期通畅率较动脉低，并且因此可能不会持续很长时间。大隐静脉可以在开放性手术或内镜下通过膝关节附近的小切口获得[8]。

（二）微创手术

部分患者可能适合进行微创手术 [如微创直视冠状动脉旁路移植术（minimally invasive direct coronary artery bypass，MIDCAB）]。这可能涉及开胸手术，即左肺放气，并取乳内动脉（internal mammary artery，IMA）。通过静脉注射 β 受体拮抗药使心跳减慢，然后将移植血管吻合。该技术对于可能只需要移植一根血管的低风险患者有效。其缺点是，大多数这些患者通常不会被转诊进行外科手术，而是可能会接受 PCI。

另一种技术是完全内镜下机器人辅助冠状动脉旁路移植术[9]。这是微创手术的另一种形式，通过小切口，由外科医生操控的机械臂进行手术。外科医生通过机械臂使用内镜来进行可视化手术。

（三）非体外循环手术

非体外循环术可采用胸骨正中切口或侧胸切口。吻合时，在靶血管吻合附近放置圈套以阻断冠状动脉血流。固定装置的使用可以使心脏的局部跳动幅度降到最低。主动脉内球囊阻断技术可以暂时阻断主动脉从而避免使用主动脉钳夹。球囊通过股动脉放置入主动脉腔内，球囊内注满无菌生理盐水。通过经食管超声心动图（transoesophageal echocardiograph，TOE）监测球囊是否移位。

非体外循环手术被认为是有利的，因为它可降低与体外循环（cardiopulmonary bypass，CPB）机器相关并发症的风险。这种方法意味着可同时缩短患者在重症监护室时间和住院的时间。ESC 指南[10] 报告显示，由经验丰富的外科医生施行非体外循环和体外循环手术，在术后 30 天或 1 年的临床结果上无差异。对于患有严重主动脉粥样硬化病变和手术高危患者，建议行非体外循环手术（主动脉不接触技术）。一些研究也表明，非体外循环手术的移植血管闭塞率更高。重要的是，在获得患者同意进行手术时，要向其解释所采取手术方法的所有风险和益处。

（四）瓣膜手术

患者可能需进行瓣膜置换或修复术（➡ 第 4 章的"手术治疗"）。其围术期护理要点与 CABG 术既有相同，也有个体的特异性。其他瓣膜修复或置换的方法，如经导管主动脉瓣置换术（TAVR），将在第 4 章进行讨论。

六、术中护理

（一）体外循环

传统的心脏手术需要心脏停止跳动和肺部放气，以便外科医生可以使心脏在相对无血、静止的条件下进行手术。为此，体外循环（cardiopulmonary bypass，CPB）临时性替代心脏的泵血功能和肺的气体交换功能。肺部放气，通常经右心房（right atrium，RA）插入引流管，然后将血液从患者体内引流到体外循环机中，完成气体交换，血液获得氧气后通过主动脉导管再进入体内；在导管的近端阻断主动脉。体外循环装置需用 1.5～2L 的晶体溶液进行预冲，通常使用林格溶液。体外循环机器通常具有以下组件（图 9-1）。

- 静脉储血器：过滤来自右心和术中抽吸的血液以清除杂物。
- 膜氧合器：O_2 和 CO_2 之间进行气体交换；也可用来控制患者的体温。
- 离心泵：用于代替心脏的排血功能，供应全身血循环。

使用体外循环意味着患者的血液与异物接触，这通常会引起凝血级联反应。为防止该情况发生，在体外循环开始前先给予肝素抗凝（通常按体重 2.5～3.5mg/kg）。在使用体外循环期间监测活化凝血时间（activated clotting time，ACT），维持在正常值约 4 倍的水平（＞450s）。在体外循环终止前，使用鱼精蛋白来中和肝素的抗凝作用。

（二）心肌保护

心脏停搏液 心脏停搏液是以含高浓度钾（K^+）停搏液灌注心肌，使心脏停搏，可以是晶体心脏停搏液也可以是血液心脏停搏液。灌注方法可以是从主动脉或冠状动脉口灌注。冷、温心脏停搏液皆可进行灌注（保持低温可保护心肌），在手术过程中可连续灌注。血液心脏停搏液的优点在于可保护心肌微循环，维持能量平衡，但这是一个更昂贵的选择。

（三）体外循环撤机

手术结束后，患者体温回升直至恢复正常。

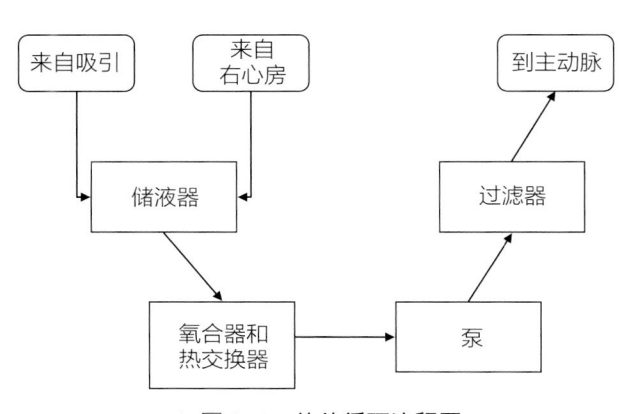

▲ 图 9-1 体外循环流程图

心脏自动或经体内除颤复跳，调整最佳心律，收缩压应＞100mmHg。MiraQ 系统可以评估移植血管的流量情况，以确保通畅[11]。开放右心房的钳夹，让血液灌注到心脏，然后先拔除静脉插管。当血液从体外循环机器回流，且心脏正常做功时，再拔除动脉插管。

七、体外循环的影响

由于体外循环的影响，心脏手术后可能出现多种潜在并发症。随着体外循环时间的延长，会大大增加患者术后并发症的发生率。所以护士必须了解可能出现的并发症，并尽可能减少并发症的发生（表 9-1）。近年来，在少数加热器或冷却器装置中发现奇美拉分枝杆菌（*Mycobacterium chimaera*），这可能会导致感染[12]。

八、术后即时护理

部分患者在心脏手术后可能需要在 ICU 中度过≥24h。在此期间，患者将保持镇静和机械通气≤12h，同时对其进行复温和稳定病情。然而，许多患者适合早期拔管和"快通道"，这些患者在恢复区或心脏高依赖病房进行护理。一些中心以这种方式管理大多数患者，而在更传统的环境中管理少数患者。在其他中心，只有某些患者被选中进行快通道护理。

拔管可以在手术室恢复区或术后数小时内进行。拔管指征通常如下。

- 体温正常。
- 心血管稳定性。
- 麻醉逆转。
- 患者意识清醒，定向力良好。
- 胸腔引流管出血量少。
- 呼吸频率 10～24 次 / 分。
- FiO_2（吸入氧浓度）＜ 0.4，在正常范围内。
- 存在咳嗽和呕吐反射。

患者可以先进行 T 管试验，以确保患者能自主呼吸，无呼吸窘迫迹象或呼吸状态改变。无论患者术后是转运到重症监护室还是心脏高依赖病房，护理原则相同。在患者到达病房前，需检查所有设备，如呼吸机和监测设备，并设置适当

表 9-1　体外循环（CPB）并发症

潜在问题		影响因素
1. 心血管疾病	(1) 贫血 • 术后 3 天内，红细胞压积和血清血红蛋白≤ 50% 下降	• 体外循环血液稀释
	(2) 溶血导致 • 血液的携氧能力下降 • 凝血功能受损 • 肾功能不全	• 血液长时间暴露于人工材料和物质的表面 • 体外循环机中血泵和吸引损伤效应 • 体外循环时间延长
	(3) 高血压	• 由于压力感受器受到刺激（因体外循环非搏动性血流）和低温，从而增加全身血管阻力 • 血浆儿茶酚胺释放增加（因非搏动性血流） • 疼痛、躁动、颤抖和缺氧 • 术前停用降压药
	(4) 出血	• 血小板破坏 • 复温期间肝素反跳 • 降低血小板凝聚性和血小板数量 • 凝血因子消耗 • 肝素逆转不足 • 术前使用抗凝药 / 抗血小板药物 • 高血压
	(5) 节律问题 • 心房颤动（AF），室性心动过速（VT），窦性心动过缓	• 术前节律问题 • 电解质紊乱 • 心肌应激性 • 心房肥大 / 扩张 • 心室灌注不良 • 缺氧 • 低温 • 术前使用 β 受体拮抗药
	(6) 心室功能障碍导致 • 血压（BP）降低 • 降低心输出量（CO） • 大隐静脉塌陷 • 减少冠状动脉、肾脏和脑灌注	• 术前左心室（LV）功能差 • 围术期心肌梗死（MI）/ 创伤 • 低温（导致心肌收缩力下降） • 冠状动脉痉挛 • 呼气末正压通气（positive end expiratory pressure，PEEP）导致舒张期充盈减少 • 复温期间血管扩张 • 体液转移 • 节律问题 • 低血容量
2. 呼吸疾病	肺部问题 • 肺不张 • 胸腔积液 • 肺水肿 • 肺基底部塌陷 • 肺损伤	• 冠状动脉旁路移植术期间肺泡膨胀减少导致表面活性剂的缺乏和肺不张 • 毛细血管渗透性增加及白细胞聚集增加导致液体进入肺间质 • 疼痛和阿片类药物导致呼吸抑制 • 术后晶体溶液过量引起肺水肿 • 肺血管阻力上升

（续表）

潜在问题		影响因素
3. 肾脏疾病	(1) 体液潴留导致 • 尿量减少 • 水肿	• 抗利尿激素（ADH）与肾素 – 血管紧张素原机制 • 由于血管通透性增加引起液体外渗至间质，这是由于与异物表面接触后补体激活引起的 • 血液稀释降低血管内胶体有效渗透压 • 低心输出量引起肾灌注降低 • 血液稀释引起尿量增加
4. 新陈代谢	(1) 代谢性酸中毒	在体外循环过程中，无搏动性血流刺激压力感受器导致以下事件： • 肾素 – 血管紧张素激活 • 周围血管收缩 • 外周静脉灌注不足 • 乳酸性酸中毒
	(2) 发热	• 伤口感染 • 胸部感染 • 尿路感染（urinary tract infection，UTI） • 体外循环的炎症反应
	(3) 高血糖	• 由非搏动性血流引起葡萄糖细胞膜转运的改变 • 胰岛细胞的细胞转运机制和胰岛素释放受损 • 血浆儿茶酚胺释放增加
5. 神经系统	(1) 微栓塞	• 泵吸过滤不足 • 抗凝不足 • 微气栓 • 血小板激活（通过异物接触）和血管活性物质的释放
	(2) 脑功能障碍（轻度和暂时的，或者长期的功能障碍） • 注意力无法集中 • 定向障碍 • 躁动 • 意识错乱 • 脑血管意外（CVA） • 术后谵妄 • 记忆力和性格变化 注意事项：大脑在一定程度上受到低温和血液稀释的保护	• 栓塞 • 灌注不足 • 微栓塞 • 术前酗酒 • 麻醉和旁路移植手术的时间(如果体外循环时间＞3h，风险会大大增加） • 低温后复温 • 炎症反应
6. 胃肠道系统	胃肠道问题 • 恶心和呕吐 • 食欲不振 • 腹胀	• 麻醉药 • 止痛药 • 增加肠道灌注和蠕动
7. 伤口	伤口感染（胸骨和供体 – 移植部位）	• 双侧乳内动脉 • 糖尿病 • 免疫力低下的患者 • 长时间体外循环

（续表）

潜在问题		影响因素
7. 伤口	伤口感染（胸骨和供体 – 移植部位）	• 缺乏经验的外科医生 • 再次手术 • 延迟拔管 • 气管切开术 • 术前停留时间延长 • 类固醇治疗 • 皮肤准备（如脱毛）

的报警或参数。患者可能需要以下导管和监测设备。

- 动脉、心脏和中心静脉压（central venous pressure，CVP）监测——如果是复杂手术或高危患者，则可以置入肺动脉（pulmonary artery，PA）和左心房导管。
- 核心和外周体温监测。
- 氧疗。
- 导尿以监测尿量。
- 外周静脉导管。
- 静脉输液。
- 胸腔引流管（通常为两根纵隔引流管；如果胸膜腔打开以获取乳内动脉，则需置入胸腔闭式引流管）——采用负吸（通常为 5kPa 或 20cmH$_2$O）。
- 心外膜起搏导线——通常有两根右心房导线（通常置于患者胸骨的右侧）和两根右心室导线（置于患者胸骨的左侧）（● 第 11 章的"心外膜起搏"）。

护士应收到一份交接报告，内容包括所进行的手术细节、任何术中并发症、是体外循环还是非体外循环下手术、患者体外循环的时间（如果适用）、支持要求（如输注正性肌力药物）及术后目标（如血流动力学的参数设置）。通常在患者病情稳定时监测活化部分凝血活酶时间（activated partial thromboplastin time，APPT）和国际标准化比值（international normalized ratio，INR）。

心脏手术的许多并发症都是在手术后的最初几个小时内出现的，因此密切监测患者病情是至关重要的。护士需要仔细观察患者体外循环的影响（● 第 9 章的"体外循环的影响"）。

九、血流动力学管理

在心脏手术中存在潜在的血流动力学不稳定，包括出血、低血压、高血压、心律失常和心脏压塞。有些并发症较易纠正，但有些可能危及生命且需要患者再次手术。

持续监测患者的血压、中心静脉压和心率，最初每 15 分钟记录一次，然后在患者稳定后每小时记录一次。

心率升高将增加心肌氧需求量，可能由于疼痛、焦虑、颤抖、低血容量、出血、应激反应或心脏压塞引起。监测毛细血管再充盈时间和足脉搏，观察心律是否异常，如心房颤动、传导阻滞和室性心律失常。

如果存在传导问题，患者可能需要经心外膜导线临时起搏。患者到达病房后应立即进行心电图检查，以检查术中心肌梗死（myocardial infarction，MI）的任何迹象。

参数通常设置为保持血压相当低（收缩压＜120mmHg，平均动脉压＜70mmHg），以确保移植血管部位不受任何过度的压力。术后初期患者血压可能因多种因素而升高，如循环儿茶酚胺、疼痛、肾素 – 血管紧张素原机制的激活或寒战。通常静脉输注硝酸甘油（glycerol trinitrate，GTN）来将血压保持在设定的参数范围内。在某些情况下，可能还需要应用其他血管扩张药（如硝普钠）。如果患者停用体外循环后难以维持良好的心输出量（cardiac output，CO），可以在手术室中使用正性肌力药物，如多巴胺和肾上腺素。随着患者体温升高，血管扩张可能导致血压下降。在某些情况下，可能需要液体或正性肌力药物来维持血压，以确保冠状动脉、脑和肾脏灌注。多种方法可用于测量心输出量和血管内液体状态，包括食管多普勒监测，如Cardio Q-ODM+[13]，脉搏指示连续心排出量（pulse contour cardiac output，PiCCO）[14]或漂浮导管（● 第1章的"可改变的危险因素1"）。

如果患者正接受机械通气或持续气道正压通气（continuous positive airway pressure，CPAP），则中心静脉压（central venous pressure，CVP）可能略有升高。同样，通常需要设置参数（如CVP<12mmHg）。CVP升高提示心脏压塞或负荷过重，CVP降低表明患者出血或血容量不足。适当的前负荷可保证良好的心脏收缩力。

如果难以维持良好的CO，则可能需要在手术室完成主动脉内球囊反搏（intra-aortic balloon pump，IABP）的置入（● 第18章的"主动脉内球囊反搏"）。也可应用体外膜氧合（extracorporeal membrane oxygenation，ECMO）（● 第18章的"体外膜氧合"）。

每小时测量胸腔引流出血量，1~2h内不应超过200ml。应自然引流，不挤压导管来加速引流速度。如果胸腔引流管无出血，同时患者心率和CVP升高，血压下降，应怀疑心脏压塞。这是紧急情况，可能需要在重症治疗室床旁开胸或返回手术室（● 第18章的"心脏压塞"）。重要的是记住，虽然胸腔闭式引流可能出现冒泡和振动，但纵隔引流管不应出现这种情况。

（一）术后心房颤动

心脏术后，10%~65%的患者会发生术后心房颤动。常见于瓣膜置换术的患者，尤其是联合冠状动脉旁路移植术或术前心房颤动的患者。发生率最高是在第2~4天。心房颤动的其他危险因素包括年龄增长、使用呼吸机>24h、心力衰竭、慢性肾衰竭、糖尿病、心脏手术史、肥胖和慢性阻塞性肺疾病。术前和术后β受体拮抗药有助于降低心房颤动的发生率。密切监测钾离子（K^+）水平，因为血钾低会引起心律失常；心

脏术后钾离子通常保持在4.5~5mmol/L。遵医嘱予以静脉补钾（通常不超过20mmol，通过中心静脉导管以100ml/h给药），也可以给予镁。如果患者不稳定，可能需要电复律（● 第12章的"直流电复律"）。其他药物治疗包括抗心律失常药（如胺碘酮）（● 第19章的"抗心律失常药"）或钙离子通道阻滞药（● 第19章的"钙离子通道阻滞药"）[15]。在某些情况下，心房起搏可能有用。

术后心房颤动与脑卒中风险、发病率和死亡率的风险增加均息息相关。因此，应考虑对高危人群进行抗凝治疗（● 第18章的"脑卒中"）。

十、呼吸支持

通常情况下，如果患者术后需机械通气持续一段时间，遵医嘱予以使用镇静剂（如丙泊酚），他们可以很快醒来。如果患者通过同步间歇指令通气（synchronized intermittent mandatory ventilation，SIMV）模式，或辅助自主呼吸（assisted spontaneous breathing，ASB）模式进行通气，呼吸频率设置为10~12次/分。该模式允许患者有自主呼吸，若无自主呼吸，则会给予机械通气。通常增加压力支持和呼气末正压（positive end-expiratory pressure，PEEP）（5cmH₂O）来预防肺不张，应做好呼吸监测，包括以下内容。

- 呼吸频率。
- 动脉血氧饱和度（SaO_2）。
- 胸部运动。
- 听诊呼吸音和均匀吸气。
- 到达监护治疗室/高依赖病房后胸部听诊。

血气分析（● 第2章的"动脉血气"）通常在患者到达监护治疗室时进行，以及呼吸机参数设置后或呼吸观察发现任何变化后进行。根据需要行气管内吸痰。呼吸支持需求突然变化可能提示气胸。如果怀疑，应立即采取措施。出现急性呼吸衰竭的患者可能需要体外膜氧合（ECMO）（● 第18章的"体外膜氧合"）。

拔管后，患者通常通过面罩湿化吸氧，也可能通过鼻导管吸氧，氧流量≤4L/min。当患者清

醒时，需要鼓励患者深呼吸，清除分泌物。在手术后的前几天，患者通常每天接受 2 次理疗师的检查，而护士的职责则是确保患者定期深呼吸。有助于深呼吸的良好姿势也是很重要的。

（王敏慧）

十一、液体管理

由于多种因素的共同作用，如手术过程中液体转移和血液稀释，体液平衡会发生许多改变。静水压和胶体渗透压增加，意味着毛细血管更容易发生渗漏，液体渗入组织间隙和细胞间隙（第三间隙）。由于体外循环机的使用而发生血液稀释。在开始手术的第 2～3h，患者可能会有大量的尿液。然而，随着时间的推移，尿液可能会减少。尿量应该≥0.5ml/（kg·h）。脱水和低心输出量会使每小时尿量低于这个水平。患者会经静脉输注适合肾脏剂量的多巴胺 [通常 1～3μg/（kg·min）]，以保证充足的肾脏灌注。如果心输出量降低，通过解决这个问题以增加尿量。在某些情况下，单次静脉推注或持续静脉输注利尿药（如呋塞米），也可与液体联合使用。如果怀疑低血容量，可给予输液（通常在 1h 内给予≤200ml 的胶体溶液）。在输液的过程中，严密监测中心静脉压，因为中心静脉压突然上升表明患者容量超负荷。还应观察尿液的颜色、透明度和气味。患者并未饮水，静脉输注维持液 [通常为晶体溶液，如 5% 的葡萄糖注射液，按照 1ml/（kg·h）给液]。在某些情况下，可能需要输血；或者如果患者存在凝血问题，可能需要静脉输注凝血因子。一些中心使用系统设备，如血栓弹力图（thrombelastograph®，TEG®）分析仪[16]，用于识别凝血问题的原因，如凝血因子缺乏或血小板减少，这可以帮助减少不必要的输血。

患者的电解质水平也是需要仔细监测的，因为钠离子和钾离子水平的改变会对患者产生不利影响。可能需要给予钾离子补充剂来预防心律失常。糖尿病患者在冠状动脉旁路移植术后出现肾脏问题的风险大于未患糖尿病的患者，因此，严密监测是很重要的。

如果肾脏功能正常，患者能够排出足够的尿量，术后 24h 可以拔除尿管。当患者可以正常饮水时，停止静脉补充液体。保持液体平衡，直到患者拔除尿管后能自行排尿。随后，每日监测患者的体重，患者在手术后体重增加几公斤的情况并不少见，这是正常的，通常是液体转移的结果。当血浆胶体渗透压恢复正常后，这种情况通常会在几天内自行纠正，但利尿药（通常是保钾利尿药）有时还需要口服。

十二、疼痛管理

如果患者存在疼痛，不仅影响患者的舒适度，也会改变患者的血流动力学状态，以及影响患者深呼吸。当患者需要镇静的时候，通常会给患者输注阿片类镇痛药（如吗啡或芬太尼）。当患者清醒时，持续的静脉输注镇痛药物通常会被患者自控镇痛所取代。使用视觉模拟量表或评分常规进行疼痛评估，记录患者镇痛药使用的剂量和患者的呼吸状态，确保不会发生呼吸抑制。鼓励患者常规使用自控镇痛，这样他们就不会经历疼痛的高峰和低谷，并且可以舒适地移动和深呼吸。胸腔引流、尿管和静脉导管都会引起患者的不适，因此应采取护理措施将这些不适减少到最小。为患者摆放合适的体位也会帮助减轻不适。当患者咳嗽咳痰时，给患者一条卷好的毛巾来支撑他们胸骨的伤口。

患者自控镇痛通常在 48h 后停止使用；之后患者使用口服镇痛药，通常是对乙酰氨基酚。如果使用可待因类的镇痛药，可能有必要给予缓泻药，以确保患者不会发生便秘。

十三、神经系统护理

老年患者和有神经系统问题、心力衰竭和颈动脉杂音病史的患者发生术后神经系统并发症的风险更高。当患者处于镇静状态时，很难进行全面的神经系统评估。患者在术后经常出现一些神经系统问题，如失忆健忘和注意力不集中。这种情况可能在术后变得更明显，但通常是暂时的；然而，有时也会持续几个月。有些患者可能会经历噩梦和幻觉。重要的是要让患者及其家属意识到这些问题发生的可能性，这样他们就不会产生过度的焦虑。来自家庭和有类似经历的人的支持是有益的。

在少数的情况下，患者会在术中或术后发生脑血管意外。这可能是缺血性或出血性的，具体取决于病因（如栓塞、肝素诱导的出血、脑灌注不足）。在老年患者、患有颈动脉疾病的患者、使用体外循环机时间过长的患者、糖尿病患者和既往有脑血管意外和短暂性脑缺血发作史的患者中，发生风险更高。当患者清醒时，护士应该进行全面的神经系统评估，包括四肢运动、运动和感觉反应及瞳孔反射。

少数患者会出现术后谵妄。这表现为困惑和（或）攻击性行为。影响因素可能包括围术期缺氧、贫血、术前心理问题、糖尿病、高血压、既往脑卒中和术前酒精摄入量增加。这种精神症状的影响可能是短暂的或持续几天。在此期间，如果患者有伤害自己的风险（如拉扯身上的导线），则可能需要镇静药。这种情况对患者的亲属来说尤其令人痛苦，他们需要放心，这种情况通常只是暂时的。

十四、心理护理

尽管患者在心脏术后有很多生理需要，护士需要解决患者及其家属的心理需要也是很重要的。重症治疗病房和高依赖病房的环境看起来令人害怕，因此，保证设备和警报的功能至关重要。尽管术前会给患者解释他们将要接受的治疗及护理，但当他们带着气管内插管在这些地方醒来会引起焦虑，导致血压升高，增加脉率和引起呼吸窘迫。应采取措施尽量减少睡眠剥夺和感觉超负荷。

当患者被转运到一个监护水平稍低的环境时，患者及其家属也会焦虑，因为他们感觉患者不再被密切监护。当重症治疗病房的住院时间延长时尤其如此。向患者及家属强调这是迈向恢复的一步。

焦虑和抑郁在术后的任何时间都很常见，但似乎发生在手术后第3天左右（所谓"术后忧郁"）。最初手术后，患者可能会感觉欣快，但是这会逐渐消退，尤其是因为他们可能正在遭受睡眠剥夺时。同样，应该向他们解释这是相当正常的。如果焦虑和抑郁的症状看起来很严重，患者可能需要转诊以获得额外的支持和评估。这可能发生在术后恢复的任何阶段。

十五、伤口护理

胸骨伤口覆盖有非黏性敷料，手术后几天暂时不需处理。当伤口停止渗出，通常需要暴露伤口，但具体处理方法也因医学中心而有所不同。观察伤口是否有任何感染、发红或肿胀的迹象。胸骨伤口的感染是非常严重的，尤其是骨骼发生感染。在某些情况下，可能需要对伤口进行清创处理，或者用肌皮瓣来替代受感染的骨骼。除了观察感染的迹象外，护士还应观察增生性或瘢痕疙瘩（过度愈合）的迹象。胸骨在手术结束后用金属线进行固定，除非引起问题，否则这些线保持在原来的位置。伤口通常用可吸收的缝合线进行缝合，但缝合线末端的结应在出院前进行修剪，需要将线结剪掉。糖尿病患者或有乳内动脉移植的患者伤口愈合可能会延迟。体外循环机转机时间延长、插管时间延长及二次开胸都可以增加胸骨伤口感染的风险。

应鼓励患者在咳嗽或打喷嚏时"自我拥抱"以支撑胸骨。建议那些体重指数（body mass index，BMI）>35的患者应该戴胸带。建议女性在术后穿无钢圈的内衣睡觉至少6周来支撑伤口。

腿部伤口的绷带通常在术后24h移除；在某些情况下，会插入小的引流管引流。腿部伤口可能造成行动不便。腿部肿胀可以持续6~8周。如果桡动脉已被用作移植物，手部和手腕可能有轻微肿胀和些许麻木。

十六、营养

肠外营养通常仅用于长期机械期通气的患者。然而，大多数患者可能会出现食欲不振，因此应鼓励他们少食多餐。在愈合过程中，热量需求增加，因此患者可能需要营养补充剂，如高热量或高蛋白饮料。如果患者在手术后几天内无法进食，可能需要转诊至营养师。一些患者可能会服用抗酸药、质子泵抑制药（proton pump inhibitor，PPI）或其他胃肠道药物。

术后恶心很常见，尤其是当患者使用阿片类镇痛药时。因此，可能需要常规静脉注射或口服止吐药。

便秘也可能是术后会遇到的问题，患者不应用力排便是很重要的。常规需要给予缓泻药。

血糖水平通常在手术后立即升高，部分原因是应激反应，但也可能是因为体外循环引起的胰岛素释放受损。常规监测糖尿病和非糖尿病患者的血糖水平，因为非糖尿病患者有时需要静脉输注胰岛素。

十七、活动与舒适

当患者从手术室回到病房后，除非他们血流动力学不稳定，床头应抬高45°，这有助于胸液的引流。当患者清醒后，他们坐直来促进深呼吸和肺部扩张。手术后对容易受压部位的定期护理至关重要，尤其是对于长时间机械通气的患者。尽管大多数患者将会在术后24h内下床，在术后48h内开始四处走动，对于护士来说，预防卧床相关的任何并发症仍然很重要。大多数患者皮下注射低分子肝素治疗数天，直到他们能完全自主活动，以帮助预防深静脉血栓（deep vein thrombosis，DVT）。

最初，患者可能需要个人卫生需求的帮助，但是通常在术后3～4天，患者就能够去卫生间洗漱或淋浴。

患者通常在24～48h后从重症治疗病房/恢复转移到高依赖病房或下一级病房。如果患者病情稳定，移除患者身上的导线、引流管及尿管。患者通常在术后24h下床，在物理治疗师的帮助下开始轻微活动。患者通常在术后24～48h转回病房。

告知患者在不给胸骨施加太大压力的情况下移动，例如，移动到床边后再下床，不使用胳膊支撑自己从椅子上起来。

十八、拔除胸腔引流管

胸腔引流管通常在术后24h拔除。拔除标准不尽相同，但是通常是当引流量＜50ml/h且持续4h时。需要两名护士执行这项操作：一名护士拔出引流管，另一名护士固定荷包缝合线。拔除胸腔引流管的过程中患者感到非常痛苦，因此应该在拔除之前给予镇痛药，并且鼓励患者常规使用自控镇痛（如果适用）。应向患者解释操作过程，并进行练习，操作过程中屏住呼吸或做瓦尔萨尔瓦动作。操作流程如下。

- 在操作前和操作后进行临床观察，包括心率、血压、呼吸频率、外周血氧饱和度。
- 操作者应对双手进行消毒并穿围裙，戴手套和护目镜（根据当地政策）。
- 停止负压吸引，并从胸腔引流管上的接口去除负压吸引。在插入部位附近夹紧引流管，但这并不总是必需的。
- 应去除任何敷料并检查渗出物。
- 固定好荷包缝合线并检查确认。如果有必要，消毒此部位。
- 剪断固定引流管的缝合线。
- 鼓励患者做3次深呼吸，要求患者在第3次深呼吸后屏住呼吸。
- 拔出胸腔引流管，将荷包缝合线打结以闭合伤口。观察该部位是否存在漏气。
- 指导患者正常呼吸。
- 消毒引流管插入部位伤口并用无菌纱布覆盖（这可能是在最后进行）。
- 重复该操作流程拔除另一根引流管。
- 操作结束后，观察患者是否有任何呼吸窘迫的征象，拍摄胸部X线片（根据当地政策）。

拔除引流管后，患者通常能够四处走动，并且更容易进行深呼吸。

十九、心外膜起搏导线

在手术结束时，可能会插入心外膜起搏导线，以防患者在术后需要临时起搏。处理导线会对患者造成微电击，因此医疗保健专业人员应戴手套进行。不使用起搏导线时，导线应该用纱布覆盖并固定。如果患者出现传导功能障碍，或者他们的心率不足以产生合适的心输出量，可能需要临时起搏，如果术前使用 β 受体拮抗药则可能会有这种情况。临时起搏可能是暂时的，但是患者可以转为永久性起搏。在第 11 章讨论心脏起搏（➡ 第 11 章的"起搏类型"）。

拔除起搏导线

心外膜导线是潜在的感染源，因此，当已经确定患者确实不需要它们时，通常在术后 3～4 天拔除。拔除心外膜导线的操作流程见第 11 章（➡ 第 11 章的"心外膜起搏"）。

二十、出院准备

患者手术后在医院住 5～7 天（尽管瓣膜手术后的患者可能会在医院住 10 天）。在一些中心，患者出院时间与这个相比更早，之后作为"居家医院"计划的一部分进行随访。在物理治疗师和护士的协助下，鼓励患者逐步活动，通常在术后 3～4 天患者可以独立洗澡。在大多数情况下，患者需要在出院前能够爬两段楼梯。

（一）延迟出院的因素

许多因素可以延迟出院或导致患者再次入院。

- 心房颤动。
- 胸腔积液。
- 伤口感染。
- 胸部感染。
- 再次手术。
- 脑血管意外。
- 联合手术。
- 长时间的通气支持。
- 肾脏问题。
- 主动脉内球囊反搏。

（二）术后并发症

心房颤动发生在大约 1/3 的术后患者中，当发生心房颤动时，及时识别和治疗是很重要的。心房颤动可以是突然发生的，需要心脏电复律或通过药物复律（如胺碘酮）（➡ 本章"血流动力学管理"）。胸腔积液、基底段肺不张和胸部感染也会导致问题，因此鼓励患者常规进行深呼吸、咳痰和活动。如果胸腔积液较多，可能需要放置胸腔引流管或引流积液。

（三）伤口护理

胸腔引流缝合线通常在手术后 5 天移除。如果腿部伤口使用了皮肤吻合器，则在术后 7～10 天移除；这些操作可能需要执业护士或区域护士来完成。然而，大多数使用的缝线是可吸收的。对患者进行伤口管理的健康教育。

- 保持伤口清洁和干燥。
- 观察伤口是否有肿胀、发红或渗出。
- 避免在伤口上使用过香的肥皂。
- 保护伤口免受阳光照射 6 个月。

胸骨大约需要 3 个月的时间愈合，在此期间，患者不应该提任何重物或扭转胸骨，因为这可能会延迟愈合。在愈合期间，患者可能感觉疼痛，因此鼓励患者出院后继续常规使用镇痛药（通常为对乙酰氨基酚）。

（四）驾车

冠状动脉旁路移植术后 4 周可以恢复驾车（通常需要全科医生同意）。患者不需要告知英国司机及车辆牌照机构（DVLA），除非他们持有载客车辆（passenger carrying vehicle，PCV）或大型货车（large goods vehicle，LGV）驾驶执照（在冠状动脉旁路移植术后第 3 个月被取消资格）[查询英国司机及车辆许可机构以获取最新的指导：https://www.gov.uk/government/organisations/driver-and-vehicle-licensin-gagency）（2020 年 5 月 1 日访问）]。

（五）药物

抗心绞痛药物通常在手术后停药。患者服用低剂量阿司匹林（冠状动脉旁路移植术后）和氯吡格雷或华法林（机械瓣膜置换术后）。如果患者有桡动脉移植，他们可能需要服用钙离子通道阻滞药用于预防移植物痉挛。降压药和降低胆固醇的药物在术后继续服用。如果患者左心室射血分数（left ventricular ejection fraction，LVEF）<40% 或有血压增高、慢性肾病（chronic kidney disease，CKD）及糖尿病的病史，患者可能需要服用血管紧张素转化酶抑制药。

（六）出院指导

出院前，患者及其家属接受有关恢复活动的教育，这可以采取出院指导讲座和能够带走的书面材料的形式进行。患者通常会被告知术后 12 周避免提重物，推重物及拉重物。患者可能需要咨询心脏康复护士。建议应涵盖以下主题（上文已讨论）。

- 伤口护理。
- 恢复正常的日常活动（表 9-2）——包括工作和性生活（大约在术后 2 周可以恢复性关系，这取决于患者是否舒适。通常建议患者承担被动角色）。

表 9-2　术后恢复活动

第 1 周	• 每日散步 • 轻任务（如洗漱和烹饪便餐） • 性行为
4～6 周	• 熨烫、购物和轻松的园艺 • 每日散步 30min，目标是 ≤ 3.2km/d • 驾车
6～8 周	• 吸尘和清洁窗户 • 工作（这将取决于所涉及的任务）
8 周	• 兴趣爱好 • 出国度假

- 药物。
- 症状管理。
- 随访支持和建议。

二十一、延续护理

虽然患者可能在短时间内开始感觉更好，通常需要至少 3 个月的时间，患者才能感受到手术带来的益处。在可能的情况下，鼓励患者在手术后 7～8 周参加心脏康复项目（➡ 第 17 章的"心脏康复"）。

一些医院通过电话帮助热线或随访提供护理支持。这可能特别有用，因为通常有很多信息需要患者在出院前理解和接受，这些电话服务为患者及其家属提供了支持和建议的来源。

如果患者服用华法林，他们需要定期血液检查以评估他们的国际标准化比值（INR）并确定合适的服用剂量。鼓励所有的患者在出院后 2 周内去看全科医生以确认他们下一步的药物治疗。患者术后 6 周至 3 个月也被视为医院的门诊患者。

（马　艳）

参考文献

[1] British Heart Foundation (2019) Heart & Circulatory Disease Statistics 2019. BHF, London.

[2] Neumann FJ, Sousa-Uva M, Ahlsson A, Alfonso F, et al. (2019) 2018 ESC/EACTs Guidelines on myocardial revascularization. European Heart Journal 40(2), 87-165.

[3] http://www.euroscore.org/calc.html (accessed 1 May 2020).

[4] http://www.euroscore.org/calc.html (accessed 1 May 2020).

[5] http://riskcalc.sts.org (accessed 1 May 2020).

[6] Sanders J, Keogh B, Van der Meulen, J et al. (2012) The development of a post operative morbidity score to assess total morbidity burden after cardiac surgery. Journal of Clinical Epidemiology 65(4), 423-33.

[7] Tubaro M, Vranckx P, Price S, Vrints C (2018) The ESC Textbook of Intensive and Acute Cardiovascular Care, 2nd edn. Oxford University Press, Oxford.

[8] National Institute for Health and Care Excellence (2014) Endoscopic Vein Harvest for Coronary Artery Bypass Grafting. IPG494. NICE, London.

[9] National Institute for Health and Care Excellence (2005) Totally Endoscopic Robotically Assisted Coronary Artery Bypass Grafts. IPG128. NICE, London.

[10] Neumann FJ, Sousa-Uva M, Ahlsson A, Alfonso F, et al. (2019) 2018 ESC/EACTs Guidelines on myocardial revascularization. European Heart Journal 40(2), 87-165.

[11] National Institute for Health and Care Excellence (2018) The MiraQ for Assessing Graft Flow During Coronary Artery Bypass Graft Surgery. MTG8. NICE, London.

[12] Public Health England (2017) Infections Associated with Heater Cooler Units Used in Cardiopulmonary Bypass and ECMO. PHE, London.

[13] https://www.deltexmedical.com/products/cardioq-odm-plus/ (accessed 1 May 2020).

[14] https://www.getinge.com/int/product-catalog/picco/ (accessed 8 September 2019).

[15] National Institute for Health and Care Excellence (2014) Atrial Fibrillation: Management. CG180.NICE, London.

[16] National Institute for Health and Care Excellence (2014) Detecting, Managing and Monitoring Haemostasis: Viscoelastometric Point-of-Care-Testing (ROTEM, TEG and Sonoclot Systems). DG13. NICE, London.

相关指南

[1] National Institute for Health and Care Excellence (2011) *CardioQ-ODM Oesophageal Doppler Monitor. MTG3.* NICE, London.

[2] National Institute for Health and Care Excellence (2011) *Off-pump Coronary Artery Bypass Grafting. IPG37.* NICE, London.

[3] National Institute for Health and Care Excellence (2014) *Atrial Fibrillation: Management. CG180.* NICE, London.

[4] National Institute for Health and Care Excellence (2014) *Endoscopic Vein Harvest for Coronary Artery Bypass Grafting. IPG494.* NICE, London.

[5] National Institute for Health and Care Excellence (2015) *Blood Transfusion. NG24.* NICE, London.

[6] National Institute for Health and Care Excellence (2018) *Venous Thromboembolism in Over 16s: Reducing the Risk of Hospital Acquired Deep Vein Thrombosis or Pulmonary Embolism. NG89.* NICE, London.

[7] National Institute for Health and Care Excellence (2019) *Surgical Site Infection. Prevention and Treatment. NG125.* NICE, London.

[8] Neumann FJ, Sousa-Uva M, Ahlsson A, Alfonso F, et al. (2019) 2018 ESC/EACTs Guidelines on myocardial revascularization. *European Heart Journal* 40(2), 87-165.

[9] Valgimigli M, Bueno H, Byrne R, Collet JP, et al. (2018) 2017 ESC focused update on dual antiplatelet therapy in coronary artery disease developed in collaboration with EACTS. *European Heart Journal* 39, 213-54

第 10 章　慢性心力衰竭

Chronic heart failure

一、概述

心力衰竭是一种由于心脏有效泵血功能受损所致的复杂的临床综合征，以呼吸困难、运动耐量下降、体液潴留、低生存率为特征[1]。

发达国家成人心力衰竭患病率为 1%～2%[2]，在英国心力衰竭患者人数为 92 万[3]。心力衰竭发病率在下降，但新诊断心力衰竭的人数却在增加。其原因很大程度上是由于人口老龄化加剧、缺血性心脏病管理能力提高和存活人数的增加，以及心力衰竭的有效治疗。

心力衰竭可发生在所有年龄组人群。但是，随着年龄的增长，心力衰竭的发病率和患病率急剧增加。首次诊断心力衰竭的平均年龄通常为 77 岁[4]。

慢性心力衰竭（chronic heart failure，CHF）的预后差，其死亡率比许多癌症更高。据估计，首次因严重心力衰竭住院患者 70% 将在 5 年内死亡。然而，这一情况正在改善，1995 年心力衰竭患者 6 个月死亡率为 26%，到 2009 年下降至 15%，2016 年降至 8.9%[5]。

本章将概述 CHF 的病因、病理生理和管理，包括姑息治疗的考虑。急性肺水肿患者的管理、心源性休克患者的管理 ➋ 第 18 章的"肺水肿"和"心源性休克"。

二、病因学

CHF 是一种常见的临床综合征，是任何结构性或功能性心脏疾病导致心脏泵血功能受损的最终结果。明确心力衰竭的病因非常重要，这将决定患者的临床管理策略。在英国，心力衰竭最常见的病因是冠状动脉性心脏病（coronary heart disease，CHD）。

CHF 的其他病因如下。

- 高血压。
- 心律失常 [心房颤动（atrial fibrillation，AF），完全性心脏传导阻滞]。
- 瓣膜疾病。
- 心肌病（扩张型心肌病、肥厚型心肌病、限制型心肌病，即淀粉样变）。
- 酒精（过量饮酒）。
- 毒素（如蒽环类药物）。
- 感染（如心肌炎、美洲锥虫病、莱姆病）。
- 浸润性疾病（结节病、心肌淀粉样变、心肌内膜纤维化）。
- 围产期 / 产后相关疾病。
- 先天性心脏病（房间隔缺损 / 室间隔缺损）。
- 代谢异常（如甲状腺疾病，缺乏维生素 B_1、硒、铁、磷酸盐）。

非常重要的一点是要认识到，心力衰竭是心脏受损的长期后果，而不是简单的泵衰竭。心力衰竭的病因可以归纳为三种主要类型。

- 收缩功能障碍：心脏每次收缩时无法射出足够的血液，如心肌梗死（myocardial infarction，MI）和心肌病。
- 压力负荷过重：心脏泵血时需要克服增高的阻力，如高血压、主动脉瓣狭窄（aortic

stenosis，AS）。

- 容量负荷过重：心脏每分钟要射出比正常情况更多的血液，如贫血、甲状腺功能亢进、二尖瓣反流（mitral regurgitation，MR）或主动脉瓣反流（mitral regurgitation，AR）。

许多情况下，CHF 的发展是多种原因共同导致的。

三、心力衰竭的分类

心力衰竭有不同的类型，需要加以鉴别。

（一）急性心力衰竭或慢性心力衰竭

急性心力衰竭通常用于描述患者迅速发展的呼吸困难和肺水肿症状，常发生在急性心肌梗死或急性瓣膜病之后。如果不采取紧急治疗，可迅速发展为心源性休克。肺水肿和心源性休克会在第 18 章讨论。慢性心力衰竭是一种临床综合征，作为进展性疾病，随着时间的推移而发展，可能是起源于心脏，也可能不是。慢性心力衰竭急性加重是患者入院的常见原因。

（二）左心衰竭或右心衰竭

左心衰竭的患者会表现出肺循环瘀血的表现，如呼吸困难、咳白色泡沫痰。右心衰竭的患者会表现出体循环瘀血的表现，如脚踝水肿、腹部不适。在大多数患者中，左心衰竭之后右心衰竭继之出现（双心室衰竭或充血性心力衰竭）。

（三）基于左心室射血分数的心力衰竭

心力衰竭也可以根据左心室射血分数（left ventricular ejection fraction，LVEF）、生物标志物

和是否存在结构性心脏病和（或）舒张功能障碍来定义（表 10-1）。

（四）低心输出量或高心输出量心力衰竭

低心输出量（cardiac output，CO）心力衰竭表现为外周循环受损和外周血管收缩，如末梢湿冷苍白、发绀、脉搏细弱。高心输出量心力衰竭，心输出量高于正常，表现为末梢温热、脉压正常或增大。

四、心力衰竭分级

可以使用纽约心脏病协会（New York heart association，NYHA）的心功能分级方法对心力衰竭症状和身体活动的严重程度进行分级（表 10-2）。

五、病理生理学

慢性心力衰竭是一种会影响心脏、肾脏和骨骼肌功能的多系统疾病。最初会有一些代偿机制，但这些代偿机制最终将会起反作用，对患者造成伤害。

最常见的心力衰竭类型是收缩性心力衰竭。在收缩性心力衰竭中，心脏最初对压力或容量负荷过重的反应与运动时心脏的反应大致相同，即通过肾上腺素反应，促使心率增快、心肌收缩力增强，并通过外周血管收缩维持心输出量。这种反应不能长期持续，最终会使循环陷入困境，因为心率会持续增加，但却没有心肌收缩力持续增加的储备。最终，心输出量将下降。另外，持续

表 10-1　射血分数降低的心力衰竭（HFrEF）、射血分数中间值的心力衰竭（HFmEF）、射血分数保留的心力衰竭（HFpEF）的定义 [6]

标　准	心力衰竭类型		
	HFrEF	HFmEF	HFpEF
1. 症状 +/– 体征	√	√	√
2. 左心室射血分数（LVEF）	< 40%	40%～49%	≥ 50%
3. ①利钠肽水平升高	n/a	√	√
②至少符合一条附加条件： (a) 相关的结构性疾病 [左心室肥厚（LVH）和（或）左心房扩大] (b) 心脏舒张功能不全	n/a	≥ 1	≥ 1

表 10-2　纽约心脏协会心功能分级（ESC 2016）

NYHA 分级	症状严重程度
Ⅰ级	活动不受限。日常的体力活动不会引起明显疲乏、心悸或呼吸困难
Ⅱ级	活动轻度受限。休息时无症状，日常的体力活动可引起疲劳、心悸或呼吸困难
Ⅲ级	活动明显受限。休息时无症状，但轻于日常活动即引起疲劳、心悸或呼吸困难
Ⅳ级	无法进行任何体力活动，休息时也有不适症状。任何活动均会导致不适感增加

的心肌负荷过重将引起心肌纤维增多（心肌重塑），导致心室壁肥厚。最终，引起左心室扩张，导致心室功能持续恶化。

持续的交感神经兴奋和肾灌注不足，会激活肾素-血管紧张素-醛固酮系统（renin-angiotensin-aldosterone system，RAAS）。肾素水平的升高，激活血管紧张素级联反应，由此血管紧张素Ⅰ转化为血管紧张素Ⅱ，血管紧张素Ⅱ刺激醛固酮的释放，导致水钠潴留，从而增加循环血容量、提高血压并改善心输出量。然而，对于正在衰竭的心脏，这会增加心室的负荷，加重心力衰竭的症状。RAAS 的激活还会进一步引起血管收缩并且释放神经激素，如利钠肽，其最初会抑制精氨酸加压素的分泌。然而，心力衰竭晚期，精氨酸加压素（抗利尿激素）水平的增高会引起体液潴留，使得心力衰竭进一步恶化。

心力衰竭患者的骨骼肌也会发生较大的变化，这些与长时间的血管收缩和肌肉量减少有关（心脏恶病质），这会引起疲劳、嗜睡和运动耐量下降。

总之，最初的代偿机制可能会延缓心力衰竭症状的出现，但是最终，都会变为失代偿，并且导致心力衰竭的进展。

六、诊断

因为心力衰竭的症状通常是非特异性的，并且可能由多种其他原因引起，因此心力衰竭的诊断较为困难，尤其是对于可能存在多种疾病和并发症的老年人。为确保诊断准确，需要对患者进行完整的病史收集和检查。护士可以通过护理评估获得这些信息，心力衰竭常见的症状包括以下几种。

- 呼吸困难。
- 疲乏。
- 外周水肿。
- 活动耐力下降。
- 食欲下降。
- 咳嗽。

因此，寻找心力衰竭的体征非常重要，但是，这些往往也不具有特异性。

- 心动过速。
- 心房颤动或其他心律失常。
- 肺瘀血（左心室衰竭）。
- 颈静脉压（jugular venous pressure，JVP）升高（右心衰竭）。
- 晚期心力衰竭患者出现交替脉（脉律正常，脉搏强弱交替出现）。
- 第三心音。
- 心脏杂音。
- 脚踝和骶尾部水肿。
- 腹水。
- 肝大。
- 胸腔积液迹象。

心力衰竭的诊断通常使用以下辅助检查。

- 胸部 X 线：可识别心脏肥大和肺瘀血，排除其他呼吸系统疾病。
- 12 导联心电图：在慢性心力衰竭患者中很少正常。心电图可以提示左心室肥厚（left ventricular hypertrophy，LVH）和（或）右心室肥大（right ventricular hypertrophy，RVH）、冠状动脉性心脏病、与心力衰竭相关的心律失常（如心房颤动）。
- 血液检查：需要检查 N 末端 B 型利钠肽原（N-terminal pro-B-type natriuretic peptide，NT-proBNP）、尿素和电解质、肌酐水平、全血细胞计数（full blood count，FBC）、肝功能（liver function test，LFT）、甲状腺功能试验（thyroid function test，TFT）、血糖水平、

血脂、糖化血红蛋白。

- 呼吸峰值流量或呼吸量测定。
- 尿常规。
- 超声心动图：可排除瓣膜病，同时评估左心室收缩和舒张功能，还能检测心脏内分流，是心力衰竭诊断的"金标准"。

当诊断为心力衰竭时，需要评估其严重程度，并确定病因、诱因、心功能不全类型和可纠正的病因。

注意：对于怀疑心力衰竭且 NT-proBNP 水平＞2000ng/L（236pmol/L）的患者，需要在 2 周内紧急转诊专科医生进行评估并且完成经胸超声心动图检查，因为 NT-proBNP 水平很高提示预后较差。

对于怀疑心力衰竭且 NT-proBNP 水平在 400～2000ng/L（47～236pmol/L）的患者，可考虑在 6 周内转诊专科医生进行评估和完成超声心动图检查[6]。

七、临床管理

临床处理的主要目的是改善症状、提高生活质量、预防入院和降低死亡率。可以通过以下方法实现。

- 纠正潜在原因，如急性冠状动脉综合征或瓣膜问题，这些可能需要侵入性心脏干预治疗。
- 控制或治疗诱因，如心律失常、感染、肺栓塞（pulmonary embolism, PE）、高血压急症、代谢/激素紊乱（如甲状腺病、糖尿病酮症酸中毒、围产期和妊娠期异常）。

注意事项：计划怀孕或已怀孕的女性应由心内科医生和产科医生共同管理。

- 药物治疗：降低或逆转心力衰竭对身体的影响，缓解症状。对射血分数保留的心力衰竭患者，治疗的目的在于管理合并疾病，包括高血压、缺血性心脏病、糖尿病，与 NICE 的指导一致。
- 使用可能加重心力衰竭症状的药物（如抗炎药物）时考虑与心力衰竭治疗方案的一致性。
- 器械治疗，如植入型心律转复除颤器

（implantable cardioverter defibrillators，ICD）（➲ 第 12 章的"植入型心律转复除颤器"）、心脏再同步化治疗（cardiac resynchronization therapy，CRT）、心室辅助装置（ventricular assist devices，VAD）（➲ 第 18 章的"心室辅助装置"）。

- 体外膜氧合（extracorporeal membrane oxygenation，ECMO）（➲ 第 18 章的"体外膜氧合"）。

（一）心脏再同步化治疗起搏器（cardiac resynchronization therapy-pacemaker，CRT-P）

CRT 需要使用双心室起搏来保证心室再同步化（图 10-1）。导线通常放置在右心房、右心室和冠状窦。有症状的心力衰竭患者（NYHA 心功能Ⅲ～Ⅳ级）伴有左束支阻滞（left bundle branch block，LBBB）、QRS 时限＞120ms，可考虑植入 CRT-P。同步的双心室起搏可使 QRS 波时限变窄和增加心输出量。

约 2/3 符合 CRT 治疗标准的患者对此治疗有效。剩下的 1/3 接受了 CRT 的患者被归为无效者。

目前的指南要求患者满足以下所有条件。

- 已接受最佳药物治疗 NYHA 分级Ⅲ或Ⅳ级患者。
- 左心室射血分数（LVEF）＜35%。
- 窦性心律。

有些患者可能会植入一种既可以心脏再同步治疗又可以除颤的设备——CRT-D。

（二）植入性心律转复除颤器

高达 50% 的心力衰竭死亡与心源性猝死

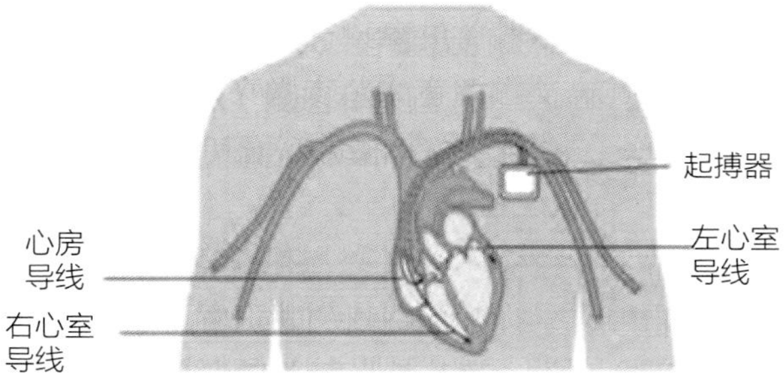

心房导线　右心室导线　起搏器　左心室导线

▲ 图 10-1 CRT-P
经许可转载自 Cardiomyopathy UK http://www.cardiomyopathy.org

（sudden cardiac death，SCD）和心律失常相关。这个发生率随着病情的严重程度的增加而降低。ICD 治疗的适应证来源于几个大型的随机对照试验。NICE 指南[7] 不建议心功能Ⅳ级的患者植入 ICD。ICD 被推荐作为一级预防或二级预防。

1. 一级预防　患者需满足以下条件。

• 缺血性心肌病——心肌梗死至少 4 周，且满足以下任意 1 条。

 – LVEF ＜ 35%（心功能至少Ⅲ级）并且动态心电图监测结果为非持续性室性心动过速。

 – LVEF ＜ 30%（心功能至少Ⅲ级），QRS 时限＞ 120ms。

2. 二级预防　患者无可治疗的病因且满足以下条件之一。

• 由室性心动过速或心室颤动引起的心脏骤停幸存者。

• 自发性持续性室性心动过速引起晕厥或血流动力学障碍。

• 持续室性心动过速，未发生心室颤动或心脏停搏，LVEF ＞ 35%，NYHA 心功能Ⅰ～Ⅲ级（表 10-3）。

（三）心脏移植

对于有一定选择标准[8] 的重症心力衰竭患者，是一种可接受的治疗模式。

1. 适应证

• 终末期心力衰竭患者、症状严重、预后不良、没有其他治疗方案。

• 患者充分知晓、有意愿，并且情绪稳定、能够配合手术后需要的强化治疗。

2. 禁忌证

• 活动性感染。

• 肿瘤。

• 不可逆的肾功能损害。

• 严重的外周动脉或心血管疾病。

• 多器官受累的全身性疾病。

• 移植前 BMI ＞ 35kg/m^2。

• 目前酗酒或吸毒。

（温　雅）

八、药物管理

对于射血分数降低的心力衰竭（heart failure with reduced ejection fraction，HFrEF）患者，CHF 治疗指南推荐应小心滴定改善疾病预后药物，如血管紧张素转换酶（angiotensin-converting enzyme，ACE）抑制药、β 受体拮抗药和盐皮质激素受体拮抗药（mineralocorticoid receptor antagonist，MRA）[9-11]。

• 利尿药：缓解充血症状和体征（表 10-4）。

• ACE 抑制药：与 β 受体拮抗药联合使用作为一线治疗，可改善症状和生存率。如果患者不能耐受 ACE 抑制药，则考虑血管紧张素受体阻滞药（angiotensin receptor blockers，ARB）（表 10-5 和表 10-6）。

• 如果患者对 ACE 抑制药和 ARB 不耐受，或

表 10-3　ICD 或 CRT 治疗适用于左心室功能不全的心力衰竭患者且 LVEF ≤ 35%（根据 NYHA 分级、QRS 时限和存在 LBBB）

QRS 时限	NYHA 心功能分级			
	Ⅰ	Ⅱ	Ⅲ	Ⅳ
＜ 120ms	ICD，如果心源性猝死风险高			不建议植入 ICD 和 CRT
120～149ms，无 LBBB	ICD	ICD	ICD	CRT-P
120～149ms，伴有 LBBB	ICD	CRT-D	CRT-P 或 CRT-D	CRT-P
≥ 150ms，伴或不伴 LBBB	CRT-D	CRT-D	CRT-P 或 CRT-D	CRT-P

经许可转载自 the National Institute for Health and Care Excellence (2014) *Implantable Cardioverter Defibrillators and Cardiac Resynchronization Therapy for Arrhythmias and Heart Failure. TA314.* NICE，London

者有中度至重度心力衰竭（NYHA Ⅲ～Ⅳ级），可考虑联合使用肼屈嗪和硝酸酯制剂。

- β受体拮抗药：与ACE抑制药联合使用作为一线治疗（表10-7）。
  上述药物适用于以下所有患者。
- 老年人。
- 外周血管疾病（peripheral vascular disease，PVD）患者。
- 勃起功能障碍。
- 糖尿病。
- 间质性肺疾病。
- 不可逆的慢性阻塞性肺疾病（chronic obstructive pulmonary disease，COPD）。
  如果使用了最佳的一线药物，症状仍持续存在，应考虑。
- 如果HFrEF患者在使用ACE抑制药和β受体拮抗药的情况下仍有症状，可使用MRA药物治疗（表10-8）。
  专科治疗应由多学科心力衰竭团队的专家发起。
- 伊伐布雷定（窦房结起搏电流If选择性特异性抑制药）是NYHA心功能Ⅱ～Ⅳ级、窦性心率＞75次/分的稳定型HFrEF患者可选的一种治疗方案。与包括β受体拮抗药、ACEI和MRA的标准治疗联用，或者在β受体拮抗药不耐受或有禁忌证的情况下联用（表10-9）。
- 对于EF＜35%、NYHA心功能Ⅱ～Ⅳ级，且已服用稳定剂量的ACEI或ARB的HFrEF患者，沙库巴曲/缬沙坦（血管紧张素受体脑啡肽酶抑制药）是一种推荐的治疗方案（表10-10）。
- 注意事项：如果服用沙库巴曲/缬沙坦，则禁忌使用ACEI或ARB。
  其他药物包括。
- 地高辛：推荐用于接受一线治疗但仍病情恶化或重度HFrEF的患者。
- 抗凝药：适用于心力衰竭伴心房颤动的患者；窦性心律但有血栓栓塞史、左心室室壁瘤或心内血栓病史的患者。

- 阿司匹林：适用于合并冠状动脉性心脏病的慢性心力衰竭患者；晚期心力衰竭患者慎用。
  药物清单

表10-4 利尿药

名 称	剂 量
呋塞米（髓袢类）	20mg，每日1次，剂量滴定至起效
布美他尼（髓袢类）	1mg，每日1次，剂量滴定至起效
苯氟噻嗪（噻嗪类）	2.5mg，每周3次；至10mg，每日1次
美托拉宗（噻嗪类）	2.5mg，每周3次；至20mg，每日1次

表10-5 ACE抑制药

名 称	剂 量
雷米普利	2.5～10mg，每日1次（如果适应可每日服用2次）
赖诺普利	2.5～40mg，每日1次
培哚普利	2～4mg，每日1次
卡托普利	6.25～50mg，每日3次
依那普利	2.5～20mg，每日2次

表10-6 血管紧张素受体阻断药

名 称	剂 量
坎地沙坦	4～32mg，每日1次
氯沙坦	25～100mg，每日1次
缬沙坦	40～160mg，每日2次

表10-7 β受体拮抗药

名 称	剂 量
比索洛尔	1.25～10mg，每日1次
卡维地洛	3.125～25mg，每日1次（如果体重＞85kg，50mg，每日2次）
奈必洛尔（推荐年龄＞75岁患者使用）	1.25～10mg，每日1次
美托洛尔	12.5～200mg，每日1次

表 10-8　醛固酮受体拮抗药

名　称	剂　量
螺内酯	25～50mg，每日 1 次
伊普利酮	25～50mg，每日 1 次

表 10-9　窦房结起搏电流 If 选择性特异性抑制药

名　称	剂　量
伊伐布雷定	5～7.5mg，每日 2 次

表 10-10　血管紧张素受体脑啡肽酶抑制药

沙库巴曲 / 缬沙坦	起始剂量
• 未服用 ACE 抑制药 / ARB，或者患者起始剂量未服用 ACE 抑制药或 ARB，或者服用低剂量的 ACE 抑制药和 ARB • 收缩压≥ 100～110mmHg • 中度至重度肾损害和中度肝损害	24～26mg，每日 2 次；缓释剂 24/26mg，每日 2 次
在 ACE 抑制药或 ARB 药物的基础上	49～51mg，每日 2 次 目标剂量：97～103mg，每日 2 次

九、护理管理：监测

慢性心力衰竭患者的护理管理因护士所处的医疗环境而异。然而，尽管背景不同，护理管理的主要原则是相似的。

- 监测患者的血流动力学和一般健康状况。
- 改善患者的症状和生活质量。
- 提高患者及其家属对 CHF 的认识。
- 促进自我管理策略的实施。
- 减少入院次数。

监测和患者评估

无论在什么情况下，都应该密切监测患者的病情，以便评估药物疗效，且注意到患者的病情恶化，在必要时进行适当的治疗调整。观察的频率取决于具体情境和患者的情况，急性心力衰竭的患者因其病情可能会迅速恶化而需要密切监

测。CHF 是一种复杂的综合征，可能会对人体大部分系统产生影响，因此，需要对患者的总体健康状况进行评估。

全面的评估可以帮助确定导致 CHF 加重的因素。

- 容量超负荷的临床体征：充血体征；如肺、颈静脉充血，肝大，周围水肿。
- 血压和脉搏：确定血流动力学状况。心律失常很常见，应特别注意脉搏的强度和节律，脉量可能提示患者循环障碍的严重程度。高血压是 CHF 的常见原因，但用于治疗 CHF 的药物可引起低血压。
- 12 导联心电图：与 CHF 有关的心律失常，如心房颤动、房室传导阻滞（如完全性左束支传导阻滞），也可以发现陈旧性心肌梗死。
- 静息呼吸频率：慢性心力衰竭患者特别容易发生肺部感染：应注意到患者是否存在呼吸困难或咳痰的症状。住院患者需要定期监测 SpO_2；还要注意患者平躺时是否出现呼吸困难（端坐呼吸），或者是否主诉夜间因呼吸困难而醒来（夜间阵发性呼吸困难）。询问患者需要多高枕头才能入睡，可能有助于确定端坐呼吸的程度。
- 体温升高表示可能出现了感染（如肺部感染或尿路感染），患者外周的温度也可能预示着循环障碍的严重程度。
- 密切监测体液平衡，因为体液潴留是 CHF 的常见体征。尽管在患者利尿治疗或有尿管时，可能需要使用体液平衡记录表，每天在同一时间称体重可能是最有用的。在治疗体液潴留时，患者应保持体液负平衡。体重增加、呼吸困难加重和脚踝水肿可能是体液潴留的表现。患者应尽量维持血容量正常，并保持"干"体重。
- 通过营养评估确定营养摄入量和患者的知识水平。慢性心力衰竭患者常因胃肠道充血而出现食欲下降。
- 进行活动能力评估，确定患者的运动耐量、发生压疮的风险及在进行利尿治疗时下床上厕所的能力。运动耐量低且接受利尿药

治疗的患者容易便秘，可能需要治疗。住院的 CHF 患者通常卧床休息以减轻心肌负荷，但这需要平衡考虑由于锻炼减少带来的负面影响。注意，下肢水肿者禁忌使用弹力袜。

- 评估认知功能，因为睡眠障碍和缺氧会损害认知功能，从而影响患者自我管理的能力。与慢性心力衰竭有关的临床抑郁，通常会影响患者自我护理的能力和动机。

十、护理管理：患者教育

护士应为 CHF 患者制订教育计划，一些 CHF 患者将被邀请参加心脏康复计划，因此需要加强教育。患者也可以被引导到其他能够提供支持和教育的组织。教育涵盖的领域应包括以下信息。

- 病情恶化的表现：患者应该能够注意到其病情恶化的任何症状或体征，并知道如何获得适当的帮助。
- 自我监测，如每日监测体重、脉搏和血压（如果需要）。
- 自我管理策略，如利尿药滴定以防止体重增加。
- 锻炼建议：鼓励 CHF 患者进行定期有氧运动，运动强度以达到引起轻度或中度气喘为宜。建议参加当地心脏康复和锻炼计划，获得个性化、以运动为基础的计划。
- 药物：提供关于适应证、作用、剂量和不良反应的书面和口头信息。建议患者最好避免使用的药物，如非甾体抗炎药（nonsteroidal anti-inflammatory drug，NSAID）。
- 饮食、钠和液体方面的建议：为患者提供有关健康均衡饮食的信息。不再提倡常规建议限制钠或液体的摄入。询问盐和液体的摄入量，仅稀释性低钠血症或盐 / 液体摄入量过高的患者需严格限制。建议患者避免使用含钾的"低盐"替代品。
- 鼓励患者采取健康的生活方式，鼓励肥胖患者减肥。包括关于酒精摄入的建议和酒精摄入量限制的建议（对于因过量饮酒导致心力

衰竭的患者，戒酒至关重要）。
- 避免吸烟：应提供转介戒烟服务。
- 讨论与患者身体能力相关的性行为及药物的潜在不良反应。
- 每年提供流感疫苗接种，以及 1 次肺炎球菌疫苗接种。
- 乘坐飞机旅行：如果症状得到良好控制，可根据旅行时的临床情况决定。
- 驾驶：根据当前指南，并结合其并发症综合判断。
- 应与育龄妇女讨论避孕问题。在考虑怀孕或已怀孕的情况下，应寻求专家的建议，由产科医生和心脏病医生共同提供专业的护理。

十一、安宁疗护

终末期心力衰竭患者会出现难治性症状，需要专家的干预。在此阶段，治疗目标应重点从延长生命转变为减轻症状。了解慢性心力衰竭疾病的发展轨迹可能很困难，也很难预测，这与癌症不同，癌症患者一旦治疗无效，就会趋向于死亡。尽管在晚期心力衰竭患者中，进行性泵衰竭成为死亡原因的人数越来越少，但仍有一半的心力衰竭患者会突然死亡。目前，大多数安宁疗护服务是为恶性肿瘤患者而设立的。虽然 CHF 患者可能与癌症患者的症状类型不尽相同，但这些症状仍然令人痛苦，需要姑息护理。提供姑息护理的资源影响是复杂的，护士有时会为因经济拮据而受阻的患者找到合适的服务。

现在，越来越多的心力衰竭专科服务正在发展姑息护理的专业技术，并能够提供必要的投入。然而，姑息护理仍然不是普遍提供的，还是一个新兴的专业领域。

有以下情况的患者，应考虑安宁疗护。
- 进行性功能衰退，日常生活大部分活动依赖他人帮助。
- 尽管有最佳的药物和非药物治疗，但伴有严重心力衰竭症状和较差的生活质量。
- 尽管接受了最佳治疗，但仍经常因失代偿而入院。
- 不再考虑心脏移植和其他机械心脏支持。

- 心脏恶病质。
- 经临床判断已经接近生命的终点。护理计划应该解决的问题。
- 经常评估症状并关注症状的缓解。
- 患者和相关照顾者参与护理决策。
- 心理 / 精神 / 社会支持。
- 停用相关装置。
- 预先护理规划：首选护理地点 / 首选死亡地点。

不建议晚期心力衰竭患者长期吸氧，除非用于基础疾病的治疗，如慢性阻塞性肺疾病。

十二、心力衰竭专科护士的角色

心力衰竭是一种复杂的进展性疾病，死亡率高。心力衰竭患病率的上升对心力衰竭护理服务产生了深远的影响，多年来，心力衰竭护理服务的组织形式和提供方式已经发生了变化。

由护士主导的门诊诊所、外联服务或社区服务相继出现。部分服务基于医院环境（住院和门诊），其中一些服务来自多学科团队的不同成员，如药剂师、心脏病专家、理疗师、职业治疗师、营养师、心理学家和社会服务代表。

越来越多的心力衰竭专科护士正领导着心力衰竭服务的发展和管理。专科护士需要必要的知识和技能来评估患者状况，计划适当的干预措施，实施和评价复杂的治疗方案，并在需要时参考其他专科服务。

心脏解剖、生理学、病理生理学、药理学和处方方面的先进知识是专科护士角色所必需的，除了解释血液检测和其他检查结果的能力之外，良好的沟通和身体评估技能同样也不可缺少。这些角色的未来发展依赖于护士具备承担这些工作所需的知识、技能和经验，因此持续的专业发展是至关重要的。

心力衰竭专科护士在减少患者住院次数、提高生活质量、药物治疗一致性、支持患者及其照顾者、教育更广泛的多学科团队方面发挥着关键作用。

Blue 等的早期研究（2001）[12] 表明，当心力衰竭护士在多学科心力衰竭管理项目中发挥核心作用时，患者住院风险降低。

众所周知，如果患者在心脏病病房接受专业护理将获得更好的结局。接受心力衰竭护士专业护理的患者 1 年平均死亡率为 19%，而未接受的患者 1 年平均死亡率则为 27%[13]。

研究还表明，向心力衰竭专科护士咨询可以增加患者接受检查、心力衰竭治疗的机会并降低死亡率[14]。

（孙国珍）

参考文献

[1] Ponikowski P, Voors A, Anker S, et al. (2016) ESC Guidelines for the diagnosis and treatment of acute and chronic heart failure. The Task Force for the diagnosis and treatment of acute and chronic heart failure of the European Society of Cardiology. European Heart Journal 37, 2129-200.

[2] Ponikowski P, Voors A, Anker S, et al. (2016) ESC Guidelines for the diagnosis and treatment of acute and chronic heart failure. The Task Force for the diagnosis and treatment of acute and chronic heart failure of the European Society of Cardiology. European Heart Journal 37, 2129-200.

[3] National Institute for Health and Care Excellence (2018) Chronic Heart Failure: Management of Chronic Heart Failure in Adults in Primary and Secondary Care. CG106. NICE, London.

[4] National Institute for Health and Care Excellence (2018) Chronic Heart Failure: Management of Chronic Heart Failure in Adults in Primary and Secondary Care. CG106. NICE, London.

[5] National Institute for Cardiovascular Outcomes Research (NICOR) (2017) Institute of Cardiovascular Science. National Heart Failure Audit. http://www.ucl.ac.uk/nicor/auditss/heartfailure/reports (accessed 1 May 2020).

[6] National Institute for Health and Care Excellence (2018) Chronic Heart Failure: Management of Chronic Heart Failure in Adults in Primary and Secondary Care. CG106. NICE, London.

[7] National Institute for Health and Care Excellence (2014) Implantable Cardioverter Defibrillators and Cardiac Resynchronization Therapy for Arrhythmias and Heart Failure. TA314. NICE, London.

[8] Ponikowski P, Voors A, Anker S, et al. (2016) ESC Guidelines for the diagnosis and treatment of acute and chronic heart failure. The Task Force for the diagnosis and treatment of acute and chronic heart failure of the European Society of Cardiology. European Heart Journal 37, 2129-200.

[9] National Institute for Health and Care Excellence (2018) Chronic Heart Failure: Management of Chronic Heart Failure in Adults in Primary and Secondary Care. CG106. NICE, London.

[10] National Institute for Health and Care Excellence (2018) Ivabradine for Treating Chronic Heart Failure. TA267. NICE, London.

[11] Ponikowski P, Voors A, Anker S, et al. (2016) ESC Guidelines for the diagnosis and treatment of acute and chronic heart failure. The Task Force for the diagnosis and treatment of acute and chronic heart failure of the European Society of Cardiology. European Heart Journal 37,2129-200.

[12] Blue L, Lang E, McMurray JJ, Davie AP, et al. (2001) Randomised controlled trial of specialist nurse intervention in heart failure. BMJ 323(7315), 715-18.

[13] NICOR (2018) NCAP Annual Report Executive Summary. http://www.nicor.org.uk (accessed 1 May 2020).

[14] NICOR (2018) NCAP Annual Report Executive Summary. http://www.nicor.org.uk (accessed 1 May 2020).

相关指南

[1] National Institute for Health and Care Excellence (2014) Extracorporeal Membrane Oxygenation (ECMO) for Acute Heart Failure in Adults. IPG482. NICE, London.

[2] National Institute for Health and Care Excellence (2014) Implantable Cardioverter Defibrillators and Cardiac Resynchronization Therapy for Arrhythmias and Heart Failure. TA314. NICE, London.

[3] National Institute for Health and Care Excellence (2015) Implantation of a Left Ventricular Assist Device for Destination Therapy in People Ineligible for Heart Transplantation. IPG516. NICE, London.

[4] National Institute for Health and Care Excellence (2018) Chronic Heart Failure: Management of Chronic Heart Failure in Adults in Primary and Secondary Care. CG106. NICE, London.

[5] National Institute for Health and Care Excellence (2018) Ivabradine for Treating Chronic Heart Failure. TA267. NICE, London.

[6] Ponikowski P, Voors A, Anker S, et al. (2016) ESC Guidelines for the diagnosis and treatment of acute and chronic heart failure. The Task Force for the diagnosis and treatment of acute and chronic heart failure of the European Society of Cardiology. European Heart Journal 37, 2129-200.

[7] Scottish Intercollegiate Guidelines Network (2016) Management of Chronic Heart Failure. SIGN 147. Health Improvement Scotland, Edinburgh.

第 11 章 心动过缓与传导阻滞

Bradycardias and blocks

一、概述

本章涵盖心动过缓、心脏传导阻滞和心脏起搏三方面内容。需要起搏的缓慢型心律失常可由一系列病因引起，早期识别可逆原因是治疗的第一阶段。虽然某些心动过缓和心脏传导阻滞可能没有临床意义，但评估患者的症状体征十分重要。一般来说，起搏仅适用于有症状的窦性心动过缓；但另一方面，无症状房室传导阻滞的患者可能需要起搏来改善预后。本章讨论了症状表现和处理（➲ 本章"心动过缓和心脏传导阻滞的处理"），而有关心电监测和正常窦性心律的解释 ➲ 第 2 章的"心电监护"。

二、窦性心动过缓与窦房结病变

窦性心动过缓是指心率<60 次 / 分[1]。引起心动过缓的原因如下。

- 迷走神经刺激作用。
- 某些药物作用，如 β 受体拮抗药、地高辛。
- 可发生在睡眠期间。
- 可发生在健康人群中。
- 心肌梗死（myocardial infarction，MI）。
- 缺血。
- 缺氧。
- 体温过低。
- 甲状腺功能减退。
- 窦房结疾病。
- 心脏术后。
- 高钾血症。

窦房结病变可导致以下情况。

- 窦性停搏：窦房结不能产生冲动，出现时长可变的间歇（图 11-1）。
- 窦房传导阻滞：窦房结产生冲动，但冲动不能传导到心房。心电图显示窦性心律后出现停搏，然后再次出现窦性心律。
- 病态窦房结综合征：心动过缓和心动过速交替出现。患者可能需要联合使用心脏起搏器和抗心律失常药物。

如果窦房结完全不能发放冲动，自律性冲动则从房室结开始（结性或交界性心律），心率为40～50 次 / 分（图 11-2），QRS 波群正常、P 波倒置或缺失。如果冲动发放起源于心室（室性逸搏心律），QRS 波群时限>0.12s，心率严重减慢至 30～40 次 / 分。

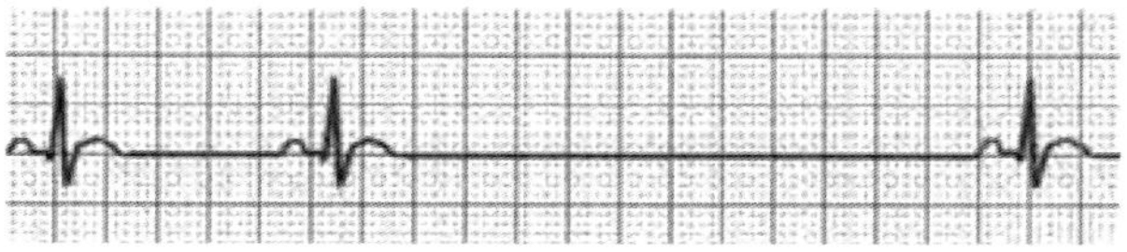

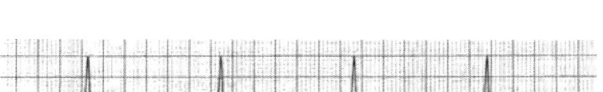

▲ 图 11-1 窦性停搏

经许可转载自 permission from Myerson SG, Choudhury RP, and Mitchell ARJ (eds) (2010). *Emergencies in Cardiology* (2nd edn). Oxford University Press, Oxford

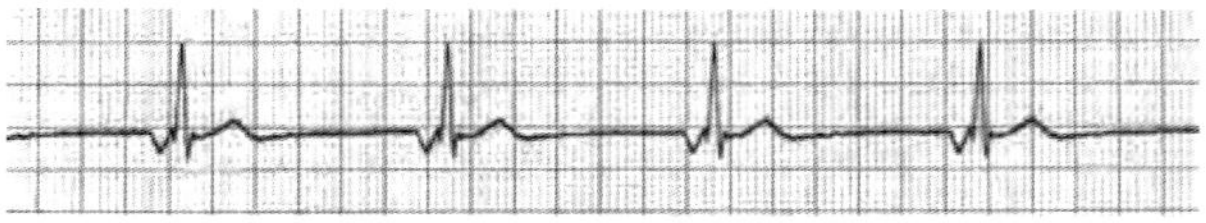

▲ 图 11-2 交界性心律

三、房室阻滞：概述

传导延迟和传导阻滞可能发生在传导系统的任何部分，并可能是短暂或永久性的。如果房室结或希氏束发生传导延迟，则 P-R 间期会发生异常，但 QRS 波群形态多正常。然而，如果阻滞发生在传导系统较低的位置，QRS 波群会增宽、形态改变。传导系统阻滞发生位置越低，患者出现症状的风险越大，严重者发生心脏停搏。

如果在心电监测上观察到房室阻滞，需记录 12 导联心电图，以便进一步明确分析。

四、房室阻滞：一度房室阻滞

正常的 P-R 间期为 0.12～0.20s。P-R 间期＞0.20s 时，为一度房室阻滞（图 11-3）。这通常是由于 A-V 间传导延迟引起的，而 P 波和 QRS 波群的形态多正常，每个 P 波后都有一个 QRS 波群。

一度房室阻滞的潜在原因如下。
- 地高辛中毒。
- 房室结疾病。
- 电解质紊乱。
- 心肌梗死后。
- 药物作用，如 β 受体拮抗药和抗心律失常药物。
- 缺氧。
- 体温过低。
- 甲状腺功能减退。
- 心脏手术。
- 缺血。
- 迷走神经刺激。
- 可发生在健康人群中。

患者如无症状，一度房室阻滞通常不需要治疗，可查明潜在原因并在适当时候对症治疗。

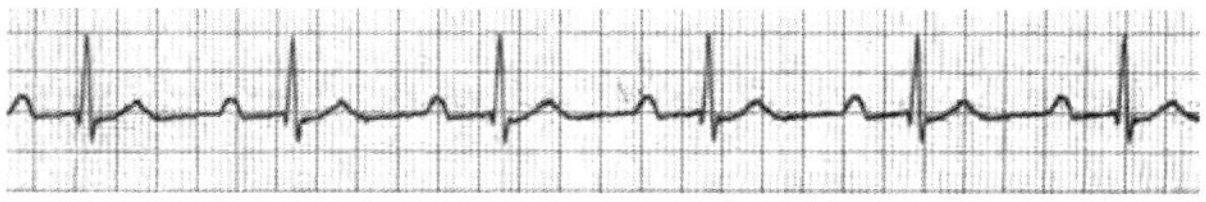

五、房室阻滞：二度房室阻滞

二度房室阻滞有两种类型，分为"莫氏Ⅰ型"（通常被称为"文氏型房室阻滞"）和"莫氏Ⅱ型"。

（一）二度Ⅰ型房室阻滞（文氏型房室阻滞）

这种阻滞通常局限于房室结。P-R 间隔逐渐延长，直到 P 波后脱落 1 个 QRS 波群（图 11-4）；而后这个循环通常会周而复始出现；节律不规则，但这种不规则是有规律的；QRS 波群形态一般正常，此节律可短暂出现。二度Ⅰ型房室阻滞通常不会导致患者有任何症状。

引起文氏型房室阻滞的潜在原因如下。
- 任何导致房室传导延迟的情况。
- 下后壁心肌梗死。
- 抑制房室传导的药物（如 β 受体拮抗药、某些钙离子通道阻滞药等）。
- 电解质紊乱。
- 纤维变性。
- 可能由于睡眠时迷走神经张力增高而发生在夜间。

密切监测患者是否出现不良体征。文氏型房室阻滞可以呈间歇性且持续时间较短，通常不需要任何治疗，必要时停用任何延迟或阻断房室传导的药物。

（二）二度Ⅱ型房室阻滞（莫氏Ⅱ型）

这种心脏传导阻滞通常发生在房室结下方或希氏束中。P-R 间期恒定，可正常或延长；一些 P 波后可能出现 QRS 波群脱落；QRS 波群形态可正常，但多数会增宽（图 11-5）；脱落可偶尔发生，也可能会有规律（如呈 3：1 脱落）。因此心脏节律是不规则的。莫氏Ⅱ型可导致心脏停搏或完全性房室阻滞。必须确认阻滞是间歇性还是永久性的。

莫氏Ⅱ型的潜在原因如下。
- 晚期心脏疾病。

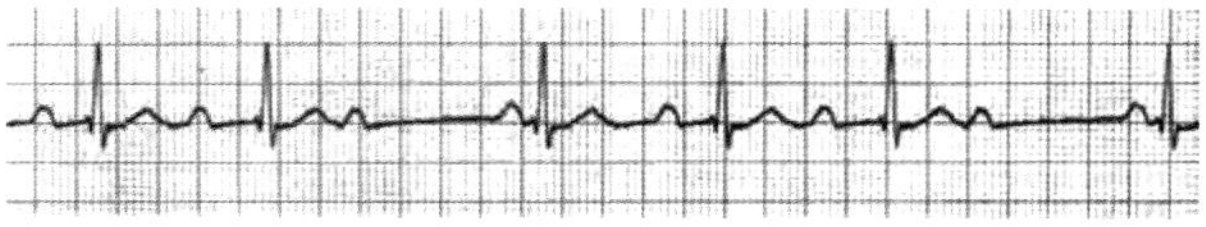

▲ 图 11-3 一度房室阻滞

▲ 图 11-4 二度Ⅰ型房室阻滞

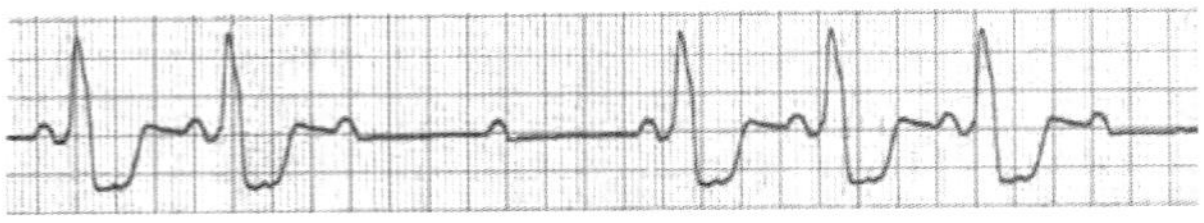

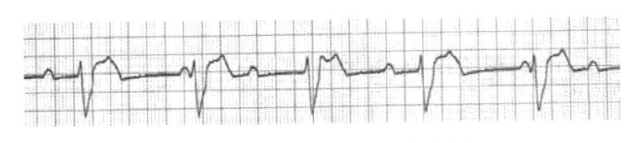

▲ 图 11-5　二度Ⅱ型房室阻滞

- 前间壁心肌梗死。
- 纤维变性。
- 下壁心肌梗死。
- 经导管主动脉瓣置换术（TAVR）。

莫氏Ⅱ型并没有莫氏Ⅰ型常见，但对患者的潜在影响更为严重。如果是新发病，需要高级专业医疗团队进行会诊；很可能需要起搏治疗。

六、房室阻滞：三度（完全）房室阻滞

此种节律P波与QRS波群无关（图11-6），窦房结发放冲动，但冲动未传导至心室；P波频率快于QRS波群频率；心室频率缓慢而规律。传导阻滞部位可起源于房室结下方，表现为"交界区心律"（正常、窄QRS波群）；也可起源于希氏束分支以下，表现为"室性自主心律"（增宽、畸形QRS波群），此时患者心率可能较慢。（注意事项：在一般房室分离现象中，QRS波群频率快于P波频率，可与三度房室阻滞相区别。）

引起完全性心脏传导阻滞（complete heart block，CHB）的原因包括以下。

- 慢性退行性病变。
- 心肌梗死后（下壁心肌梗死可能短暂而耐受良好的；前壁心肌梗死多为突发，可能是永久性的）。
- 心脏手术。
- 感染性心内膜炎（infective endocarditis，IE）。
- 主动脉瓣钙化。
- 先天性心脏传导阻滞。

▲ 图 11-6　完全性房室阻滞

三度房室阻滞通常会对患者造成不良影响，如胸痛、气短（shortness of breath，SOB）、血压下降等，提示需紧急临时或永久起搏，尤其是新发症状时。监测患者、记录生命体征，并确保静脉通路通畅。

七、束支阻滞

左束支分为两个束支（左前分支和左后分支），右束支则只有一个。任何一个束支都可能发生阻滞，即束支阻滞；或者左束支的一个分支可能发生阻滞，即分支阻滞。这些阻滞可能不会引起临床症状，但应观察患者是否出现病情或阻滞进一步恶化的征象。新发左束支阻滞可能是心肌梗死的指征，但应参考患者的病史和症状（➡第7章的"ST段抬高型ACS患者的具体护理原则"）。

（一）右束支阻滞

右束支阻滞（right bundle branch block，RBBB）导致右心室除极延迟。RBBB时，QRS≥0.12s；在V_1或V_2导联中呈RSR'，通常T波倒置；V_6导联中S波增宽。

引起RBBB的原因包括以下。

- 瓣膜疾病。
- 肺部疾病，如肺栓塞（pulmonary embolism，PE）。
- 致心律失常型右室心肌病。
- 心肌梗死。
- 房间隔缺损（atrial septal defect，ASD）。
- 先天性心脏病，如三尖瓣下移畸形。
- 心脏疾病早期或良性表现。

（二）左束支阻滞

左束支阻滞（left bundle branch block，LBBB）导致左心室除极延迟。LBBB时，QRS≥0.12s；在V_1或V_2导联呈宽阔的QS或RS波形；V_6导联R波宽大、有切迹、T波多为倒置，I、V_5和V_6导联中R波前方无Q波。

引起LBBB的原因包括以下。

- 心肌梗死。
- 传导系统慢性退行性改变。
- 瓣膜疾病。

- 心肌病。
- 冠状动脉性心脏病（coronary heart disease，CHD）。
- 左心室肥厚（left ventricular hypertrophy，LVH）。
- 主动脉瓣狭窄。

（三）分支阻滞

左前分支阻滞导致电轴左偏，左后分支阻滞导致电轴右偏。

八、心动过缓与心脏传导阻滞的处理

心动过缓和心脏传导阻滞的处理建议如图所示（图 11-7）[2]。

▶ 护士必须观察患者是否出现心动过缓和传导阻滞的症状和体征。但并非所有症状和体征都提示传导阻滞。心动过缓（50 次 / 分）对于某些患者可耐受，但对于另一些

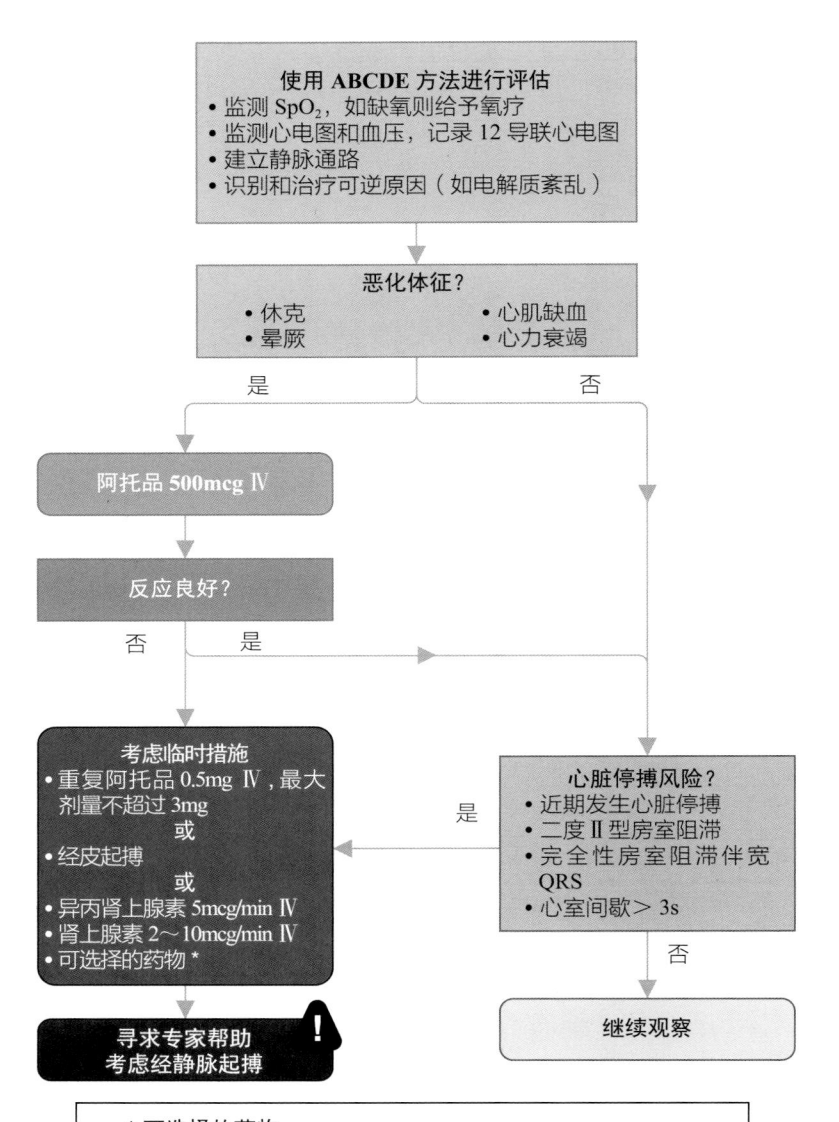

▲ 图 11-7　成人心动过缓处理流程
引自 kind permission of the Resuscitation Council (2015).

患者则具有临床意义。如果出现任何体征和（或）症状，应进行心电图检查和进一步观察。体征、症状和诱因包括以下。

- 低血压：收缩压＜ 90mmHg。
- 胸痛。
- 晕厥。
- 气短。
- 意识模糊、混乱。
- 面色苍白。
- 皮肤湿冷。
- 意识水平下降。
- 存在心脏停搏的风险，如近期发生停搏、二度Ⅱ型房室阻滞、完全性房室阻滞等。
- 既往有心脏停搏病史。
- 心输出量减低，如尿量和外周灌注减少。

如有需要，建立静脉通路并进行氧疗。应停用任何抗心律失常或减慢心率的药物（如 β 受体拮抗药）。患者可能需要使用阿托品、异丙肾上腺素、肾上腺素或其他心脏起搏药物（图 11-7）。心脏起搏将在"起搏类型"中进一步讨论。

九、起搏类型

起搏器由一个脉冲发生器，以及一个或多个电极组成。临时起搏器的脉冲发生器置于体外，永久性起搏器则被植入皮下。脉冲发生器包含电源、输出电流、脉冲宽度、感知灵敏度等，有些还配有程控装置。每个起搏设备都包含负极（阴极）和正极（阳极）。起搏刺激通常通过置于右心房（right atrium，RA）、右心室（right ventricle，RV）或左心室的电极来传递，刺激心肌细胞，随后引起收缩。起搏导线可以是"单极"（一根只与心脏接触的负极导线，心电图中可见起搏信号较大）和"双极"导线（一根包含正负极的导线，心电图中可见起搏信号较小）。

根据适应证、危急程度和设备情况，可通过多种方式来进行起搏。在紧急情况下，可以通过皮肤电极（经皮起搏）或叩击胸壁（叩击器具或拳头）来经胸壁传递起搏刺激。更为可靠的临时起搏方法是通过手术在心外膜置入导线（心外膜起搏）或通过中心静脉导管（经静脉起搏）将导线置入至心内膜。需长期起搏的患者应接受永久起搏器植入术，经静脉植入脉冲发生器导线。

十、心外膜起搏

心脏手术或心脏移植后常出现缓慢型心律失常，一般在术后早期会自行痊愈。

（一）位置

在心脏手术或心脏移植术后，缝合胸部前，起搏电极附着于心外膜。导线经皮肤表面，通过电极线在上腹部（剑突下）连接到体外脉冲发生器。通过查看手术记录或询问外科医生来辨别心房和心室导线，通常心房导线由患者胸骨右侧引出，心室导线由左侧引出。

- 如只有一根心外膜导线，埋置皮下针以完成起搏电回路，并使用"鳄鱼夹"将针连接到脉冲发生器上。

（二）护理

- 使用中应每日检查起搏阈值（➲ 本章"临时起搏的适应证与程序"）。
- 密切监测并发症（➲ 本章"临时起搏器管理"）。
- 应将植入部位视为手术伤口。
- 如不使用，小心盘绕整理电极导线（不要打结）；保护导线末端导丝，预防微电击，并予干燥敷料覆盖。
- 心外膜起搏导线通常在一周后失效，此时应予以拔除。
- 如患者需永久起搏，则应在拔除心外膜电极前植入心内膜起搏器。

（三）拔除

- 按照流程予以拔除。
- 24h 起搏不需要检查起搏导线。
- 保证患者凝血功能在正常范围内：核查患者是否服用抗凝药物，服用华法林的患者须符合国际标准化比值（international normalized ratio，INR）＜ 2.5。由于存在心脏压塞的风险。所以应监测患者是否出现低血压、脉压减少，颈静脉压（jugular venous pressure，JVP）升高和心音遥远。
- 因可能发生心律失常，患者应卧床并予心电监测，并在拔除电极后继续监测 1～2h。

- 拔除心外膜导线时，动作应稳定、缓慢、向下拉动。
- 如果导线不易拔除，则可能需要在皮肤表面进行剪切，但可能会引起感染等后续问题。剪切导线前须寻求外科建议。
- 拔除导线 1h 内，每 15 分钟记录一次生命体征（血压、心率和呼吸频率），而后 1h 内每 30 分钟记录一次。

十一、经静脉起搏

经静脉起搏可以为临时或永久起搏，须在透视下进行。TAVR 术后常出现缓慢型心律失常，因可能需要永久起搏，术后前几日尤其应予密切监测[3]。

- 在紧急情况下需要临时起搏，如近期出现室性长间歇 > 3s、二度 II 型房室阻滞或完全性房室阻滞等[4]。
  - 起搏导线通常通过锁骨下静脉或颈内静脉植入，在上述静脉通路受限的情况下可使用股静脉，如在 ICU 内。
  - 电极置于右心房和（或）右心室（单 / 双腔起搏），起搏导线连接至体外脉冲发生器。
- 如果患者需要永久起搏，如窦房结病变，则进行永久性起搏器安装术。脉冲发生器置于前胸皮下"囊袋"中。永久起搏器可单独编程，心脏病专科医生设定起搏阈值、感知灵敏度、起搏频率和脉冲宽度。
  - 通过头静脉或锁骨下静脉植入起搏导线。
  - 根据需要，电极放置在心房和（或）心室中，即单腔或双腔起搏。
  - 双心室起搏（biventricular pacing，BVP）使用三个电极：第一个在右心房，第二个在右心室，第三个通过冠状窦置入心外膜静脉，通过其侧壁使左心室起搏，被称为"心脏再同步化治疗"（cardiac resynchronization therapy，CRT）。证据表明，有症状的慢性心力衰竭和严重左心室衰竭（left ventricular failure，LVF）的患者，

CRT 优于最佳药物治疗或单独置入植入式心脏复律除颤器（implantable cardioverter-defibrillator，ICD）[5]。
  - 频率自适应性起搏适用于心房颤动（atrial fibrillation，AF）患者，或者进行体力活动时自身心率不能充分满足需要的患者。
  - ICD 也具有起搏功能，若患者需要起搏且有心源性猝死的风险，可作为首选（ 第 12 章的"直流电复律"）。
  - 欧洲心脏病学会（ESC）推荐，窦房结病变患者建议置入双起搏双感应双频率自适应（dual-pacing dual-sensing dual-response rate-adaptive，DDDR）模式起搏器，而不是心房起搏心房感应抑制频率自适应（atrial-pacing atrial-sensing inhibited-response rate-adaptive，AAIR）起搏器[6]。

十二、体外（经皮）起搏

经皮起搏是一种紧急起搏方法，应立即在心脏停搏期间或之后的"停搏期"使用，而后再由更为明确的起搏方法替代。目前很多体外除颤器都具备这种功能。将电极板放置于胸部，然后逐渐增加电压，直至完成规律起搏。

- 沿胸骨左侧边缘、在 V_3 导联位置放置前电极板（负极）。
- 将后电极板（正极）放置于肩胛骨下侧（R 或 L）；如起搏不成功，可将其移至 V_6 导联位置，也可以使用标准除颤位置（ 第 18 章的"除颤"）。
- 由于骨骼肌强烈收缩、盐分（汗液）或电极板的位置（如置于骨骼上），经皮起搏往往会引起疼痛。因此，在以这种方式起搏期间，患者可能需要镇静或镇痛。
- 设置按需起搏（注意事项：需求设置为大多除颤器的默认设置）的首选心率（通常每分钟 60～80 次，起搏频率设置应超过患者自身节律 30 次 / 分以上）。
- 观察心电监测，并逐渐增加起搏阈值直至有电夺获完成（每个起搏信号后都产生一个宽 QRS 波群），通常在 60～100mA。如果在

120～130mA 电流下仍未夺获起搏频率，则应重新定位电极。

- 一旦发生夺获，将起搏电流以高于阈值 5～10mA 来设置。
- 检查大动脉搏动情况，以确保心输出量。
- 如果发生未夺获，很可能是由于电极位置或接触不良（如有汗液、毛发或电极片）、电源或电池故障（应注意，电池损耗可能很快）。
- 增加设备的"脉冲宽度"，可以提高夺获能力。
- 经常使用 ABCDE 流程对患者进行重新评估（➋ 第 18 章的"病情恶化患者的评估"）。

患者可能需要会诊来确定更明确的起搏方法。

十三、叩击起搏

在不能立即获得起搏器或人员，或者患者出现危及生命的严重心动过速或短暂心脏停搏的情况下，叩击起搏是一种紧急的起搏方法。在早期、可目击的心脏停搏中，叩击或"拳头"起搏最为成功。

- 握紧拳头、尺侧面进行叩击，以 50～70 次/分的速度在患者左胸骨下缘进行有节奏的重击[7]。
- 这种方法对心室停搏最为有效。

（刘　庚）

十四、起搏代码

国际公认的起搏代码目前由描述起搏器功能的 3～5 个字母的系统组成。最近有人提出了第 6 个位置，用于描述心电图特性。每个代码位置仅使用一个字母，并始终按顺序放置（Ⅰ～Ⅴ）。位置指示如下。

- Ⅰ—起搏心腔。
- Ⅱ—感知心腔。
- Ⅲ—感知应答。
- Ⅳ—频率调整。
- Ⅴ—多点起搏。

自 2002 年以来[8]，这些位置中使用的字母如下。

- O = 无。
- A = 心房。
- V = 心室。
- T = 触发（仅限位置Ⅲ）。
- I = 抑制（仅限位置Ⅲ）。
- D = 双腔 A & V（仅限在位置Ⅲ的 T & I）。
- R = 频率调整。
- P = 简单可编程性（位置Ⅳ）。
- M = 多道程序设计（位置Ⅳ）。
- C = 通信（位置Ⅳ）。
- P = 起搏（位置Ⅴ）。
- S = 电击（位置Ⅴ）。
- D = 双腔起搏和电击（位置Ⅴ）。

VVI 和 VVIR 起搏是最常见的选择。

十五、临时起搏的适应证与程序

临时起搏方法如下。

- 心外膜。
- 经静脉（心内膜）。
- 经皮（外部）。
- 叩击（紧急）。
- 经食管。

（一）临时心内膜起搏的适应证

按要求分为紧急或择期两类情况。

一般来说，临时心脏起搏用于有症状的缓慢性心律失常的患者，这些患者通常由房室结阻滞引起，他们可能有严重的血流动力学损伤，或者永久性起搏不可用或不合适。

如果患者在全麻期间，存在房室阻滞，或为了超速抑制心律失常（仅指突发性起搏）时，可能出现一过性或永久性心动过缓，则应考虑是否需要选择性临时起搏。药物毒性、心肌炎或肥厚型心肌病（hypertrophic cardiomyopathy，HCM）的患者可能会从临时起搏中受益。

（二）植入临时经静脉导线

- 手术通常在指定的起搏器手术室进行，因为需要局部麻醉和影像。
- 患者应在手术前禁食 2～4h（在紧急情况下

可不予考虑，安全气道管理是优先事项）。

- 使用 Seldinger 方法植入导管（通常插入锁骨下静脉或右颈外静脉），然后将双极临时起搏导线穿过以下位置之一。
    - 进入右心房，穿过三尖瓣进入右心室，放置其顶端（VVI 起搏）。
    - 进入右心耳（AAI 起搏）。
    - 双腔起搏（Dual-chamber pacing，DDD）在这两个位置都各有一个电极。
    - 一些 PA 导管在心房和心室位置装有起搏电极，可以"漂浮"到位；它们被认为不太可靠，因为楔形压力读数可能导致捕获丢失。
    - 通过连接电缆导线将电线连接到脉冲发生器，检查感应和刺激阈值。
    - 合适的感应阈值可以使每一次心脏搏动都能被正确感应到，从而根据起搏导线所在的腔室仅识别 P 波和（或）R 波。灵敏度应设置为感应阈值的一半或以下。
    - 刺激是指"捕捉"或持续提供起搏所需的能量（伏特）。
    - 定期检查植入的阈值，或者在认为起搏器有故障时检查。
    - 刺激阈值可能受到刺激脉冲持续时间、输出电压、导线在原位的时间长度或心肌组织对起搏电极的炎症反应的影响。
    - ▶了解患者的潜在病因——如果近期发生过 MI，在手术过程中提高起搏心率可能不利于患者的病情。同样，严重心动过缓或起搏器依赖的患者在发生捕获障碍时可能会很快晕眩或失去意识。
    - ▶一些起搏器依赖患者，即有非常缓慢或无自主潜在节律的患者—护理人员不应检查这些患者的感知或刺激阈值。
    - ▶感知和刺激阈值测试需要一段时间的实践监督，以培养个人的专业知识和能力。

（三）刺激阈值检测程序

- 检查是否有可及的应急设备——如氧气、吸引器和高级的生命支持设备（包括除颤器、备用起搏器和连接器）。

- 从患者的记录本上找出之前的阈值水平和基本节律。
- 患者应躺在床上，并与心脏监护仪连接。
- 告知患者你将要做什么；以及他们可能会感到头晕，如果出现这种情况，他们应该让你知道。
- 如果患者一直没有起搏，则应将频率增加到高于其固有频率的 5~10 次，此时应看到连续起搏，并且起搏指示灯将闪烁。▶理想情况下，测试心率不应超过 80 次 / 分。
- 输出旋钮现在缓慢调低，直到观察到捕获消失，然后缓慢升高，直到捕获恢复。恢复稳定捕获的点是刺激阈值，以伏特（V）或毫安为单位进行测量。
- 理想的刺激阈值应小于 1V，脉冲宽度为 0.5ms。
- 为了确保安全，输出功率通常设置在刺激阈值水平的 2~3 倍。
- 刺激阈值、基本节律和最终输出功率应明确记录在相关患者的记录本中。
- 任何有意义的刺激阈值提高，基本节律改变或恶化，应立即向医务人员报告，因为可能需要进一步干预。

十六、临时起搏的管理

- 全程监测患者心功能，并每日记录和评估 12 导联心电图。
- 即使感觉状态良好，患者也不应离开病房 / 护理室。
- 当患者体内放置经静脉导线的位置有异常（如感染和填塞物）时，应每 4 小时监测一次患者生命体征，包括体温。
- 安全放置标准外部脉冲发生器，确保它容易被看到并远离水——患者应该清洗但不应淋浴或洗澡。双腔盒耐水但不防水。
- 保护 / 绝缘终端连接，以防止"微冲击"发生。
- 如果需要除颤，请关闭标准外部脉冲发生器——临时双腔盒具有抗冲击性，但仍将除颤板放置在远离起搏导线的位置。
- 如果设备出现故障，应提供备用脉冲发生器，配备完整的电池和备用连接线。

- 需密切关注低电池电量指示灯，应根据所在医院规程和制造商的指导进行更换，以防止功能和设置的丢失。
- 如果发生任何损坏（如盒子掉落或溢出），医疗工程部门必须尽快检查设备。
- 将患者使用的所有电气设备均接地线，切勿将双腔盒放置在高功率设备附近。
- 受过培训的人员应每天检查起搏刺激阈值，或在其出现故障时检查。记录应包括灵敏度、刺激阈值、基本节律（如有）和输出功率设置（❺ 本章"临时起搏器的适应证与程序"）。

（一）并发症

- 感染。
- 锁骨下动脉穿孔（在溶栓患者中尤其严重）。
- 血胸。
- 气胸。
- 操作引起的心律失常（心室颤动 / 室性心动过速）。
- 由于导线穿过室间隔缺损（ventricular septal defect，VSD）或心肌，12 导联心电图有时会显示右心室 - 左心室起搏穿孔，这可能导致心脏压塞。此外，膈肌抽搐（与起搏同步）可指示穿孔。
- 起搏失败——如连接松动、电池电量低、电极移位、导线断裂或脉冲发生器故障。
- 捕获失败——消失或不稳定的捕获意味着必须重新定位或更换导线。原因包括电极移位或损坏、心肌梗死或电解质失衡。或者阈值可能需要检查，如果可能，提高输出功率（❺ 第 11 章的"临时起搏器适应证及程序"）。
- 感知失败——当患者出现自主心跳时，起搏器没有抑制。原因包括导线损坏、灵敏度设置错误、定位不良或设备故障。
- 起搏器依赖——患者内在自主心率不足以维持生命（如心脏停搏）。

（二）拔除临时导线

- 患者应卧床，采取仰卧位或改良的头低脚高

位。▶任何中心静脉通路都有发生空气栓塞的风险。

- 按无菌操作规程，▶可将外部导线缝合到位。
- 应给予患者心电监测，因为心肌可受导线移除的刺激，例如，右心室导线必须穿过三尖瓣被拔除，这可能导致心律失常。
- 除颤仪备用。
- 拔除过程中如果感觉到任何阻力，请联系医疗团队在 X 线影像指导下拔除导线。
- 拔除后，用气密性敷料覆盖该部位至少 24h，以促进穿刺部位愈合。
- 如有指征，可将拔除的导线进行管尖培养（M、C 和 S），以便对患者进行针对性治疗。
- 患者予心电监护，遥测也是适合的。
- 定期记录生命体征 48h；建议每 4 小时记录一次患者的体温。
- 观察拔除部位有无渗液（血液），或者肿胀、发红，或者其他感染迹象。

十七、永久起搏的适应证与程序

（一）适应证

最常见的适应证是窦房结功能障碍和高度房室传导阻滞。美国心脏病学院（ACC）、美国心脏协会（AHA）和心律学会（HRS）和欧洲心脏协会（ESC）将起搏器植入分为三类[9-10]。

- Ⅰ级——心脏起搏器被认为是必要且有益的。
- Ⅱ级——有起搏器植入指征，但证据或意见有冲突，即获益大于或等于风险。
- Ⅲ级——不推荐使用起搏器或可能有害。
- Ⅰ级和Ⅱ级获益已被确认。在这种情况下，明显的、经常有症状的心律失常由以下原因引起。
- 窦房结功能障碍。
- 后天性房室阻滞。
- 慢性双束支阻滞。
- 心肌梗死急性期后。
- 神经心源性晕厥和超敏性颈动脉窦综合征。
- 心脏移植术后。
- 肥厚型心肌病。

- 引起快速心律失常的情况，如室性心动过速或先天性 QT 综合征。
- 严重收缩性心力衰竭（CRT）。
- 先天性心脏病。

（二）流程

1. 患者准备

- 在植入永久性起搏系统之前，需对患者进行评估，以关注患者个人需求。患者教育，包括术前和术后教育，另做讨论（➔ 第 11 章的"起搏患者的健康教育"）。
- 植入手术在局部麻醉下进行。因此，为患者做好外科手术前准备——如确保正确的身份识别、知情同意、禁食（nil by mouth，NBM）和静脉水化。
- 患者术前可能需要使用广谱抗生素（以防止囊袋感染和败血症），并在术前用药。
- 通常选择非优势侧作为脉冲发生器植入部位，尽管它可能并不一定总是适合（如乳腺切除术后），并使其远离 ECG 电极放置位置。在植入部位的对侧留置静脉通路，以便于植入过程中的操作。
- 该手术流程是一项无菌操作，需在起搏器手术室或心脏导管室中进行。但如果可以使用移动透视，则可以在床边植入，如在重症监护室中。
- 手术过程中患者通常是清醒的，因此需告知任何在场的工作人员，将可能对患者造成的压力、噪音或干扰降到最低。
- 电极通过头静脉或锁骨下静脉引入，通常位于右心耳或右心室心尖，或者两者兼有（也可使用多点起搏）。对于心脏再同步化治疗的，将植入一根额外的导线来起搏左心室。
- 将内部脉冲发生器置入胸前皮下"囊袋"中，并在伤口缝合之前，将起搏导线拧入其中。
- 技术人员通常对起搏器进行"检查"，这应记录在患者的手术记录中。

2. 术后流程

- 使用 ABCDE 方法评估患者（➔ 第 18 章的"病情恶化患者的评估"）。
- 了解植入的设备类型、起搏模式、设定的频率限制，以及是否进行了胸部 X 线检查（通常为后方 – 前方和侧面）以评估植入后情况。
- 应持续对患者进行心电监测（使用"起搏开启"功能），以监测节律并发现不规则起搏。此外，记录 12 导联心电图。
- 定期记录生命体征——2h 内每 30 分钟记录一次，接下来的 2h 内每 1 小时记录一次，然后根据需要记录。在患者住院期间每 4 小时评估一次体温，以发现感染。
- 患者呼吸困难且吸气时有疼痛，可能有气胸或血胸（➔ 第 11 章的"临时起搏器管理"），需要紧急医疗干预（胸腔引流）。
- 早期伤口评估是针对出血或血肿形成——后者有时会在几小时后才被发现。
- 持续的伤口评估应识别发红、肿胀、渗出或其他感染迹象。
- 为患者开具口服镇痛药以缓解不适感——在手术过程中使用局部麻醉药似乎显著减轻了许多患者的术后疼痛。
- 建议患者在 4～6 周内避免将患侧的手臂伸向高处——但需轻轻移动手臂，以防止"肩周炎"的发生，这一点仍然很重要。

十八、永久起搏的管理

植入永久起搏器的患者，在起搏器工作正常的情况下，可以减少对起搏器的管理。

- 特定的患者教育（➔ 本章"起搏患者的健康教育"）。
- 患者必须携带起搏器登记卡，并在任何手术前提醒医生或牙医。
- 根据起搏器类型和遇到的问题，每 3～12 个月安排一次随访。在这些随访中检查患者的身体状况和起搏器功能。
- 电池的寿命是不同的（一般为 6～10 年）。在电池接近耗竭时，患者需要更频繁的起搏检查，必要时进行"换盒"。

许多临床情况可能需要特定的管理。

- 除颤（紧急或选择性）——使除颤板 / 除颤垫片远离脉冲发生器，并在除颤后检查起搏器功能（视情况而定）。建议起搏器和除颤板之间的距离为 10～15cm[11]。

- 透热疗法可能导致不适当的抑制、心室颤动或室性心动过速。在任何手术过程中，必须对起搏患者进行心电监护。
- 患者不得接受或靠近磁共振成像（magnetic resonance imaging，MRI）扫描设备，除非患者配备了适用于 MRI 的发生器和导线（检查当地政策）。
- 放射治疗可能会损坏起搏器电路，因此在治疗期间屏蔽该区域。如果脉冲发生器与治疗区域有直接冲突，则需要移动它。
- 用于功能评估的磁场。脉冲发生器附近或上方的磁场将起搏转换为"固定模式"，这有助于诊断传感问题，也可帮助检测患者是否处于自己的节律，或者判断哪里存在电磁干扰可能抑制输出。
- 起搏器在工作状态下，应避免进行诸如碎石术（用于肾结石）的手术。

并发症

- 气胸 / 血胸——可能发生在植入期间或术后不久。受影响的患者通常需要胸腔引流。检查呼吸频率有无加快、深度、舒适度、疼痛、听诊和叩诊的改变，以及气管偏移和胸部 X 线情况。
- 出血 / 血肿——可能会有一些瘀青。有心房颤动或人工心脏瓣膜植入，同时进行抗凝治疗的患者，需要在手术前、期间和之后进行仔细监测。
- 心包积液 / 心脏压塞——发生在手术期间或之后的起搏导线穿孔可能是其原因。
- 导线移位——通常发生在最初的几个小时，患者需要第二次手术来重新连接分离的导线。在心电图上可能会看到起搏、感知或捕获失败。尽量减少手臂移动可能会减少以上情况发生。
- 感染——可在植入后的任何时间发生。告知患者关注相关的症状和体征，一旦发生必须紧急联系起搏器诊所（➋ 本章"起搏患者的长期管理"）。
- 静脉血栓——发生在最初几天，患者可能出

现手臂或颈部肿胀，或者出现手或手臂变色，受影响部位周围的静脉可能充血，治疗取决于受影响的静脉。

- 侵蚀——脉冲发生器侵蚀皮肤，通常在几个月后发生，常发生在较瘦的患者身上。这需要重新安置脉冲发生器，并且对存在的相关感染进行治疗。
- 起搏器依赖——患者完全依赖起搏器，很少或没有自身固有心率（如心脏停搏）。
- 起搏器综合征——患者因逆行传导而出现充血的症状和体征，并且起搏时可能血压下降超过 20mmHg。这会导致晕厥、头晕、呼吸困难和乏力不适，这通常发生在单心室起搏时。NICE 对使用双腔起搏治疗病态窦房结和房室传导阻滞提供了具体指导[12]。
- 未能起搏、感知和捕获（➋ 本章"临时起搏器管理"）。
- 患者对脉冲发生器的操作可能导致导线移位 / 损坏。
- 心脏停搏、过敏反应或死亡。

十九、起搏患者的健康教育

（一）术前

患者应该知道起搏器不能治愈心脏病，尽管可能会显著改善他们的生活方式。讨论应包括对以下内容的解释。

- 患者的具体问题。
- 装置的类型、需要它的原因、它将做什么，以及如何及在哪里植入。
- 术后即时护理、出院计划和长期随访的需要（➋ 本章"起搏患者的长期管理"）。
- 如果是门诊患者，请在入院前告知患者当地服用药物的政策。如氯吡格雷和华法林（入院前 5 天停药）。注意，如果一些患者有血栓形成的高风险，他们可能需要临时抗凝治疗，使用低分子量肝素（low-molecular weight heparin，LMWH）或在某些情况下使用普通肝素（unfractionated heparin，UFH）。应根据当地政策进行风险评估。

（二）术后

- 患者将收到一封写给他们全科医生和地区护士的信，信中详细介绍了手术过程和术后护理，以及有关拆线的建议（如果有缝线）。
- 肩部锻炼——建议患者必须进行物理治疗，以防止在第 1 周内由于手臂活动范围受限而发生"肩周炎"。
- 如果出现任何呼吸困难、晕厥、头晕、心悸、胸痛、伤口疼痛、肿胀、发红或分泌物、起搏器一侧手臂肿胀、长时间打嗝或发热的症状，患者应立即联系其起搏器诊所。如果"非工作时间"出现上述症状，患者应当联系他们的全科医生或轻伤科。如果症状紧急，他们应该联系急救部门。
- 医疗报警——英国患者可以获得如何加入"医疗报警"的建议，它使世界各地的医疗保健人员能够查看患者信息。
- 驾驶——指南规定，所有英国患者必须告知英国司机及车辆牌照机构（DVLA），并且可以在植入起搏器或更换起搏器后 1 周驾驶汽车或摩托车，并持有正常执照（除外心肌梗死后、心脏手术和癫痫）。大货车或客车牌照持有人在植入起搏器后 6 周内不能驾驶这些车辆。所有患者都必须参加定期的起搏检查，并且没有其他不允许驾驶的情况。
- 国家健康服务中心建议，运动通常可以在 4～6 周后恢复，但建议对"接触性"运动和剧烈运动要更加小心，如壁球。
- 接近磁性设备。
  - 维护良好的家用工具 / 机器不存在危险。不过，如果患者有一个电磁炉，则炉顶和起搏器植入部位之间的距离至少保持 60cm。
  - 移动手机——与起搏器保持至少 15cm 的距离。不要将手机放在胸前口袋中，尽量使用对侧耳朵或使用"免提"装备。
  - 超声波洁牙器——牙医和卫生人员可以使用传统仪器清洁和抛光牙齿。
  - 机场、图书馆和有安检设备的商店——如

果有必要穿过这些地方，请迅速穿过，然后远离。始终携带患者登记卡。
  - 返回工作岗位——通常建议休息 7～10 天。但是，需要重物搬运（如建筑业）或使用强磁性设备（如电弧焊）的工作则需要更长的休养时间，有时不能恢复工作。以驾驶大货车或类似车辆为生的人 6 周内不能恢复驾驶。
  - 在未咨询起搏器诊所、制造商或心脏病专家的情况下，不应使用经皮电神经刺激器。
  - 在安装起搏器后的前 4 周内，避免对手臂和胸部造成压力的性爱姿势。
  - 更多患者建议可登录网站查询 http://www. nhs.uk。
- 所有患者应终身接受定期随访。

二十、起搏患者的长期管理

（一）起搏门诊

临床指南为起搏门诊提供了以下目标。

- 确保起搏系统的最佳功能状态，将患者的需求与脉冲发生器的安全寿命最大化结合起来。
- 识别起搏的任何异常或并发症，并提供及时的治疗干预。
- 预测脉冲发生器寿命的耗竭时间，实现脉冲发生器的择期（非紧急）更换。
- 为患者提供支持和教育，为医务人员和辅助医务人员提供培训机会。
- 维护每位患者当前和以前起搏系统的信息数据库。
- 整理有关脉冲发生器功能的一般数据。
- 酌情提供临床心脏病学随访服务。

医疗保健质量改进合作组织继续通过国家心律管理项目来审计英国的起搏器实践[13]。

（二）起搏盒更换

- 患者每 6～10 年入院一次，更换装有电池的脉冲发生器。
- 定期到起搏器门诊就诊，确定脉冲发生器的耗竭时间，并安排择期更换。

- 植入起搏器手术时，需要局部麻醉。
- 如果现有的经静脉起搏导线功能正常，通常留在原位。
- 新的脉冲发生器将连接并放置在皮肤下的现有囊袋中。

- 如果患者起搏器依赖，则通常经股静脉植入临时起搏系统，以便在更换永久系统时使用。

（金金花）

参考文献

[1] Resuscitation Council (2015) Peri-Arrest Arrhythmias. Resuscitation Council, London.

[2] Resuscitation Council (2015) Peri-Arrest Arrhythmias. Resuscitation Council, London.

[3] Brignole M, Auricchio A, Baron-Esquivias G, et al. (2013) ESC Guidelines on cardiac pacing and resynchronization therapy. European Heart Journal 34, 2281-329.

[4] Resuscitation Council (2015) Peri-Arrest Arrhythmias. Resuscitation Council, London.

[5] Brignole M, Auricchio A, Baron-Esquivias G, et al. (2013) ESC Guidelines on cardiac pacing and resynchronization therapy. European Heart Journal 34, 2281-329.

[6] Brignole M, Auricchio A, Baron-Esquivias G, et al. (2013) ESC Guidelines on cardiac pacing and resynchronization therapy. European Heart Journal 34, 2281-329.

[7] Resuscitation Council (2015) Peri-Arrest Arrhythmias. Resuscitation Council, London.

[8] Bernstein AD, Daubert JC, Fletcher RD, et al (2002) The revised NASPE/BPEG generic code for antibradycardia, adaptive-rate and multisite pacing. North American Society of Pacing and Electrophysiology/British Pacing and Electrophysiology Group. Pacing and Clinical Electrophysiology 25(2), 260-4.

[9] https://www.hrsonline.org/Policy-Payment/Clinical-Guidelines-Documents/2018-ACC-AHAHRS-Guideline-on-the-Evaluation-and-Management-of-Patients-With-Bradycardia-and-CardiacConduction-Delay (accessed 1 May 2020).

[10] Brignole M, Auricchio A, Baron-Esquivias G, et al. (2013) ESC Guidelines on cardiac pacing and resynchronization therapy. European Heart Journal 34, 2281-329.

[11] Resuscitation Council UK, British Cardiovascular Society and National Council for Palliative Care (2015) Cardiovascular Implanted Electronic Devices in People Towards the End of Life, During Cardiopulmonary Resuscitation and After Death. Resuscitation Council, London.

[12] National Institute for Health and Care Excellence (2014) Dual-Chamber Pacemakers for Symptomatic Bradycardia Due to Sick Sinus Syndrome and/or Atrioventricular Block. TA88. NICE, London.

[13] https://www.nicor.org.uk/national-cardiac-audit-programme/cardiac-rhythm-managementarrhythmia-audit/ (accessed 1 May 2020)

相关指南

[1] Brignole M, Auricchio A, Baron-Esquivias G, Bordachar P, et al. (2013) ESC Guidelines on cardiac pacing and resynchronization therapy. European Heart Journal 34, 2281-329.

[2] BHRS Standards (2018) Implantation and Follow-up of Cardiac Rhythm Management Devices in Adults. British Heart Rhythm Society, London.

[3] Cunningham D, Cunningham M, Donkor A, Linker N, Murgatroyd F (2017) National Audit of Cardiac Rhythm Management Devices 2015-2016. The National Institute for Cardiovascular Outcomes Research, London.

[4] National Institute for Health and Care Excellence (2014) Dual-Chamber Pacemakers for Symptomatic Bradycardia Due to Sick Sinus Syndrome and/or Atrioventricular Block. TA88. NICE, London.

[5] Resuscitation Council UK (2015) Peri-Arrest Arrhythmias. Resuscitation Council, London.

[6] Resuscitation Council UK, British Cardiovascular Society and National Council for Palliative Care (2015) Cardiovascular Implanted Electronic Devices in People Towards the End of Life, During Cardiopulmonary Resuscitation and After Death. Resuscitation Council, London.

第 12 章　心动过速

Tachycardias

一、概述

本章介绍了心动过速的诊断和治疗，包括狭义的复杂的心动过速和广义的复杂的心动过速。心房颤动（简称房颤）是最常见的持续性心律失常，在英国大约有 100 万人受到影响[1]。心动过速可能是由于结构性、获得性、先天性或遗传性的心脏条件导致的结果。心律失常护理占有重要地位，特别是在预防心源性猝死和脑卒中、心力衰竭等并发症方面。

二、室上性心动过速

室上性心动过速（supraventricular tachycardia，SVT）是一个涵盖性概念，指所有起源于心室以上的心动过速，如房性心动过速、心房扑动和心房颤动。然而，许多人会将室上性心动过速与房性心动过速联系起来。

房性心动过速通常是由自律性增强或折返性传导引起的。房性心动过速的特点如下。

• 心率通常为 140～220 次 / 分。
• P 波的形态可能有所不同，或者 P 波可能不存在。
• 通常对颈动脉窦按摩（carotid sinus massage，CSM）有反应。
• 可以发生在健康人群中。
• 通常会突然地开始和停止。

房性心动过速的原因包括酒精、压力、尼古丁、咖啡因、肺部疾病、医疗或娱乐性药物、肺栓塞（pulmonary embolism，PE）和冠状动脉性心脏病（coronary heart disease，CHD）。

折返性心动过速

折返性心动过速主要分为以下两种类型。

• 房室结折返性心动过速（atrioventricular node re-entry tachycardia，AVNRT）（图 12-1）——通过房室结内的折返性传导引起。
• 房室折返性心动过速（atrioventricular re-entry tachycardia，AVRT）——由心脏旁路引起。

在这两种类型中，AVNRT 是最常见的。在心电图或心脏节律上可能很难区分这两种类型；然而，如果 P 波被隐藏，则认为它更有可能是 AVNRT，如果 P 波在 QRS 波之后，那么它更有可能是 AVRT。2∶1 传导阻滞的心房扑动也可以看起来像房性心动过速。如果对心房扑动患者进行 CSM 时，心室率通常会减慢，扑动波会变得更加明显。

1. AVNRT　在房室结内可能存在具有不同传导性和不应期的双重路径。所以，一个冲动可以传导通过一路径，并沿着另一条路径通过，建立一个折返性传导，这可能导致逆行性心房去极化。它通常突然开始和停止，可以持续几秒钟、

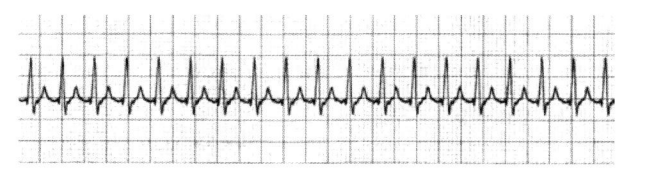

▲ 图 12-1　房室结折返性心动过速

几个小时，或者在不太常见的情况下，持续几天。患者可能会出现呼吸困难、心悸、头晕、胸痛和多尿。AVNRT 的治疗包括以下内容。

- 观察。
- 心电图记录。这个心电图记录可能在住院前或在急诊室（accident and emergency，A & E）记录过了。
- 动态心电监测。
- 调查诱发因素。
- 迷走神经操作（框 12-1）。
- 电生理学研究（electrophysiology study，EPS）（➡ 第 13 章的"基础电生理学"）。
- 腺苷、胺碘酮和 β 受体拮抗药等药物。
- 在某些情况下，采用导管消融（➡ 第 13 章的"消融"）。

2. AVRT　AVRT 最著名的原因是沃尔夫 - 帕金森 - 怀特综合征（Wolff-Parkinson-White syndrome，WPW）。心房和心室之间的辅助通路（通常在左侧）使来自窦房结的冲动能够引起部分心室早期的激活，其余的心室以正常的方式去极化。这就导致了以下特点。

- P-R 间期缩短（< 0.12s）。
- δ 波。
- 宽大的 QRS 波群（> 0.12s）。

顺向型 AVRT 是最常见的形式，其中冲动通过房室结从心房传导到心室，然后通过辅助通路返回。心电图不显示 WPW 的通常特征。然而，如果传导是逆向的，冲动通过辅助通路从心房传导到心室，然后通过房室结返回。心电图显示 δ 波和宽大的 QRS 波群。虽然 WPW 可能不会对许多人带来问题，但在 WPW 存在的心房颤动可能是危险的，因为冲动可以沿辅助路径传导，导致心室颤动（ventricular fibrillation，VF）。

如果症状轻微或发作不频繁，患者可能不需要任何治疗。有些发作可能是由生活方式因素诱发的，如剧烈运动或酒精；因此，应该避免这些因素。WRW 的治疗应该包括药物治疗或消融治疗。

三、心房颤动

心房颤动（atrial fibrillation，AF）（图 12-2）是最常见的持续性心律失常，可由心房内多个折返回路或不规则去极化引起。这可能是由于结构重塑或电生理机制。心房颤动可导致死亡率翻倍，即增加心力衰竭、脑卒中和生活质量差的风险。因此，通过简单的脉搏检查来识别心房颤动患者是非常重要的。据估计，在英国，约有 30% 的心房颤动患者没有被诊断出来[2]。AF 的特点如下。

- 心电图基线混乱。
- 心房率 > 300 次 / 分。
- 没有明确可识别的 P 波。
- 正常的 QRS 波宽度和形态（通常）。
- 不规则的 QRS 率。
- 不规则的脉搏。
- 有血栓形成的风险。
  AF 已被分类[3] 如下。
- 首次确诊。
- 阵发性——在 48h 内自行终止，但发作也可持续 7 天。
- 持续性——发作持续 7 天，但对药物或电复

框 12-1　迷走神经操作的类型

1. 瓦尔萨尔瓦动作——指导患者深呼吸并屏住呼吸。可以吹气吹向紧闭的嘴唇，或者把拇指尖放在嘴里，持续吹 20s。患者应采取坐位或卧位。
2. CSM——按摩颈动脉 15s。老年患者或有脑血管意外（cerebrovascular accident，CVA）、短暂性脑缺血发作（transient ischaemic attack，TIA）、颈动脉瘀血或动脉疾病病史的患者禁用此项检查。
3. 潜水反射——将患者的脸浸在冰水中 1 ~ 2s，或者使用冰袋或浸泡过冰水中的毛巾敷在脸上。
4. 催吐。
5. 咳嗽——需要强有力的和持续的咳嗽。

注意：所有这些操作都只能在严密监督下完成。

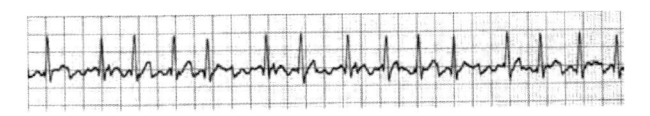

▲ 图 12-2　心房颤动

律有反应。

- 长期顽固性——心房颤动 1 年或以上，采用节律转复治疗。
- 永久性心房颤动——被患者和临床医生接受的心房颤动。

心房颤动可表现为急性发作，第 1 次突然发作或现有心房颤动突然恶化。心房颤动的原因和诱发因素有很多，包括以下。

- 酒精。
- 心肌梗死。
- 心脏手术。
- 电解质紊乱。
- 贫血。
- 低氧血症。
- 血压升高。
- 先天性因素。
- 年龄增长。
- 甲状腺疾病。
- 吸烟。
- 肥胖。
- 糖尿病。
- 瓣膜疾病（尤其是二尖瓣疾病）。
- 左心房肥大（left atrial hypertrophy，LAH）。
- 心力衰竭。
- 心肌病。
- 睡眠呼吸暂停。
- 肺部疾病，如肺栓塞（PE）、慢性阻塞性肺疾病（chronic obstructive pulmonary disease，COPD）。
- 高耐力运动可使人在体力活动中因交感神经压力和儿茶酚胺反应增加而易发生心房颤动。

在永久性心房颤动中通过控制心室反应，心房颤动的影响可以非常轻微或相当严重。心房颤动的相关症状的分类可以使用改良欧洲心律协会（European Heart Rhythm Association，EHRA）评分进行，症状从无到有[4]。AF 的影响包括以下方面。

- 气短。
- 眩晕。
- 疲劳。
- 胸痛。
- 低血压。
- 心悸。
- 心输出量减少。
- 栓塞。
- 房室充盈不足。

针对心房颤动有很多不同的治疗选择[5-6]，这取决于脑卒中风险、心室率、年龄和心房颤动对患者的影响。治疗的目标是降低脑卒中风险、心率和（或）节律的控制，并避免不良反应。

如果患者出现心房颤动并有快速心室反应，护士应进行一组心血管观察并记录心电图。患者可能需要氧疗，可进行超声检查，以评估潜在的心脏结构性问题。必要时可行胸部 X 线检查。

此处讨论了心律失常的一般治疗（● 本章"心动过速的治疗"），但心房颤动的治疗可包括以下内容。

- 管理和处理诱发因素。
- 电 [直流电（direct current，DC）] 复律。直流电复律尤其用于血流动力学不稳定的患者（● 本章"直流电复律"）。心房颤动＞ 48h 的患者在转复前应给予抗凝 3 周。
- 药物转复——胺碘酮、决奈达龙、氟卡尼、维纳卡兰。
- 心率控制——钙离子通道阻滞药，β 受体拮抗药，地高辛。
- 节律控制——可改善心房颤动相关症状（不推荐给无症状心房颤动或永久性心房颤动）。
- 在某些情况下，起搏、导管或手术消融 [如 MAZE 手术（● 第 13 章的"消融"）] 可被用作治疗选择。
- 一个新的 AF 管理器应用程序已经为医疗保健专业人员开发出来[7]。

脑卒中预防

脑卒中预防是心房颤动患者治疗的重要组成部分。CHA$_2$DS$_2$-VAS$_c$[8] 脑卒中风险评分应与 HAS-BLED[9]（或其他工具）一起应用评估出血风险。应当给予抗凝治疗，除非风险大于益处。一种非维生素 K 拮抗药的口服抗凝药（● 第 19

章的"抗凝药"）是首选（也有一些例外，如机械心脏瓣膜，严重肾脏疾病和那些患有中度至重度二尖瓣狭窄的患者）。那些接受抗凝治疗的患者应能降低可改变的出血风险。这包括管理高血压，尽量减少非甾体抗炎药（nonsteroidal anti-inflammatory drug，NSAID）和抗血小板药物的使用，以及消除失血的原因。

四、心房扑动

心房扑动（图 12-3）不如心房颤动常见。它通常起源于右心房（right atrium，RA）内的一个折返回路。冲动开始围绕三尖瓣环连续旋转，逆时针向上移动至房间隔，沿右心房侧壁向下移动。心房扑动的特征如下。

- 心房率 250～400 次 / 分。
- 锯齿状外观。
- 出现扑动波，特别是在 II 导联、II 导联和增强矢量脚（aVF）导联中。
- 通常有一个 2：1、3：1、4：1 房室阻滞，以此类推。
- 规律性和房室阻滞可以有所不同。
- CSM 通常会增加阻滞，很少使人转化为窦性心律。

心房扑动的原因与心房颤动相似，包括以下原因。

- 风湿性心脏病。
- CHD。
- LAH。
- 房间隔缺损（atrial septal defect，ASD）。
- 心肌病。
- 瓣膜疾病。
- 慢性肺疾病。
- 甲状腺疾病。

有些人可能会经历心房颤动期和心房扑动

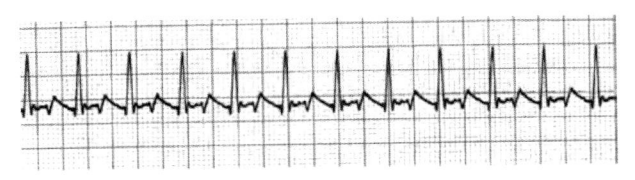

▲ 图 12-3　心房扑动

期。β 受体拮抗药可以尝试防止心房扑动的发作，但一般来说，药物治疗心房扑动的成功率低于心脏复律。消融术也可以使用，而且可以比治疗心房颤动更成功。对有血栓栓塞事件风险的患者应给予抗凝治疗。

五、心室节律

室性心律失常（ventricular arrhythmias，VA）可由逸搏、自动性增强、异位病灶和折返回路引起。有些可能是由于结构性心脏病，或者先天性或遗传性心脏疾病（第 14 章），或者心肌病（第 15 章）引起。室性心律失常通常被认为比室上性节律更危及生命，因为它会导致心脏停搏和死亡。有心悸、近乎晕厥或晕厥的病史需要仔细的临床病史和调查，如心电图和（或）24h 动态心电图（第 3 章），以排除 VA。

室性异位（ventricular ectopics，VE）搏动可发生在正常的心脏，但也可能是左心室（left ventricle，LV）功能较差的标志。它们可发生在心肌梗死之后，并可由电解质紊乱、缺血或坏死和氧水平降低引起。他们通常不需要治疗，在情况未知时，检查钾离子浓度通常是明智的。VE 的一些特征如下。

- 畸形宽大的 QRS 波群（宽度 > 0.12s）。
- 没有明显的 P 波。
- 有代偿间歇。
- 它们可以是单形性、多形性（不同的形态），发生于每隔一个窦性搏动（二联律），或是与二个窦性搏动和三个窦性搏动（成对和成串）一起发生。

如果一个异位落在 T 波的脆弱部分，这可以诱发 VF（R-on-t 现象）。

加速性心室自主节律

虽然这不被认为是一种严重的心律失常，但它可能是由于自动性增强或传导系统在更高的路径出现故障的结果。最常见的是 ST 段抬高型心肌梗死（ST-segment elevation myocardial infarction，STEMI）溶栓后。如果患者的血流动力学稳定，通常不进行治疗。其特点如下。

- 心室率为 50～110 次 / 分。

- 宽大的 QRS 波群（无 P 波）。
- 类似于心室逸搏节律。

六、室性心动过速

无脉性室性心动过速（图 12-4）是心脏停搏常见形式之一，发生时应立即采用直流电复律治疗，并使用高级生命支持（advanced life support，ALS）流程进行处理（● 第 18 章的"高级生命支持"）。然而，患者在某些情况下会出现短暂的有脉性的室性心动过速（ventricular tachycardia，VT），这种情况可能会自动终止。室性心动过速可以是单形性的（QRS 波形态一致），也可以是多形性的。它的特点是 QRS 波群时长＞0.12s，可能会有独立的 P 波存在。

如果患者发生室性心动过速，对其进行监测并检查其血流动力学状态至关重要。患者心输出量骤降，最终可能导致意识丧失并发生心脏停搏。室性心动过速的主要治疗目的为预防心源性猝死。有脉性室速的应急处理将在本章之后的内容中提及（● 本章"心动过速的治疗"）。对于那些反复发作的室性心动过速患者，可能需要植入心脏转复除颤器。射频消融术可用于治疗结构性心脏病导致的室性心动过速，特别是在它频繁发作和反复被植入型心律转复除颤器（implantable cardioverter defibrillator，ICD）电击的情况下（● 第 13 章的"消融"）。其他治疗方案包括电生理检查；抗心律失常药物治疗（● 第 19 章的"抗心律失常药物"）；检查和纠正诱因，如电解质紊乱等。

（一）多形性室性心动过速

多形性室性心动过速最广为人知的形式是尖端扭转型室性心动过速，因发作时 QRS 波群的振幅和波峰呈周期性改变，宛如围绕等电位线连续扭转而得名。其发生可能是由于长 QT 综合征、

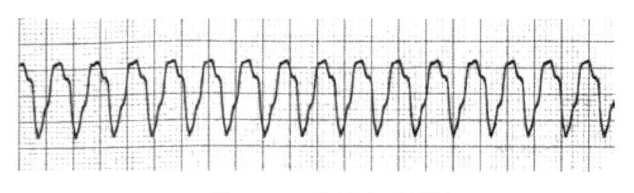

▲ 图 12-4　室性心动过速

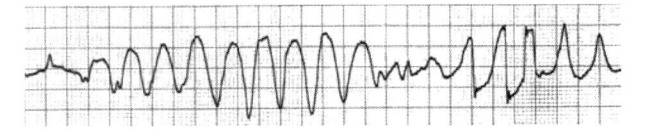

▲ 图 12-5　尖端扭转性室性心动过速

三环类抗抑郁药、心动过缓和某些抗心律失常药物的不良反应所导致的。治疗方向是确定和治疗病因，或在某些情况下，可以使用心室超速起搏治疗。镁离子有助于抑制尖端扭转性心动过速的发生。

（二）儿茶酚胺敏感性室性心动过速

这是一种遗传性疾病，Q-T 间期可能正常或变短。它经常出现在运动时或心理压力大的儿童或青少年身上，可以用 β 受体拮抗药治疗，也可能需要植入 ICD。

（三）长 Q-T 间期综合征

这可能是先天性（● 第 14 章的"遗传性心脏病"）或后天获得的，Q-T 间期测量是从 QRS 波开始到 T 波结束。Q-T 间期的长短是随着心率变化的，心率下降时，Q-T 间期则会延长，但应该不会超过 R-R 间期长度的一半。Q-T 间期也会随着年龄的增长而变长，相较于男性，女性会变的更长。

（四）室上性心动过速伴有差异性传导

在某些情况下，冲动提前到达房室结，而希氏束，尤其是右束支仍处于不应期。这会导致传导异常。心电图上通常可见右束支传导阻滞（right bundle branch block，RBBB）。如果患者心动过速，可能很难区分室上性心动过速和室性心动过速。如果出现以下情况，则可能是室性心动过速。

- 伴差异性传导的室上性心动过速没有室性心动过速常见。
- 电轴左偏。
- 胸部导联 QRS 波同向性。
- QRS 波长＞0.14s。
- 房室分离。
- 对刺激迷走神经无反应。
- 如果患者有冠状动脉性心脏病或心肌梗死病

史，则更有可能是室性心动过速。

- 除非另有证据，否则最好总是假设发生室性心动过速。

七、心室颤动

心室颤动（图 12-6）是由心室不规律活动引起的，因此导致心脏停止收缩和心脏停搏。属于致命性的心律失常，需要立即进行心肺复苏（cardiopulmonary resuscitation，CPR）和除颤治疗。

（翟 贝）

八、心动过速的治疗

心动过速所需的治疗取决于患者的具体情况和其主管医生的建议。心动过速的处置流程见图 12-7[10]。所有因心律失常而就诊的患者，主管医生应检查其是否有血流动力学不稳定的症状和体征，如果可能，应进行心电图检查。特异性症状和体征包括。

- 无脉搏。
- 意识丧失。
- 胸部疼痛。
- 低血压。
- 心力衰竭。
  可能需要进行的检查包括。
- 动态心电监测（➌ 第 3 章的"动态监测"）。
- 运动负荷试验（➌ 第 3 章的"运动耐量试验"）。
- 超声心动图（➌ 第 3 章的"影像学检查：超声心动图"）。
- 植入式循环心电记录仪（➌ 第 3 章的"动态监测"）。
- 电生理学检查（➌ 第 13 章的"基础电生理学"）。

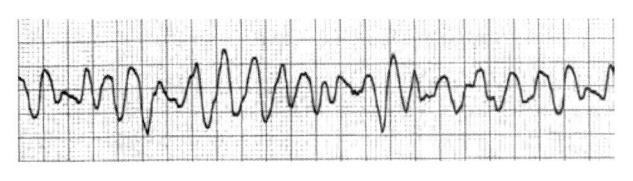

▲ 图 12-6　心室颤动

- 也可能需要进行基因检测和家族史的调查。心律失常的处理包括以下几个方面。
- 纠正电解质紊乱，如钾离子、钙离子和镁离子的水平。
- 做刺激迷走神经的动作。
- 对症治疗（前文提到的血流动力学不稳定的症状和体征）。
- 交流（如抗心律失常）或直流电复律。
- 植入 ICD。
- 电生理检查，有适应证的情况下，进行射频消融（radiofrequency ablation，RFA）。
  如果行颈动脉窦按摩，应提前告知患者可能会感到头晕。操作时嘱患者平卧位为宜。如果使用腺苷，应予心电监测并告知患者可能会出现不适（腺苷可能会导致短暂心脏停搏）。给药时应弹丸式快速推注，操作护士还应备有阿托品，以防出现持续的、有症状的心动过缓。

九、直流电复律

有症状的室上性心动过速、心房扑动、有脉性室速和心房颤动可能需要心脏电复律。与除颤不同，电复律需要与 R 波同步，以防止引发心室颤动。患者必须服用镇静剂或进行全麻，因为电复律时患者会极度不适。此操作必须在配备心电监护等抢救仪器的环境中进行，如冠状动脉护理病房（coronary care unit，CCU）、重症监护病房（intensive care Unit，ITU）、急诊室、高依赖病房（high dependency unit，HDU）或手术室。对于药物治疗有禁忌或不耐受的慢性心律失常时，或在紧急 / 急救的情况下，即围心脏停搏期，亦可选择心脏电复律。

电复律前准备
- 签署知情同意书。
- 为患者做 12 导联心电图。
- 抽血化验电解质、国际标准化比值（INR）和地高辛血药浓度水平。
- 建立静脉通路。
- 监测患者心电、SpO$_2$ 和血压。
- 观察心电基线。
- 移除电极片，为患者备皮。

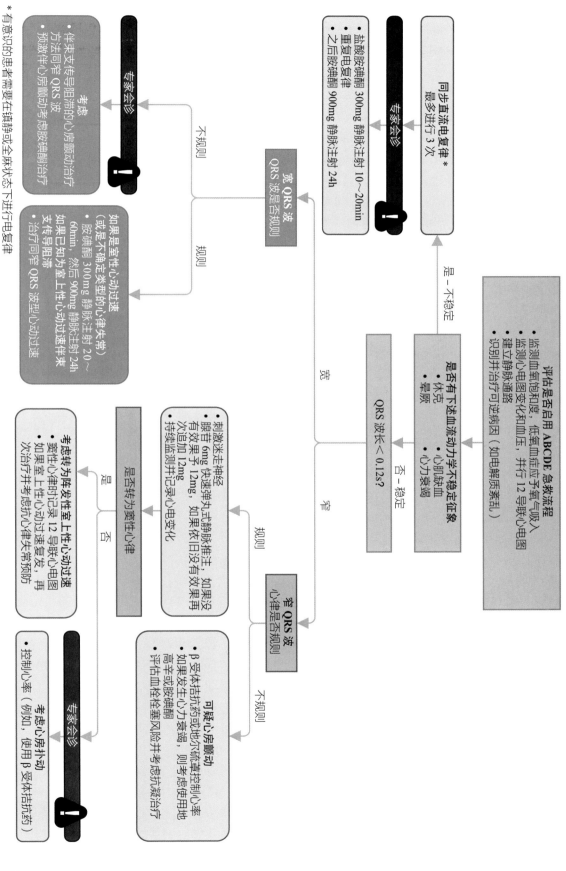

▲ 图 12-7　成人有脉性室性心动过速急救流程
经许可转载 Resuscitation Council（2015）

* 有意识的患者需要在镇静或全麻状态下进行电复律

操作过程中应全程监测患者生命体征。电极板的放置位置应与除颤时相同（心房颤动采用前后位更有效）。电复律前需要调整为同步模式。对部分除颤仪来说，这必须在每次电击前完成。值得注意的是，在电复律后应关闭同步按钮，以免干扰除颤。操作者应知晓按下电复律按钮和真正发出电击之间可能存在延迟。如果使用双相波除颤器，对于室上性心动过速和心房扑动，能量应设置为 70～120J，而对于室性心动过速和心房颤动，能量应设置为 120～150J。如果电复律失败，则调整到更高能量进行第二次电击（参考制造商的指南）。如果使用单相波除颤器，则将室上性心动过速和心房扑动设置为 100J，室性心动过速和心房颤动设置为 200J。最多可以进行 3 次电击。

电复律结束后，对患者进行监护并进行心电图检查（通常在电复律后 1h）。在患者完全清醒之前，应做好气道管理。

如果患者有发生血栓栓塞的风险，则应在电复律前至少抗凝 3 周，电复律术后继续抗凝治疗 1 个月以防血栓形成。如果不能确保充分抗凝，可在电复律前使用经食道超声心动图（transoesophageal echocardiograph，TOE）来排除心房血栓。

十、植入型心律转复除颤器

有研究认为，高达 75%～80% 的心源性猝死是由室性心动过速导致的[11]。虽然抗心律失常药物可以帮助抑制心律失常，但通常不会终止其发生。大多数 ICD 由脉冲发生器和电极组成，电极可以位于右心房和心室，也可以仅位于右心室。能量发生器通常位于左胸区，ICD 具有以下功能。

- 监测心率和心律，并记录心电活动。
- 抗心动过速起搏。
- 心动过缓和休克后的起搏。
- 电复律。
- 除颤。
- 心脏再同步化治疗（cardiac resynchronization therapy，CRT）。

ICD 可根据患者的个人需要进行程控。

皮下植入式除颤器

与传统 ICD 不同，皮下植入式除颤器（subcutaneous implantable defibrillator，S-ICD）的导线是不接触心脏和静脉血管的。当检测到心律失常发生时，可提供高达 80J 的电击。体积比常规的 ICD 大 1.5 倍，电池的寿命约为 5 年。手术在全麻或局麻下进行，术者将该装置植入患者左心前区的皮下，并且会在胸骨左侧再做两个切口，以便将电极插入并连接到发生器上。S-ICD 导线位于胸骨旁，并未进入心脏，因此与心脏装置相关感染性心内膜炎（cardiac device-related infective endocarditis，CDRIE）发生的风险较低。电击是在胸腔内完成的。相较于电击能量 <40J 的传统 ICD 来说，接近 80J 的 S-ICD 电击对患者的冲击力更大。

虽然 S-ICD 可以在休克后经胸腔起搏，但其起搏频率较低为 50 次 / 分，且持续时间较短。它也没有抗心动过速起搏或心脏再同步化治疗的功能（CRT）。S-ICD 的优点包括降低了与经静脉导线植入有关的心内膜感染的风险。它的导线更硬，因此使用时间较长。

欧洲心脏病学会（European Society of Cardiology，ESC）[12] 推荐植入 ICD 的适应证见下。

- 对于无可逆性病因所导致的，或心肌梗死后接受最佳药物治疗但 48h 内发生心室颤动或血流动力学不稳定的室性心动过速患者，预期存活时间 > 1 年。一级预防——针对虽然没有出现心室颤动 / 室性心动过速，但属于高危的患者。
  - 既往心肌梗死史(病程 > 4 周)，EF < 35%，动态心电图显示为非持续性室性心动过速，电生理检查为室速，或者射血分数 < 30% 伴 QRS 波 ≥ 0.12s。
  - 有高危心源性猝死的家族史，如肥厚型心肌病（hypertrophic cardiomyopathy，HCM）、长 Q-T 间期综合征、Brugada 综合征和致心律失常性右室心肌病（arrhythmogenic right ventricular cardiomyopathy，ARVC）。
- 二级预防
  - 因心室颤动 / 室性心动过速（无明显诱因）

导致的心脏停搏存活下来的患者。

- 引起晕厥或血流动力学不稳定的自发性室性心动过速。

- 不伴晕厥或血流动力学不稳定但 EF < 35% 的持续性室性心动过速。

植入 ICD 的术前准备工作类似于永久性心脏起搏器（● 第 11 章的 "起搏类型"）。给予患者和家属足够的心理支持，并使他们可以充分了解 ICD 的作用是至关重要的。ICD 植入是在全麻或局麻下进行的，当导线插入心房和心室后，用 X 线检查其位置。然后接入脉冲发生器，连接导线后，刺激诱发室性心动过速 / 心室颤动，以测试 ICD 是否能识别并终止心律失常。

- 术后，首先对患者进行监测严密观察患者手术切口部位是否有肿胀、出血和感染迹象。在最初 24h 内术侧手臂必须制动。患者可能会感到疼痛，因此可能需要镇痛。患者可以在手术当天或第二天出院。因为 ICD 工作时可能会让患者感觉痛苦不适，所以在出院前应使患者和家人做好充分的心理准备，以便应对心律失常的发生。同时应向患者提供 ICD 识别卡及居住地相关医疗机构的电话号码以供其咨询。鼓励患者参加一些病友互助小组。大部分日常活动可在 2～4 周内逐渐恢复。不过，他们应避免身体接触性的运动，以及如果他们摔倒可能会发生危险的活动（如攀登）。复诊时应分析 ICD 心电图，以了解患者的心律失常类型。其他建议如下。

- 携带和使用手机时远离 ICD。

- 不要把耳机挂在脖子上。

- 禁忌在 ICD 植入部位进行磁共振成像（magnetic resonance imaging，MRI）。

- 微波炉可以放心使用。

- 如果使用电磁炉，应距离 60cm 远。

- 机场安检时可能会触发警报，所以要携带 ICD 识别卡出示给工作人员。

- 记录心律失常发生的日期和时间，并通知当地医疗机构。

- 他人与患者接触时不会有触电的危险。

- 不应使用磁力扣件。

- 不应使用经皮神经电刺激仪器。

- 患者在电击或起搏过程中可能会失去意识，也可能不会。

- 有些患者在电击前会出现预警症状。

- 电池寿命长达 7 年。

- 驾驶——患者必须告知英国司机及车辆牌照机构 ICD 植入史。如果植入 ICD 是作为预防措施，并且植入后未发生自动电除颤的情况，那么患者可以在植入 ICD 1 个月后开车；如果 ICD 是在发生心脏停搏后植入的，应在 6 个月后开车（有关情况，请参阅英国司机及车辆牌照管理机构官方网站）。

在某些情况下，需要与患者和其家人讨论在临终时关闭 ICD 的问题[13]。一些信托机构可能有与此相关的协议。

ICD 植入的并发症包括。

- 伤口感染。

- 电极 /ICD 移位。

- 异常放电。

- 气胸。

- 血胸。

- 栓塞。

- 电极脱位。

- 出血。

（崔盼盼）

参考文献

[1] British Heart Foundation (2017) The CVD Challenge in England. BHF, London.

[2] British Heart Foundation (2017) The CVD Challenge in England. BHF, London.

[3] Kirchhof P, Benussi S, Kotecha D, Ahlsson A, et al. (2016) ESC Guidelines for the management of AF developed in collaboration with EACTS. European Heart Journal 37, 2893-962.

[4] Kirchhof P, Benussi S, Kotecha D, Ahlsson A, et al. (2016) ESC Guidelines for the management of AF developed in collaboration with EACTS. European Heart Journal 37, 2893-962.

[5] Kirchhof P, Benussi S, Kotecha D, Ahlsson A, et al. (2016) ESC Guidelines for the management of AF developed in collaboration with EACTS. European Heart Journal 37, 2893-962.

[6] National Institute for Health and Care Excellence (2014) Atrial Fibrillation: Management. CG180.NICE, London.

[7] Kirchhof P, Benussi S, Kotecha D, Ahlsson A, et al. (2016) ESC Guidelines for the management of AF developed in collaboration with EACTS. European Heart Journal 37, 2893-962.

[8] Lip GY, Frison L, Halperin JL, Lane DA (2010) Identifying patients at high risk for stroke despite anticoagulation. Stroke 41, 2731-8.

[9] Pisters R, Lane DR, Nieuwlaat R, de vos CB, Crijins HJ, Lip GYH (2010) A novel user friendly score (HAS-BLED) to assess one year risk of major bleeding in atrial fibrillation patients—European Heart Survey. Chest 138, 1093-100.

[10] Resuscitation Council (2015) Advanced Life Support. Resuscitation Council, London.

[11] National Institute for Health and Care Excellence (2014) Implantable Cardioverter Defibrillators and Cardiac Resynchronization Therapy for Arrhythmias and Heart Failure. TA314. NICE, London

[12] Priori SG, Blomstrom-Lundqvist C, Mazzanti A, Blom N, et al. (2015) ESC Guidelines for the management of patients with ventricular arrhythmias and the prevention of sudden cardiac death. European Heart Journal 36, 2793-867.

[13] Resuscitation Council UK, British Cardiovascular Society and National Council for Palliative Care (2015) Cardiovascular Implanted Electronic Devices in People Towards the End of Life, During Cardiopulmonary Resuscitation and After Death. Resuscitation Council, London.

相关指南

[1] Brignole M, Moya A, de Lange F, Deharo JC, et al. (2018) ESC Guidelines for the diagnosis and management of syncope. *European Heart Journal* 39, 1883-948.

[2] Brugada J, Katritsis D, Arbelo E, Arribas F (2020) 2019 ESC Guidelines for the management of patients with supraventricular tachycardia. *European Heart Journal* 41(5), 655-720.

[3] Kirchhof P, Benussi S, Kotecha D, Ahlsson A, et al. (2016) ESC Guidelines for the management of AF developed in collaboration with EACTS. *European Heart Journal* 37, 2893-962.

[4] National Institute for Health and Care Excellence (2014) *Implantable Cardioverter Defibrillators and Cardiac Resynchronization Therapy for Arrhythmias and Heart Failure. TA314.* NICE, London.

[5] National Institute for Health and Care Excellence (2014) *Atrial Fibrillation: Management. CG180.* NICE, London.

[6] National Institute for Health and Care Excellence (2017) *Subcutaneous Implantable Cardioverter Defibrillator Insertion for Preventing Sudden Cardiac Death. IPG603.* NICE, London.

[7] National Institute for Health and Care Excellence (2018) *Atrial Fibrillation. QS93.* NICE, London.

[8] Priori SG, Blomstrom-Lundqvist C, Mazzanti A, Blom N, et al. (2015) ESC Guidelines for the management of patients with ventricular arrhythmias and the prevention of sudden cardiac death. *European Heart Journal 36*, 2793-867.

[9] Resuscitation Council UK, British Cardiovascular Society and National Council for Palliative Care (2015) *Cardiovascular Implanted Electronic Devices in People Towards the End of Life, During Cardiopulmonary Resuscitation and After Death.* Resuscitation Council, London.

[10] Scottish Intercollegiate Guidelines Network (2018) *Cardiac Arrhythmias in Coronary Heart Disease. SIGN 152.* Health Improvement Scotland, Edinburgh.

第 13 章 电生理学

Electrophysiology

一、概述

本章对心血管护士需要了解的心脏电生理学（electrophysiology，EP）专业知识进行了简单介绍。要熟练掌握电生理技术的原理和应用还需要进一步的阅读和观察病例。通过体表静息 12 导联心电图（electrocardiogram，ECG）或动态心电图可以了解患者的心律，但有时为了诊断心律失常的起源和机制，有必要进行心脏电生理检查（electrophysiology study，EPS）。EPS 可用于指导消融，以及器械或药物治疗。消融是一种公认的治疗室上性心动过速（supraventricular tachycardia，SVT）的方法，正被越来越多地应用于治疗心房颤动（atrial fibrillation，AF）和室性心动过速（ventricular tachycardia，VT）。

二、基础电生理学

- 电生理学利用心腔内电描记图（electrogram，EGM）来评估、诊断或治疗心律失常。
- 通过插入心腔和血管的电极导管获得 EGM。
- 相比记录整个心脏电活动的 ECG，EGM 只记录两个电极导管之间的局部心肌电活动。EGM 显示的电信号与心肌去极化波通过导管电极的时序一致。
- 如果在心腔多个部位放置电极导管，EGM 就可以记录心脏的电活动时序（图 13-1）。
- 以下是放置 EPS 导管的传统位置。

（一）高位右心房（high right atrium，HRA）

- 导管位于右心房上部，尽量远离心室，尽量靠近窦房结。
- 显示来自 HRA 的 EGM。

（二）冠状窦（coronary sinus，CS）

- 导管置于 CS 内。
- 显示来自心房和心室的 EGM。

（三）希氏束（His bundle，His）

- 导管置于三尖瓣的中隔面瓣膜靠近 His，横跨房室（atrioventricular，AV）传导系统。
- 置于此位置的导管将记录三个不同的独立 EGM。
- 显示右心房 EGM。
- 显示希氏束 EGM。
- 也显示右心室 EGM。

（四）右心室心尖部（right ventricular apex，RVA）EGM

导管位于右心室的顶端，显示 RVA 的 EGM。图 13-1 中标注了与体表 ECG 对应的 EGM。

- HRA 的 EGM 对应 P 波起始部。
- His 的 EGM 对应 P 波近末端，RV 的 EGM 对应 QRS 波群。
- 因为电脉冲传导速度非常快，所以波形通常显示为 100mm/s，而不是通常标准体表心电图采用的 25mm/s。这将有效地将 EGM 信号传递到整个显示界面。它能够更综合地观察心脏激动次序中的任何变化，更精确地测量基本时间间隔。

• 基本时间间隔以毫秒（ms）为单位（图 13-1）。

（五）基础起搏周长

基础起搏周长（basic cycle length，BCL）是连续两个心房 EGM 之间的时间 [以毫秒（ms）为单位]，也是间接测量心率（heart rate，HR）的指标，假设心房和心室之间的传导比例为 1 : 1。如 BCL 为 600ms，HR 可以用以下公式计算。

60 000 ÷ BCL（ms）=HR（次 / 分）
60 000 ÷ 600ms =100 次 / 分

这个简单的公式中的常数 60 000 指每分钟 60 000ms。

（六）P-A 间期

P-A 间期是指心脏电活动信号从窦房结传到房室结的时间间隔。测量从体表心电图 P 波开始到希氏束 EGM 心房激动（A 波）的时间。正常范围为 20～60ms。

（七）A-H 间期

这可以看作体表心电图的 P-R 间期，但更加直观。A-H 间期是衡量房室结传导状况的一个指标。希氏束 EGM 上 A-H 间期的测量范围在右心房低位的激动波和希氏束的激动波之间，正常范围为 50～120ms。

（八）H-V 间期

H-V 间期是衡量心室内传导状况的一个指标。希氏束 EGM 上它的测量范围在希氏束激动波和心室激动波之间，正常范围为 35～55ms。

三、电生理导管

诊断性电生理导管由与电极相连的绝缘电线制成。电极位于导管的远端，由医生将电极置于其希望测量的心腔区域，如 HRA、RVA 等。导管的位置可以通过 X 线或 3D 标测系统显示。

导管的近端通过绝缘导线连接到患者体外的手柄，医生使用该手柄操作导管。电缆将手柄连接到一个记录系统，该系统可以过滤 EGM 并将其显示在屏幕上。医生能够监测、测量和记录导管电极的 EGM 并进行各种起搏操作。

电生理学家能够非常精确地放置导管。一些导管的远端可经由手柄控制转弯以绕开阻挡。有时可使用导引导管或导管鞘去支撑和引导导管到达心脏的预定位置。一些专科中心已经开始使用机器人或磁性导管导航设备。EPS 中导管的 X 线定位图如图 13-2 所示。

电生理导管可配置多种电极。常用的诊断导管是四极（4 个电极）和十极（10 个电极）。通常在肺静脉（pulmonary veins，PV）内还可能会用到 20 个电极的圆形环状导管（图 13-3）。还有

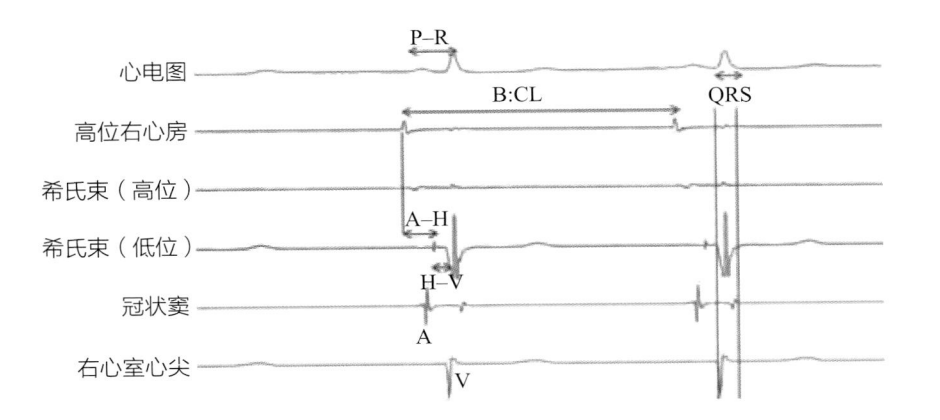

▲ 图 13-1　100mm/s 扫描速度下心室不同部位激动时长和波形依次列于体表心电图 QRS 波群下（即第二个波群上的两条垂直线之间）
P-R. P-R 间期；B: CL. 基础起搏周长；QRS. QRS 波群；A-H. A-H 间期（心房 – 希氏束间期）；H-V. H-V 间期（希氏束 – 心室间期）；A. A 波（心房活动电位）；V. V 波（心室活动电位）

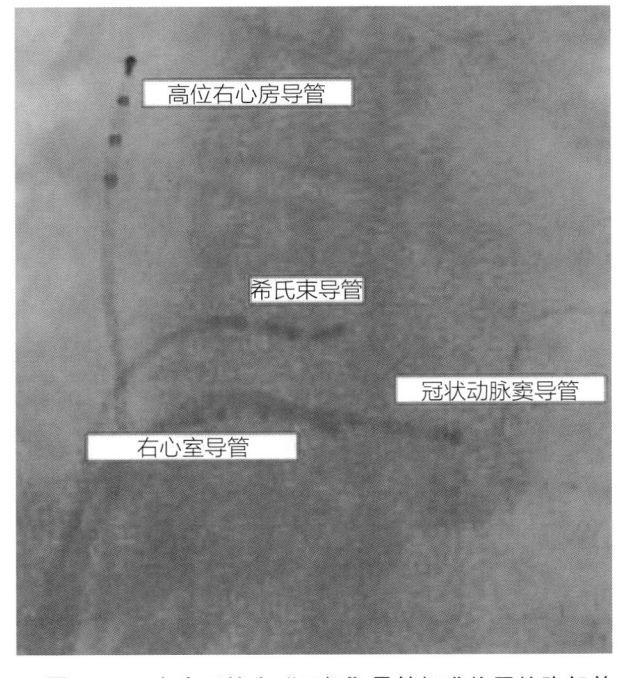

▲ 图 13-2　电生理检查"四极"导管标准位置的胸部前位（antero-posterior，AP）X 线片

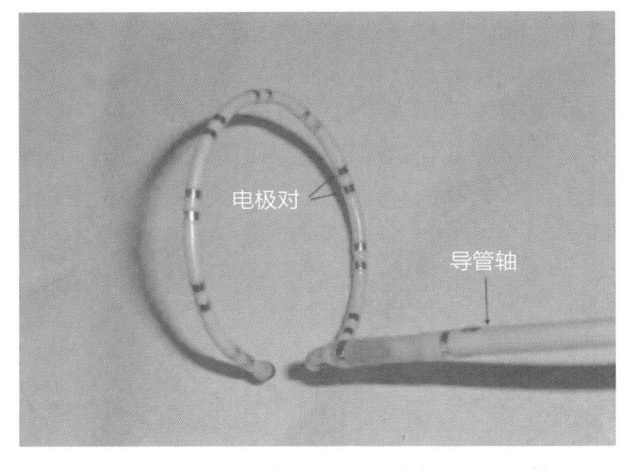

▲ 图 13-3　用以诊断评估肺静脉的环形导管

一些导管的设计在形态上曲直结合，以增加组织接触。一些"篮状"导管有 64 个或更多的电极，可在心腔更广泛区域内进行记录。逐渐地，电极越来越多，它们之间的间隔越来越小，信号分辨率越来越好。每一对电极都在屏幕上发出信号，因此 10 个电极的导管通常会显示 5 个信号。但是理论上任何两对电极都可以形成一个"双相"信号。有时只使用一个电极可以形成一个"单极"

信号，可传导至 Wilson 中央终端或心脏血池中的另一个导管。

消融导管是电生理学家的一件重要装备，是唯一一种能够提供"治疗"（通常是利用射频能量）的特殊导管（图 13-4）。通常射频导管设置了冷却剂系统，它会在射频能量输送过程中自动地通过导管喷洒出肝素盐水，这使治疗性损伤更加准确高效。一些消融导管还可以监测导管对心腔壁施加的压力以防止穿孔，这对患者来说更加安全，也有助于医生判断每次射频能量应用的有效性（如果导管与组织接触不足，则出现治疗性损伤，这是不理想的）。

四、程控电刺激

- 电生理检查中的起搏称为程控电刺激（programmed electrical stimulation，PES）。起搏通常使用导管上的两个相邻电极进行。任何电极对都可以使用，甚至包括消融导管上的电极对。
- PES 导管通过记录系统连接到外部起搏器或"起搏器刺激器"。刺激器产生的电流输送至导管上的电极，使邻近心肌去极化，而后传导至整个心脏，就产生了人工心跳。
- PES 的四个功能。
  - 评估心脏静息时的电活动。
  - 诱发心律失常（心动过速）。
  - 评估心动过速时心脏的电活动。
  - 消除心动过速。
- 这些有节奏的人工起搏与通常导致患者心律失常的室上性异位（supraventricular ectopic，SVE）或室性异位（ventricular ectopic，VE）搏动非常相似。

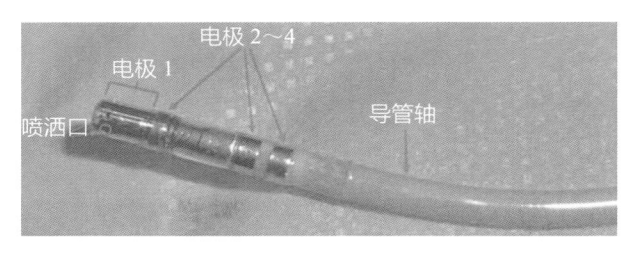

▲ 图 13-4　将热能输送到心脏组织的消融导管

- PES 的类型包括短阵快速（固定频率）起搏和额外刺激起搏。

（一）短阵快速起搏

短阵快速（也称为固定频率）起搏是一系列周期长度稳定的起搏脉冲。例如，在 HRA（窦房结附近）以 600ms 的固定周期长度进行起搏。这类似 100 次 / 分的窦性心动过速。

60 000/600ms =100 次 / 分

PES 中固定起搏可能持续数次搏动、数分钟或持续整个检查。固定频率起搏的一种变异形式是递增频率起搏，即在固定频率每维持数次搏动后次第增加起搏频率直至发现电传导改变。

（二）额外刺激起搏

- 额外刺激起搏是指在短时间的固定频率起搏后，以逐渐缩短的间隔增加额外的起搏脉冲。
- 举个例子：通过 HRA 导管以 600ms（100 次 / 分）的初始速度进行 8 次递增起搏刺激，再加上 400ms（150 次 / 分）的额外刺激。下一次额外刺激的周期长度可能会缩短至 380ms。
- 额外刺激技术经常诱发患者心动过速，因为额外的搏动类似人为的异位起搏。
- 允许添加一个以上的额外刺激，这会被视为更"激进"的 PES。

在 PES 期间，医生通过仔细观察 EGM 来识别电传导模式的变化。去极化模式有助于阐释心律失常的本质。

如果诱发出心动过速，医生将检查心脏不同区域的 EGM（如 CS 和 His）。EGM 在心动过速和窦性心律时表现出明显不同的模式。起初很难判断诱发出的是哪种心动过速，幸而不同的心动过速会以不同的方式对起搏策略做出反应。通常在心动过速发作期间从心脏的不同部位、以不同的频率起搏有助于诊断心律失常的类型，从而指导治疗。

心动过速可以由 PES 诱发，也可以由起搏终止。如果由于诱发心动过速导致患者血流动力学不稳定（即血压低），而起搏不能终止心动过速，

那么患者可能需要复律（图 13-5）。

（三）介入通路

最常见的进入部位是右股静脉和（或）左股静脉。然而，其他通路还包括锁骨下静脉或颈内静脉。经逆行入路治疗左心室心律失常有时需要动脉通路。左心房（有时是左心室）通过血管进入，从右心房穿刺，穿过房间隔（房间隔穿刺）。进入动脉系统时，普遍会使用转导压力线。

五、消融

完成 PES 并且通过 EGM 检查确定了引起临床心动过速的局部心肌区域，可以通过特殊的消融导管输送能量从而永久终止心动过速。消融是指将能量作用于心肌从而限制和从根本上消除其电兴奋性。这种效果通常是永久性的。

目前为止，最普遍使用的能量传递形式是射频消融（radiofrequency ablation，RFA）。射频能量是一种低压高频交流电，能量从射频发生器传送至消融导管，再通过一个通常放置于患者大腿或腰背部的弥散惰性电极或贴片返回发生器。射频能量在心肌的目标部位形成治疗性损伤。射频消融导管的尖端通常长 4mm、直径 2mm，形成的治疗性损伤直径约 5mm、深度约 3mm，损伤大小视具体情况而定。在射频过程中，稳定的接触对于充分治疗心肌是重要的。根据消融部位和心律失常的类型，能量的有效作用时间从几秒到

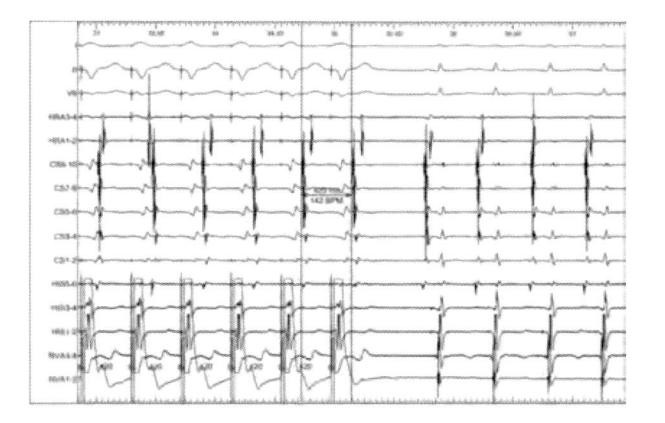

▲ 图 13-5　心动过速时的右心室起搏，本病例诊断为房性心动过速

注意事项：按照惯例最远端电极标记为"1"，采用波士顿科学实验室系统 Pro EP 记录系统）

1min 不等（有时更长）。组织越深越厚（如左心室心肌），可能需要的消融时间越长。

异常组织也可以用冷冻消融治疗，即通过冷冻改变组织。冷冻消融导管连接到制冷控制台，制冷控制台会在导管尖端产生低温。永久消融通常需要低于 −30℃ 的温度。

其他的能够或已经用于消融的能源包括激光、超声、微波、电渗透和电离辐射（后者是非侵入性的）。

消融术用于治疗 SVT、AF、房性心动过速（atrial tachycardia，AT）和 VT。有时心室率不受控制的心房颤动患者在植入起搏器后，房室结就变成了需要消融的靶点。

（一）SVT 消融

SVT 消融的关键点是通过 PES 诱发和诊断心动过速。诊断分为三类：房室结折返性心动过速（atrioventricular nodal re-entrant tachycardia，AVNRT）、房室折返性心动过速（atrioventricular re-entrant tachycardia，AVRT）或 AT。一些存在心脏传导旁路的患者即使没有心动过速的症状也需要进行消融。

（二）AF 消融

消融可用于治疗 AF。消融过程的时长不定，通常阵发性 AF 的消融时间比持续性 AF 的消融时间短。有可能需要再次消融。阵发性 AF 消融的成功率高于持续性 AF。

AF 消融通常在左心房进行，因为它通常是导致心律失常的部位。阵发性 AF 主要由肺静脉产生的异位搏动触发，因此将肺静脉与左心房进行电活动隔离是阵发性 AF 消融的主要目标。这可以通过环绕单条肺静脉或一对肺静脉的连续射频消融造成治疗性组织损伤来实现。对两条肺静脉均进行左心房电隔离的术式称之为"左心房环肺静脉消融"。

另外，每条肺静脉可以通过球囊辅助下的"一步到位"法单独进行电隔离。球囊最常与冷冻消融结合使用，尽管也有包括射频和激光在内的其他能源能够达到这个目的。

关于持续性 AF 消融的最佳治疗方法仍存在争议。其他的治疗策略还包括心房复杂性碎裂电位消融（ablation of complex fractionated atrial electrogram，CFAE）、AF"驱动"位点消融和（或）组合式线性消融（linear ablation，"lines"）。这些"线"连接了如现有的消融性损伤或解剖学障碍般的电惰性结构，从而隔离了心房内的电传导。无论如何，肺静脉隔离仍然是所有 AF 消融的基础，通常是首选术式。通常 AF 消融不进行 PES。

（三）AT 消融

AT 可以是局灶性的，也可能存在大折返。

局灶性 AT 的激活从单点开始向外扩散，可由微小折返、触发电位或异常解剖结构产生。不管局灶性 AT 的机制如何，治疗的方法都是消融最早电激活的区域（通常是最早出现电信号的地方）。

大环路折返性 AT（"震颤"）在任何一个心房内 >2cm 的区域形成连续的去极化波。折返回路和消融策略必须通过仔细检查波的方向来确定，通常使用 3D 标测系统。就像消融 AF 一样，消融线会形成电活动无法穿透的屏障，以防止心动过速再次发生。

典型心房扑动（或称"峡部依赖性心房扑动"）是最常见的一种类型，在右心房中有固定的路径。与 AF 和大多数房性心动过速相比，心房扑动的消融相对容易，可通过在三尖瓣环和下腔静脉之间形成一条治疗性损伤消融线来完成。典型的心房扑动常与 AF 共存于同一患者。非典型扑动通常发生在之前做过消融术或外科手术的患者。

（四）VT 消融

虽然大多数消融手术并不紧急，但 VT 是一种潜在的致命性心律失常，有些情况下最好的治疗方法是消融。有多种类型的标测技术可供选择，包括起搏标测（将起搏的 QRS 波群形态与心动过速形态进行比较）、电压标测（有助于区分消融性损伤和如心肌梗死般的受损组织）和激活标测（观察信号传递时间来确定心动过速的回路）。拖带标测也用于确定起搏部位与心动过速电回路之间的关系。电生理学家根据患者在 VT 发作期间血流动力学的稳定程度、VT 发作的持续时间和频率来决定使用何种标测技术。单个心室异位搏动（包括在正常和异常心脏中）虽然通常是良性特征，但也可以作为消融的适应证——

因为这可能会导致更麻烦的症状，对心脏功能产生负面的影响，或者触发更危险的心律失常。

六、电子解剖（3D）标测

目前 3D 标测技术作为现有技术的补充正越来越广泛地被应用。可用的标测系统有数种，然而大多数标测系统将阻抗和磁跟踪技术结合进行导管定位，并形成心脏各腔及其结构的三维几何重构。这既改善了导管定位的准确性，也减少了照射 X 线的需求。解剖信息与电信号结合，用以定位心律失常的靶点。这对于心脏电活动回路复杂（如房性心动过速和室性心动过速）和解剖结构异常（如先天性心脏病）的患者特别有用。现代系统采用自动化算法和多极定位导管，提高了数据收集的速度，减少了对每个 EGM 的手动处理过程。通过获取定位点，操作者可以知道导管的位置，并标出其关注的信号或重要结构（如His）。3D 标测可与其他成像信息结合使用，如术前计算机断层扫描（computed tomography，CT）、心脏磁共振成像（cardiac magnetic resonance imaging，CMR）或围术期心内超声心动图。软件和硬件的不断进步提高了临床医生治疗复杂心律失常疾病的能力（图 13-6）。

七、护理注意事项

EPS 和 RFA 与冠状动脉造影的护理原则相似。除血管造影前后的护理常规（参阅"第 8 章，冠状动脉造影的术前护理""冠状动脉造影的术后护理"）之外，行 EPS/RFA 患者的护理还有以下注意事项。

（一）术前

与患者讨论手术的目的并取得其知情同意。电生理学家将尽可能详细地收集患者心律失常的相关信息，并依据患者的个人需要制订治疗方案。因此，有必要在手术前对患者及其症状进行全面评估，特别是晕厥的发生。必须为患者在手术过程中可能会出现的这些症状做好准备。同样重要的是，要让患者安心，因为有设备和药物可以终止心律失常。在某些情况下，抗心律失常药物可能会在手术前停止使用，因此，必须严密观

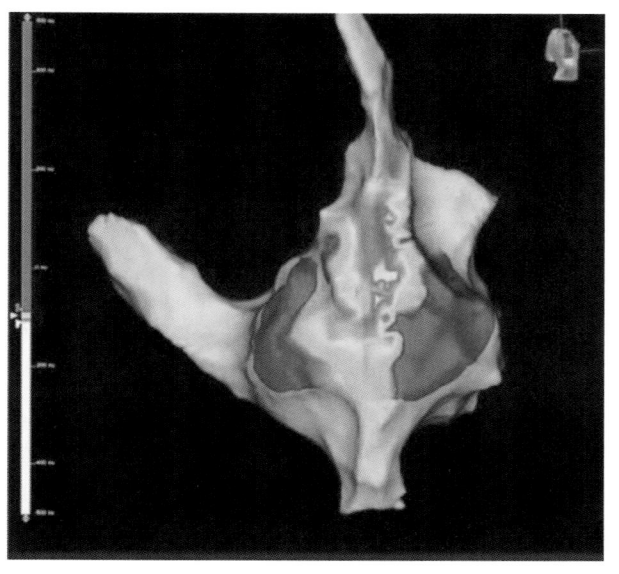

▲ 图 13-6 局灶性房性心动过速患者右心房的三维重建和激活图（可以看到心动过速波从右心房界嵴的白色区域向外扩散，图像采用"Abbott Ensite 精密心脏定位系统"采集）

察患者的心脏节律。

（二）术中

诱发心律失常经常需要异丙肾上腺素或阿托品等药物。腺苷可以通过暂时改变心脏的电特性来协助揭示电传导（辅助）旁路。涉及体循环的手术中，会给予肝素来抑制导管周围血栓形成，预防脑卒中。EPS 和消融术可在清醒镇静或全身麻醉下进行。

（三）术后

再次强调，频繁观察的目的是及时发现手术并发症。除血管造影术后的护理常规（➋ 第 8 章的"冠状动脉造影的术后护理"）之外，观察心律失常和心脏压塞也很重要，特别是如果已经进行了经间隔穿刺术的患者（➋ 第 18 章的"心脏压塞"）。护理心律失常患者的护士应该准备好处理任何可能出现的紧急情况。SVT 消融成功后，通常会停用抗心律失常药物。心房颤动消融后，患者通常继续服用华法林或非维生素 K 拮抗药口服抗凝药（non-vitamin K antagonist oral anticoagulant，NOAC）。

（张　瑜）

相关指南

[1] Chen HS, Wen JM, Wu SN, Lui JP (2012) Catheter ablation for paroxysmal and persistent AF. *Cochrane Database of Systematic Reviews* 4, CD007101. doi:10.1002/14651858. CD007101.pub2

[2] Fogoros R, Mandrola J (2017) *Electrophysiologic Testing* (6th edn). Wiley Blackwell, Oxford.

[3] Issa ZF, Miller JM, Zipes DP (2009) *Clinical Arrhythmology and Electrophysiology: A Companion to Braunwald's Heart Disease*. Elsevier, Philadelphia, PA.

[4] Murgatroyd F, Krahn AD, Klein GJ, Skanes AC, Yee RK (2002) *Handbook of Cardiac Electrophysiology: A Practical Guide to Invasive EP Studies and Catheter Ablation*. ReMedica, London.

[5] National Institute for Health and Care Excellence (2009) *Percutaneous (Non-Thoracoscopic) Epicardial Catheter Radio-Frequency Ablation for Atrial Fibrillation. IPG294.* NICE, London.

[6] National Institute for Health and Care Excellence (2009) *Percutaneous (Non-Thoracoscopic) Epicardial Catheter Radio-Frequency Ablation for Ventricular Tachycardia. IPG295.* NICE, London.

第14章 先天性心脏病与遗传性心脏疾病

Congenital heart disease and inherited cardiac conditions

一、概述

先天性心脏病是指由于出生时心脏结构或功能异常引起的各种心脏疾病。大多数先天性心脏病都是由于心脏、瓣膜或血管没有正常发育所形成的一类疾病。有些先天性心脏缺陷在胎儿期或出生后不久就会被诊断出来，而另一些则可能在后期出现相关症状时才被发现。这些缺陷可以是简单型（很少或不需要干预）、中度（发作时才需要干预）或复杂型（有严重的并发症且需要长期的治疗和随访）。

大多数罹患先天性心脏病的患者都需要在儿科专科医院进行治疗。随着年龄的增长，他们中并非所有的患者都需要进一步治疗。一旦需要进一步治疗，如何顺利过渡到成人诊疗体系是非常重要的话题[1]。一些患者可能会在成人先天性心脏病（adult congenital heart disease，ACHD）的专科病房进一步接受治疗和护理，但并非所有人都会如此。大多数从事心脏专科的护士都在工作中照顾过ACHD患者，同时也可能照顾过那些在成年后首次出现严重症状的遗传性心脏疾病患者。本章的重点是强调一些ACHD患者可能出现的心脏问题。本章不包括心脏胚胎学和宫内心脏发育的详细内容，也不涵盖根治手术、姑息手术、经皮介入手术及某些ACHD患者曾接受过的先天性心脏病特殊治疗。本章涵盖了以下主题。

- 胎儿循环的简要概述。
- 常见先天性心脏缺陷的基本概述。
- 伴有心脏问题的常见遗传性疾病的基本概述。
- 成人患者可能出现的常见症状和体征。
- 护理注意事项。

心肌病详见第15章。

二、胎儿循环

心血管系统是由一个特殊的四腔心脏伴随着血管共同经历了一系列复杂的过程所演变形成的。在这一过程中，任何的形成障碍或发育异常都可能导致先天性心脏缺陷。

由于组织的不断扩增，发育中的胚胎对氧有较高的需求。胚胎是通过一条脐静脉来获取胎盘（在绒毛膜绒毛的毛细血管）中的含氧血液，而不是通过发育中的肺获得氧（图14-1）。在胎儿循环中，右心的血液通过卵圆孔流到左心，从而绕过了右心室。此外，动脉导管也确保了让肺动脉的大部分血液流入主动脉，同时，也确保了发育中的肺部组织有足够的血液供应。静脉导管也有助于分流肝脏中大部分的含氧血液。最后，含氧量低的血液会通过脐动脉返回胎盘（图14-1）。

出生时，主要会发生以下3件事。

- 肺的气体交换：胎盘血流中断后触发了吸气，肺部开始膨胀，肺血流随之增加。
- 卵圆孔关闭：左心房压力增高促使了卵圆孔的关闭。
- 出生后不久，动脉导管、脐动脉和静脉导管立即关闭。

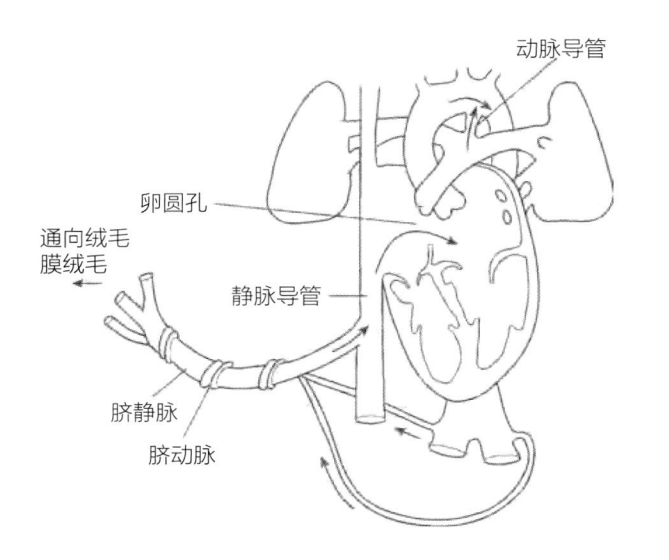

▲ 图 14-1　出生前的胎儿血液循环

经许可转载自 Chikwe J, Beddow E, and Glenville B. Cardiothoracic Surgery, OUP, 2006. *Cardiothoracic Surgery.* Oxford University Press, Oxford

三、先天性心脏病的分类

成人先天性心脏病通常分为两种类型：发绀型和非发绀型。这样的分类方法源于发绀是主要的临床症状。常见先天性心脏病见表 14-1。

四、间隔缺损

房间隔缺损（atrial septal defect，ASD）和室间隔缺损（ventricular septal defect，VSD）通常被称为"心脏上的小洞"。ASD 和 VSD 可能单独发生，也可能合并其他缺陷，如法洛四联症（tetralogy of Fallot，TOF）。

（一）房间隔缺损

ASD 是成人二叶式主动脉瓣术后最常见问题。ASD 是左、右心房之间留有孔隙，在间隔缺损中最为常见。它有四种分型：继发孔型（最常见，心房中心）、静脉窦型（右心房上方靠近上腔静脉）、原发孔型（心房下方）和冠状窦型。

患者通常在儿童时期接受 ASD 修补手术。然而，一些小的 ASD 可能在儿童时期无法被发现，当在成年后患者开始接受其他药物治疗或在怀孕期间才被发现。未经治疗的 ASD 患者在 40 岁以后可能会出现逐渐恶化的症状。最初血液是从左心分流到右心，但当患者进行类似使劲屏气的动作时，如咳嗽和用力，分流可能会短暂地发生逆转，这会导致患者出现短暂性脑缺血发作（transient ischaemic attack，TIA），甚至是脑卒中。长期分流可能导致右心房和右心室扩张和容量超负荷，从而患者出现心律失常，以及诸如心力衰竭、肺动脉压力增高和运动能力下降等问题。

1. 症状和体征

- 劳力性气短（shortness of breath on exertion，SOBOE）。
- 胸部反复感染。
- 运动耐力下降。
- 房性心律失常，如心房颤动。
- 心悸。

2. 检查

- 胸部 X 线检查：可能存在心影大。
- 心电图：心房颤动，是判断心房肥厚的依据。
- 心导管：如果心脏超声显示肺动脉压（pulmonary artery pressure，PAP）持续增高，则有必要通过心导管来获取肺血管阻力

表 14-1　先天性心脏病的分类

非发绀型	发绀型
• 房间隔缺损 • 室间隔缺损 • 肺动脉瓣狭窄 • 主动脉缩窄（coarctation of aorta，COA） • 动脉导管未闭（patent ductus arteriosus，PDA） • 二叶式主动脉瓣 • 主动脉瓣狭窄	• 大动脉转位（transposition of the great artery，TGA） • 法洛四联症 • 共同动脉干 • 左心发育不全综合征 • 三尖瓣闭锁

（pulmonary vascular resistance，PVR）。

- 经食管超声心动图。

3. 治疗　如果出现明显的分流，无论有无症状都应关闭 ASD，以防止进一步出现问题。继发孔型是唯一一种可以使用经皮介入操作闭合的 ASD 分型。如果缺损直径 < 4cm，大部分继发孔型 ASD 可以采用该方法。患者可能需一天的住院治疗及 3～6 个月的抗血小板治疗。

ASD 其他分型和较大的继发孔型缺损都需要通过手术治疗（见第 9 章）。

（二）卵圆孔未闭

卵圆孔未闭（patent foramen ovale，PFO）不是真正的 ASD，而是正常胎儿循环的遗留问题，发病率超过 30%。但是 PFO 可能具有临床意义，因为 PFO 与不明原因的脑卒中存在着密切的联系，PFO 也可能与伴有先兆偏头痛有关。PFO 可以没有任何体征或症状，在心电图、胸部 X 线片或超声心动图上也可以没有任何异常。关闭 PFO 的适应证主要包括栓塞性脑卒中，以及经神经科和心脏介入专家确诊的反复难治性偏头痛。PFO 通常采用经皮介入装置来进行闭合。

（三）房室间隔缺损

患者可能患有部分或完全的心房水平较低的 ASD 和心室水平较高的 VSD。房室间隔缺损（atrioventricular septal defect，AVSD）可能与瓣膜畸形有关。治疗方法通常包括了间隔缺损修补术和瓣膜修补术。如果传导系统受到影响，患者可能需要起搏器治疗。患者也可能患有心房颤动。

（四）室间隔缺损

室间隔缺损（ventricular septal defect，VSD）是儿童中最常见的心脏缺陷，但约 70%VSD 会自行闭合。VSD 是左心室和右心室之间的一个异常通道。如果缺损明显，会存在左向右分流（即含氧血液分流入右心室），VSD 通常在儿童时期实施手术治疗。如果不治疗，可能会导致充血性心力衰竭（congestive cardiac failure，CCF）、肺血管阻力上升及罹患感染性心内膜炎（infective endocarditis，IE）的风险增加。室间隔缺损小的成人需要定期随访，有些患者可能会出现感染

性心内膜炎，表现为心脏传导阻滞、瓣膜问题或室性心律失常。VSD 也可能会导致心肌梗死（myocardial infarction，MI）或心肌损伤。膜性室间隔缺损（占 75%）影响了室间隔的上部，可以引起主动脉瓣叶脱垂。肌部室间隔缺损位于室间隔较低较厚的位置。缺损可能不止一个，可能会自行闭合。根据 VSD 的大小和位置，可以通过手术或经皮介入治疗来关闭 VSD。修补术后的并发症可能有主动脉瓣反流和心脏传导阻滞。

未经治疗的左向右分流，如室间隔缺损，可导致艾森门格综合征（参阅"第 14 章，艾森门格综合征"）。

五、右心室流出道梗阻

（一）肺动脉瓣狭窄

肺动脉瓣狭窄（pulmonary stenosis，PS）大多数为先天性，狭窄可以是瓣膜型、瓣膜下型或瓣膜上型。PS 通常合并其他缺陷，如 ASD 或 VSD。当瓣膜狭窄时，瓣叶会增厚出现畸形。PS 可导致右心室流出道（right ventricular outflow tract，RVOT）梗阻，随后出现右心室压力增高，从而导致右向左分流。一些重度 PS 患者需要依靠动脉导管开放来获得足够的氧气。重度 PS 尽管可以采用瓣膜交接切开术，但通常采用的是通过经皮球囊肺动脉瓣成形术进行治疗（ 第 4 章的"肺动脉瓣疾病"）。

（二）肺动脉高压

肺动脉高压（pulmonary arterial hypertension，PAH）定义为静息时肺动脉平均压 > 25mmHg[2]。虽然严格意义上 PAH 不是先天性疾病，但在本章介绍 PAH 是因为 PAH 经常与其他先天性疾病有关，并且 PAH 可以遗传。PAH 是一种会导致右心衰竭的进行性疾病，可与左心系统疾病、肺部疾病、栓塞性疾病及其他致病因素有关。

有关先天性心脏病出现的 PAH 可分为以下几种[3]。

- 艾森门格综合征。
- PAH 伴体 - 肺（左向右）分流，肺压轻度至中度升高，无发绀。可纠正或不可纠正的中度以上的缺损。

- 伴有小缺损的 PAH——不会导致肺血管阻力上升，可能进展出现紫绀。
- 缺损关闭后的 PAH——肺部的压力在闭合后升高或仍然很高；肺血管阻力可能在缺损关闭后开始升高。

PAH 主要影响女性，某些 PAH 可能到晚年才会被诊断出来。

症状和体征如下。

- 用力时呼吸困难。
- 疲乏。
- 胸痛。
- 头晕和晕厥。
- 咳嗽。
- 当发生右心室衰竭（right ventricular failure，RVF）时，可能会出现外周水肿和腹胀。

检查方法如下。

- 超声心动图。
- 心电图——右心房肥大（right atrial hypertrophy，RAH）、右心室肥大（right ventricular hypertrophy，RVH）、右束支传导阻滞（right bundle branch block，RBBB）。
- 胸部 X 线检查。
- MRI。
- 肺功能检查。
- 动脉血气（arterial blood gases，ABG）。
- 右心导管检查术。
- CT。
- 6min 步行试验（6-minute walk test，6MWT）。

（三）管理

PAH 的治疗目标是减轻症状，增强心功能，预防疾病进展和降低死亡率。治疗可能包括氧疗、抗凝药物、地高辛、利尿药、钙离子通道阻滞药、磷酸二酯酶抑制药（phosphodiesterase type 5 inhibitors，PDE5）（如西地那非、他达拉非）、内皮素受体拮抗药（如安贝生坦、波生坦）、前列腺素（依前列醇、伊洛前列醇）和其他血管扩张药。缺铁性贫血在 PAH 人群中很常见，如果有必要，需要进行监测和治疗。

鼓励 PAH 患者在可承受的症状范围内积极活动，但需遵医嘱选择适当的运动方式和强度，一些患者可以量身定制康复训练计划。为 PAH 患者提供咨询和心理支持是非常重要的。如果怀疑 PAH 可能具有遗传性，则需要通过基因检测来判断。由于怀孕会增加 PAH 患者的死亡率，因此不建议患者怀孕。建议 PAH 患者接种流感疫苗。

六、其他非发绀型疾病

（一）主动脉缩窄

主动脉缩窄（coarctation of aorta，COA）是指主动脉的狭窄，多发生在左锁骨下动脉的近端。COA 通常在婴儿期被确诊，并实施根治手术。在狭窄不严重的情况下，极少的 COA 可能到成年后才被诊断。患者通常股动脉脉搏较弱或缺失，常合并其他畸形，如 VSD、二叶式主动脉瓣（最常见的）、主动脉弓发育小及二尖瓣问题。COA 需要通过外科手术或经皮介入治疗。成人在既往手术干预后可能会再次出现缩窄。高血压是 COA 患者中常见的并发症，需要进行药物治疗。

（二）动脉导管未闭（PDA）

正常情况下，动脉导管在出生后不久应关闭。大多数 PDA 患者都会在儿童时期接受根治术。动脉导管细小的患者可能会在成年后发现，但通常无症状。成人中较少出现中度或重度的 PDA 患者。

（三）二叶式主动脉瓣

二叶式主动脉瓣患者出生时可能只有两个主动脉瓣瓣叶，或者本来有三个动脉瓣瓣叶，但是其中两个有融合。他们可能表现为主动脉瓣狭窄（➲ 第 4 章的"主动脉瓣狭窄"）。患者有发生 IE、主动脉夹层或破裂的风险。治疗方法有瓣膜成形术、瓣膜切开术或瓣膜置换术（➲ 第 4 章的"手术治疗"）。

七、发绀型病变

（一）大动脉转位

这种先天性缺陷主要是主动脉起源于右心室，肺动脉起源于左心室（left ventricle，LV）。因此，患者的体循环和肺循环是分开的，患者维系生命需要依赖其他的心脏畸形来使这两大循环之间产生交互。大多数大动脉转位（transposition of the great artery，TGA）婴儿会合并有以下畸形中的一个。

- PFO。
- ASD。
- VSD。
- PDA。

尽管 TGA 合并上述畸形可以将血液和不同程度的氧进行混合后传输到全身组织，但是婴儿还是会出现严重发绀。大动脉转位必须要实施手术干预，通常采用 Senning 或 Mustard 方法。

还有一种先天性矫正型 TGA，婴儿出生时除了心房与心室连接不一致，还有心室与大动脉连接不一致。因此，表面上它是一种正常的血液循环。大多数病例是在儿童时期被发现，但也有可能成年后出现心律失常时才被发现。

（二）法洛四联征

TOF 可以表现为各种异常，但典型的 TOF 主要包含以下 4 种畸形（图 14-2）。

- 右心室流出道梗阻（right ventricular outflow tract obstruction，RVOTO）。
- 主动脉骑跨。
- VSD。
- RVH。

这些畸形导致了右向左分流。一些患者的主

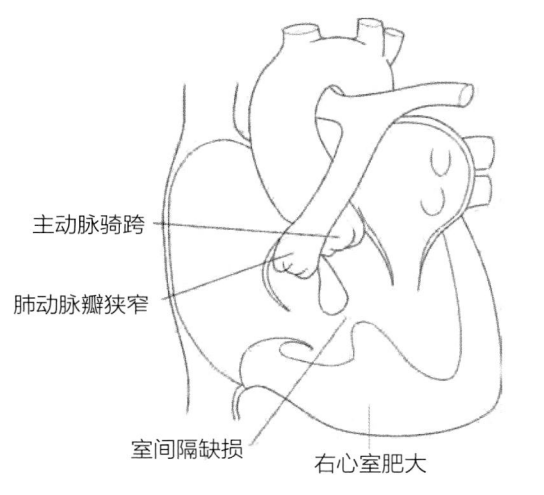

主动脉骑跨

肺动脉瓣狭窄

室间隔缺损　　　右心室肥大

▲ 图 14-2　法洛四联征
经许可转载自 Chikwe J, Beddow E, and Glenville B. Cardiothoracic Surgery, OUP, 2006.). *Cardiothoracic Surgery.* Oxford University Press, Oxford

动脉弓可能在右侧。体循环中缺氧的静脉血与肺静脉中含氧量高的动脉血混合后导致发展为发绀。几乎所有患者都需要在儿童早期进行手术干预，手术方式取决于畸形的严重程度。以前，TOF 患者在接受根治术之前需要先进行姑息性手术。现在，出生时确诊为 TOF 的患者可以在婴儿期直接接受根治手术。

患者可能表现为肺动脉瓣反流和（或）心律失常。由于 RVOTO 或 VSD，患者可能需要进一步的手术。

（三）永存动脉干（共同动脉干）

主动脉和肺动脉形成一个共同的动脉干。患者通常患有一个 VSD 或出现瓣膜异常。通常在儿童时期进行矫正手术，但患者可能需要接受二次手术，如在成年期更换瓣膜。

（四）左心发育不良

左心室发育不全的患者以二尖瓣（mitral valve，MV）和主动脉瓣发育不良为特征，二尖瓣和主动脉瓣可能狭窄或完全闭锁。主动脉也可能发育不全。使用前列腺素保持动脉导管开放以缓解发绀，并在儿童时期使用各种手术技术来纠正一些畸形和改善血液循环。

（五）三尖瓣闭锁

这些患者的右心室通常都非常小。由于三尖瓣未能打开，右心房和右心室之间没有通道。常见合并的畸形有 ASD、VSD、PS、TGA、肺动脉瓣闭锁和 COA。治疗将取决于流向肺部的血液流量，可能包括肺动脉环缩术。

八、艾森门格综合征

艾森门格综合征由于肺血管阻力上升，持续性肺动脉高压导致的血液右向左分流的并发症。虽然艾森门格综合征的进展缓慢，但它往往是进行性的和不可逆的，并且可以导致早产儿死亡。

艾森门格综合征的症状和体征包括以下。

- 进行性疲乏。
- 气短（shortness of breath，SOB）。
- 发绀。
- 头痛。
- 用力后头晕。

- 杵状指（趾）。
- 心率 / 心律的变化。
- 胸痛。
- 四肢麻木 / 刺痛感。
- 视物模糊。

并发症包括痛风、血液黏稠、缺铁性贫血[可能产生大量低质量的红细胞（red blood cell，RBC）]、凝血问题及胆结石。

对症治疗，如吸氧、利尿药和针对 PAH 的治疗。患者可能需要进行心肺移植。由于罹患艾森门格综合征的患者有较高的孕产期死亡和胎儿死亡率，因此不建议艾森门格综合征患者怀孕。

（罗雯懿）

九、遗传学与人类基因组学

遗传学教育[4]现在是护士保健培训的重要组成部分。遗传学可以在许多疾病中发挥作用，并在心血管护理中发挥特殊作用。遗传学关注的是单个基因的功能和组成，而基因组学关注的是所有基因及基因之间的关系。100 000 个基因组项目[5]已经对大约 85 000 人的 100 000 个基因组进行了测序。参与的人包括那些患有罕见疾病的人、他们的家人和癌症患者。该项目在 2018 年完成，结果可能对心血管护理产生重大影响。

在遗传性心脏疾病方面，遗传学和基因组学发挥着非常重要的作用，特别是在与家族性高胆固醇血症（familial hypercholesterolaemia，FH）等疾病有关的问题上，因为一旦一个人被确定为患有这种疾病，很容易识别出其他有风险的亲属。了解遗传学、基因组学，以及基因检测和家庭筛查的作用是照顾遗传性心脏病患者的关键因素。

十、遗传性心脏病

除了已经注意到的先天性心脏缺陷外，还有一些遗传性疾病可能要到成年才能发现，但有严重的心脏并发症。这些症状概述如下。

（一）马方综合征
这是一种结缔组织疾病，有以下异常。
- 骨骼：患者身材高大，四肢和手指较长。他

们可能有脊柱侧凸或胸壁畸形。患者通常有高拱形腭。
- 眼睛：晶状体脱位、近视、视网膜脱离和青光眼。
- 呼吸系统：气胸、肺气肿和支气管扩张。
- 心血管系统：包括主动脉根部扩张、主动脉夹层、主动脉瓣反流（aortic regurgitation，AR）、二尖瓣脱垂（mitral valve prolapse，MVP）和二尖瓣反流（mitral regurgitation，MR）。

马方综合征是一种常染色体显性遗传病，即它对男性和女性的影响相等，只需要一个基因副本就能导致这种疾病。此外，如果基因不是遗传的，这种综合征就不能遗传。在 1/4 的病例中，它是由一种新的基因突变引起的，即患者在没有遗传的情况下患上马方综合征。患者可能会出现各种症状，据估计，约 10% 的受影响患者将出现严重的健康问题。

护士可能会照顾已确诊的或新诊断的马方综合征患者，患者将需要与他们的症状和最近是如何被诊断相适应的支持。与马方综合征相关的心脏异常通常需要手术治疗。那些被诊断为马方综合征但没有心脏异常的人，需要定期随访和做超声心动图，以早期发现心脏异常。

（二）家族性高胆固醇血症
家族性高胆固醇血症导致血液中循环低密度脂蛋白（low-density lipoprotein，LDL）水平升高。那些低密度脂蛋白升高的人因心血管疾病过早死亡的风险增加。家族性高胆固醇血症可以从父母的一方遗传，或者在更罕见的情况下，从两个亲本中继承。如果从父母一方遗传，这是一种常染色体显性遗传性疾病，因此个人有 50% 的可能会遗传到，它不会跳过一代人。一旦一个人被诊断出患有家族性高胆固醇血症，就应该为亲属提供检测，从一级亲属开始，开始级联检测，从而创建一个家系。高强度的他汀类药物治疗和生活方式建议（➡ 第 1 章的"饮食因素"）是首选的治疗方法[6]。人们认为有很多人患有 FH 但没有被诊断出来，护士在提高群众对家族性高胆固醇血症的认识和早期诊断方面发挥着重要作用。

（三）心源性猝死与心律失常猝死综合征

心源性猝死（sudden cardiac death，SCD）是一种意外的猝死，通常是由心脏疾病引起的。如果是在运动期间或运动后立即发生，则称为运动相关性心源性猝死（exercise-related sudden cardiac death，ERSCD）。大约每20例心源性猝死中有1例，即使在尸检后也找不到确切的死因，这被称为心律失常猝死综合征（sudden arrhythmic death syndrome，SADS）。人们认为导致SADS的原因就是那些导致室性心律失常和心脏停搏的原因。这可能是由于离子通道内的突变影响了电生理（称为离子通道病），但不会导致心脏结构的变化。离子通道病包括Brugada综合征、先天性长QT综合征（congenital long QT syndrome，LQTS）、儿茶酚胺源性多形性室性心动过速（catecholaminergic polymorphic ventricular tachycardia，CPVT）、进行性心脏传导缺陷（progressive cardiac conduction defect，PCCD）和特发性心室颤动（idiopathic ventricular fibrillation，IVF）。其中一些概述如下。

（四）Brugada综合征

这是一种遗传性疾病，由心脏钠通道基因突变引起。这是一种常染色体显性遗传病，在西方每1000人中就有3人受到影响。东南亚发病率则远高于此，但发病率差异的原因尚不清楚。

Brugada综合征以快速多形性室性心动过速（ventricular tachycardia，VT）发作为特征，患者如果退化为心室颤动（ventricular fibrillation，VF），则会出现晕厥发作或心脏停搏。在30—50岁的人群中最为常见，但可能发生在任何年龄。患有这种综合征的患者可能有晕厥或心脏停搏的病史；然而，通常没有警告性症状，患者可能会在睡眠中死亡。

在那些存活下来的Brugada综合征患者中，心电图显示为以下三种模式中的一种，类似于完全性或不完全右束支传导阻滞（图14-3）。

- 类型1：$V_1 \sim V_3$的显著穹窿形ST段抬高≥为2mm，伴随T波倒置。
- 类型2：ST段下斜型抬高≥2mm，随后是具有马鞍形状的正T波。

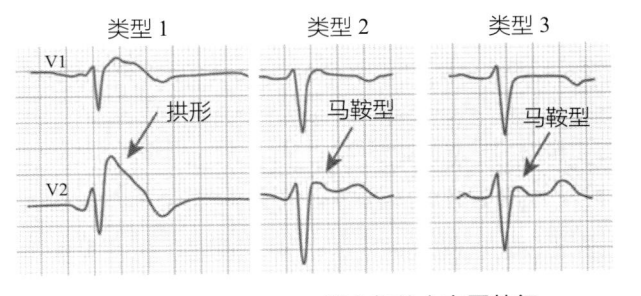

▲ 图14-3 Brugada综合征的心电图特征

经许可转载 Firman E. Diagnosing and treating Brugada syndrome. *British Journal of Cardiac Nursing* 1 (7), 332–7 © MA Healthcare

- 类型3：$V_1 \sim V_3$导联ST段抬高＜2mm，可能为马鞍或穹窿形，或两者兼有。

Brugada兄弟已经制订了八个风险分层级别。风险最低的患者仅在接受钠通道阻滞药（如阿吉马林或氟卡尼）治疗时出现与Brugada相关的心电图变化，而风险最高的患者有与Brugada相关的心电图变化，以及在电生理检查（electrophysiological study，EPS）期间可诱发的VT/VF和至少一次晕厥发作。诊断本来就很困难，但任何有不明原因晕厥病史和幼年猝死家族史的患者都应该转诊接受EPS。对于那些在EPS中出现诱发性室性心律失常的患者，首选的治疗方法通常是进行植入式心脏复律除颤器（implantable cardioverter defibrillator，ICD）植入。患者应避免服用可能导致右胸导联ST段抬高的药物（http://www.brugadadrugs.org）。发热、低钾（患者有腹泻和呕吐）、过量饮酒、暴饮暴食、娱乐用药都可能导致与Brugada相关的变化，因此应避免或适当治疗。

（五）先天性长Q-T间期综合征

长Q-T间期综合征可以遗传，也可以后天获得（参阅"第12章，室性心动过速"）。先天性长Q-T间期综合征是一种常染色体显性遗传性疾病，与心源性猝死相关。它是由至少13个基因的突变引起的，所有这些基因都有调节钠或钾离子通道的功能。异常离子通道延长了复极化过程，Q-T间期＞0.500ms。这会导致多形性室性心动过速或尖端扭转，通常类似于VF（参阅"第12章，室性心动过速"）。这种混乱的节奏会导致晕厥或突然的意外死亡。根据影响基因的不同，这些症状是由不同的因素引发的，包括游泳和潜水、运动、嘈杂噪音或睡眠。治疗可能包括 β 受体拮抗药和植入性心律转复除颤器。应避免使用延长 QT 的药物。如果患者出现腹泻和呕吐，可能会导致低钾血症，从而导致病情恶化，因此应寻求医疗咨询。

在一个家庭成员被诊断出患有长 Q-T 间期综合征后，必须对所有家庭成员进行检查并转介给电生理学家。有 Brugada 综合征或先天性长 Q-T 间期综合征病史的家庭需要专家咨询，因为如果一个家庭中有人患有以上任何一种综合征，家庭中的其他人也很有可能会受到影响。

（六）儿茶酚胺能多形性室性心动过速

这是一种遗传性疾病，Q-T 间期可能是正常的也可能是短的，常见于运动或压力下的儿童或青少年。它可以用 β 受体拮抗药治疗，也可能需要植入 ICD。

十一、与成人先天性心脏病有关的问题

如前所述，大多数有复杂异常和持续性心脏问题的先天性心脏病患者都会接受专科医生的随访。然而，许多以前已经纠正或未发现先天性缺陷的患者也可能被送往普通心脏诊疗室。他们可能会遇到的最常见问题如下。

- 心律失常：房性和室性心律失常都会导致明显的血流动力学恶化，ACHD 患者对此耐受性较差。
- 心力衰竭：由心室负荷过重引起的心力衰竭。
- 感染性心内膜炎：大多数先天性心脏病患者一生都有感染性心内膜炎的风险，这类患者不应忽视不适或持续性发热的非特异性症状。年轻人的粉刺可能是感染性心内膜炎的来源之一。身体穿刺或文身也可能带来风险。除非患者正在接受高风险手术且处于高风险状态，否则不再推荐使用预防性抗生素（➋ 第 5 章的"患者健康教育"）。
- 晕厥：必须对任何先天性心脏病患者的晕厥

进行调查，因为它可能是由心律失常或左心室流出道严重阻塞引起的。

- 手术：在晚年可能需要姑息或矫正手术，通常是因为再狭窄、反流或管道阻塞。手术应由专业外科医生进行。

十二、护理要点

护理要点应与患者的症状相关，仔细的血流动力学监测是必要的，因为轻微的恶化可能难以耐受。然而，对于先天性心脏病（ACHD）和遗传性心脏病（inherited cardiac condition，ICC）患者，护士必须考虑其他因素，特别是那些可能想要选择健康和生活方式的年轻人，可能受到病情的显著影响。有一些组织已经成立，为那些患有遗传性心脏病或先天性心脏病的人提供支持（参阅附录 A）。

（一）过渡

从儿科服务向成人服务的过渡需要仔细规划。英国国家保健康护理卓越研究所（NICE）关于儿童向成人服务过渡的指导[7]包括确保年轻人及其照顾者参与这一进程并得到充分支持。它可能涉及从一个医疗机构到另一个医疗机构的信任变更，因此完整有效的治疗相关信息是很重要的。应该有一个专业人员帮助协调这一过程。个人文件夹中包含有关病情的信息、任何具体的生活方式建议、有关父母和照顾者参与的偏好及其他相关信息，对于年轻患者来说，将它们提供给预约或住院治疗作为参考都很有用。

（二）专科医生转诊

有为先天性心脏病和遗传性心脏病提供的专家服务，必要时随时可以提供建议和转介。建议护士了解最近的先天性心脏病中心或遗传性心脏病诊所的联系方式。然而，请注意，先天性心脏病患者和遗传性心脏病患者本身通常都有丰富的专业知识，并且会有他们自己专家的联系方式。

（三）心理支持

一些先天性心脏病和遗传性心脏病患者在现实生活中面临着非常严峻的挑战，除了要保持身体健康，还要回归日常生活。患者可能在就业、

买保险或抵押贷款方面遇到困难。这显然取决于他们心脏问题的严重程度，但也还有许多人过着充实和积极的生活。身体疾病的复发会引发与经济、就业和社会地位有关的愤怒、压力或抑郁。护士必须根据患者的个人需求给予适当的心理支持。

（四）健康建议

专业医疗保健人员应提供有关旅行、避孕、怀孕和非心脏手术相关的医疗保健的建议。尤其是以下方面。

- 旅行：缺氧的患者在长途旅行时要随身携带氧气，并需要额外补充水分。可能很难买到旅游保险，但一些专业保险公司会提供这种保险。
- 避孕：患有红细胞增多症的女性不应使用联合避孕药，因为这会增加血栓形成的风险。宫内节育器在置入时有可能感染，所以建议采用抗生素预防感染。
- 怀孕：所有先天性心脏病患者，有必要进行孕前咨询，因为不同的心脏缺陷造成的怀孕的风险和结果不同。所有急性心肌梗死患者在考虑怀孕前都应该进行全面的医学和遗传学评估（➡ 第 16 章的"妊娠期心脏病"）。对于那些考虑怀孕的遗传性心脏病患者，应该提供遗传咨询。
- 感染性心内膜炎：一些先天性心脏病患者可能有患感染性心内膜炎的风险。应提供有关预防和处理的信息（➡ 第 5 章的"感染性心内膜炎"）。
- 非心脏手术：应建议先天性心脏病患者在专科中心进行非心脏手术和治疗，且需要遵循专家关于麻醉和感染风险的建议。

（潘婷婷）

参考文献

[1] National Institute for Health and Care Excellence (2016) Transition from children's to adults' services for young people using health or social care services. NG43. NICE, London.

[2] Nazzareno G, Humbert M, Vachiery J-L (2016) 2015 ESC/ERS Guidelines for the diagnosis and treatment of pulmonary hypertension: The Joint Task Force for the Diagnosis and Treatment of Pulmonary Hypertension of the European Society of Cardiology (ESC) and the European Respiratory Society (ERS): Endorsed by: Association for European Paediatric and Congenital Cardiology (AEPC), International Society for Heart and Lung Transplantation (ISHLT). European Heart Journal 37(1), 67-119.

[3] Nazzareno G, Humbert M, Vachiery J-L (2016) 2015 ESC/ERS Guidelines for the diagnosis and treatment of pulmonary hypertension: The Joint Task Force for the Diagnosis and Treatment of Pulmonary Hypertension of the European Society of Cardiology (ESC) and the European Respiratory Society (ERS): Endorsed by: Association for European Paediatric and Congenital Cardiology (AEPC), International Society for Heart and Lung Transplantation (ISHLT). European Heart Journal 37(1), 67-119.

[4] Health Education England (2017) Genomics Education Programme. https://www.genomicseducation.hee.nhs.uk/ (accessed 3 May 2020).

[5] Department of Health (2017) Genomics England: The 100,000 Genomes Project. https://www.genomicsengland.co.uk/about-genomics-england/the-100000-genomes-project/ (accessed 3 May 2020).

[6] National Institute for Health and Care Excellence (2017) Familial Hypercholesterolaemia: Identification and Management. CG71. NICE, London.

[7] National Institute for Health and Care Excellence (2016) Transition from Children's to Adults' Services for Young People Using Health or Social Care Services. NG43. NICE, London.

相关指南

[1] Baumgartner H, Bonhoeffer P, De Groot N, et al. (2010) ESC Guidelines for the management of grown-up congenital heart disease. *European Heart Journal* 31, 2915-57.

[2] Brignole M, Moya A, de Lange F, et al. (2018) ESC Guidelines for the diagnosis and management of Syncope. *European Heart Journal* 39(21), 1883-948.

[3] Erbel R, Aboyans V, Boileau C, et al. (2014) ESC Guidelines on the diagnosis and treatment of aortic diseases. *European Heart Journal* 35, 2873-926.

[4] Nazzareno G, Humbert M, Vachiery J-L (2016) 2015 ESC/ERS Guidelines for the diagnosis and treatment of pulmonary hypertension: The Joint Task Force for the Diagnosis and Treatment of Pulmonary Hypertension of the European Society of Cardiology (ESC) and the European Respiratory Society (ERS): Endorsed by: Association for European Paediatric and Congenital Cardiology (AEPC), International Society for Heart and Lung Transplantation (ISHLT). *European Heart Journal* 37(1), 67-119.

[5] National Institute for Health and Care Excellence (2013) *Percutaneous Closure of Patent Foramen Ovale to Prevent Recurrent Cerebral Embolic Events. IPG472.* NICE, London.

[6] National Institute for Health and Care Excellence (2016) *Transition from Children's to Adults' Services for Young People Using Health or Social Care Services. NG43.* NICE, London.

[7] National Institute for Health and Care Excellence (2017) *Familial Hypercholesterolaemia: Identification and Management. CG71.* NICE, London.

[8] Priori SG, Blomstrom-Lundqvist C, Mazzanti A, Blom N, et al. (2015) ESC Guidelines for the management of patients with ventricular arrhythmias and the prevention of sudden cardiac death. *European Heart Journal* 36,2793-867.

第 15 章　心肌病

Cardiomyopathy

一、概述

心肌病是指"心肌的疾病","心"是指心脏，"肌病"是指肌肉的一种疾病。心肌病是指与冠状动脉疾病、高血压、先天性、瓣膜性或心包异常无关的心肌疾病。心肌病与心肌功能障碍相关，可分为以下四种主要类型。

- 肥厚型心肌病。
- 扩张型心肌病。
- 致心律失常性右室心肌病。
- 限制型心肌病。

本章旨在介绍心肌病的概述、临床表现、诊断、治疗及护士在心肌病管理中的作用。

二、肥厚型心肌病：概述

肥厚型心肌病（hypertrophic cardiomyopathy，HCM）在普通人群中的发病率约为 0.2%，男女比例相等，可发生于几乎所有种族中。它是青壮年心源性猝死（sudden cardiac death，SCD）的主要原因之一。HCM 是一种常染色体遗传疾病，绝大多数为显性遗传，但也可以是特发性的。具有 HCM 家族史的个体后代约有 50% 的概率遗传致病基因，但并非所有致病基因携带者都会发病，这种现象被称为不完全显性遗传。而在有的家族中，则呈完全显性遗传（图 15-1），也可能出现隔代遗传（图 15-7）。

约 60% 的成年 HCM 患者可检测到明确的致病基因突变，这些突变基因多数编码肌节蛋白，目前至少有 1400 多个变异被确定与 HCM 有

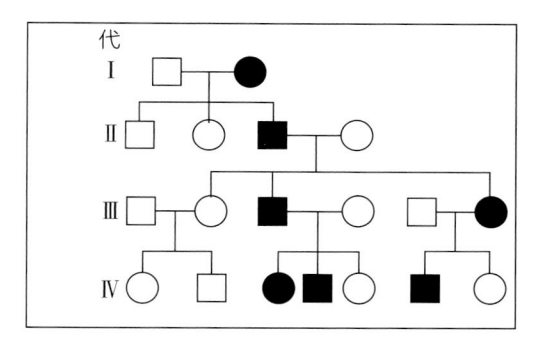

▲ 图 15-1　肥厚型心肌病 4 代患者的家谱

经许可转载自 Cardiomyopathy UK,http://www.cardiomyopathy.org

关。不同的家系或家系中不同的个体所表现的临床症状不同，此外，5%～10% 的肥厚型心肌病表型是由代谢和神经肌肉疾病等其他遗传疾病引起的。

HCM 的特征是心肌肥大（心肌增厚），可累及左心室和（或）右心室。影像学方法测得成人左心室（Left ventricle，LV）的一个或多个节段的室壁增厚≥15mm，即可怀疑 HCM[1]。最常见的心肌增厚发生在室间隔，导致室间隔不对称肥厚（asymmetrical septal hypertrophy，ASH）（图 15-2）。心肌肥厚也可均匀分布于整个心室（对称 / 向心性左心室肥厚；图 15-3）或集中在心尖部（图 15-4）。HCM 的另一个特征是心肌细胞排列紊乱和纤维化。这些特征可能导致 HCM

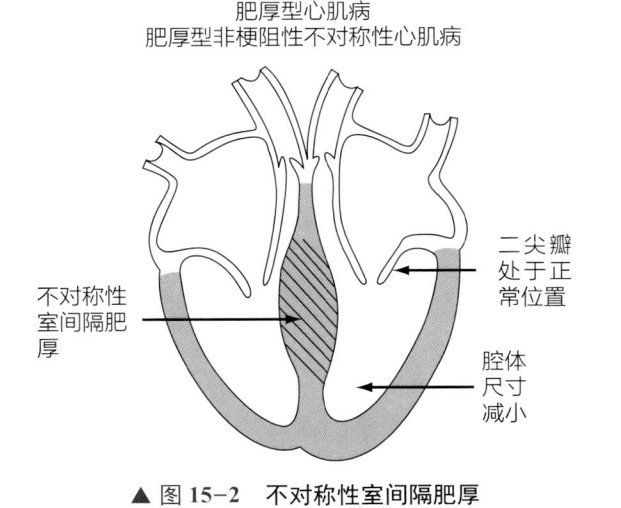

▲ 图 15-2 不对称性室间隔肥厚

肥厚型心肌病
肥厚型非梗阻性不对称性心肌病

不对称性室间隔肥厚

二尖瓣处于正常位置

腔体尺寸减小

经许可转载自 Cardiomyopathy UK, http://www.cardiomyopathy.org

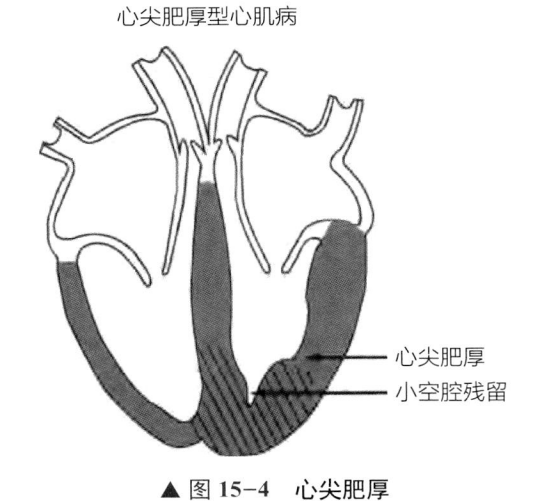

心尖肥厚型心肌病

心尖肥厚

小空腔残留

▲ 图 15-4 心尖肥厚

经许可转载自 Cardiomyopathy UK, http://www.cardiomyopathy.org

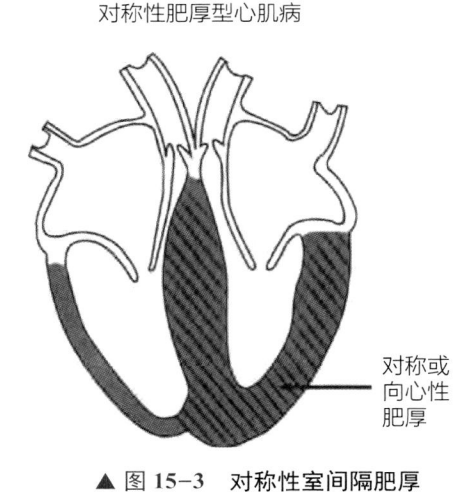

对称性肥厚型心肌病

对称或向心性肥厚

▲ 图 15-3 对称性室间隔肥厚

经许可转载自 Cardiomyopathy UK, http://www.cardiomyopathy.org

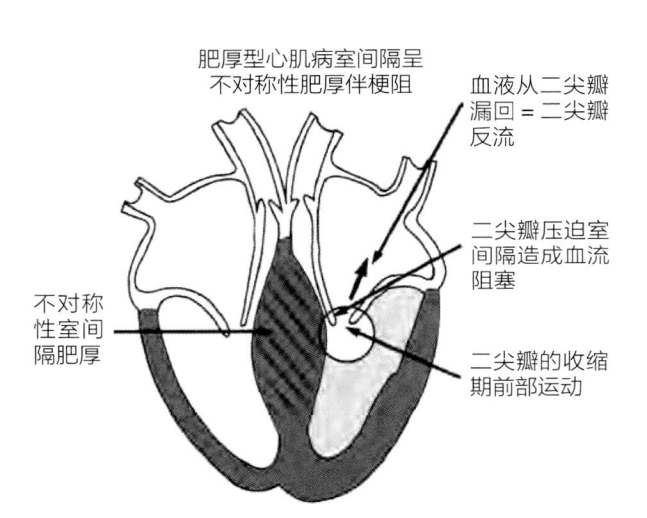

肥厚型心肌病室间隔呈不对称性肥厚伴梗阻

血液从二尖瓣漏回 = 二尖瓣反流

二尖瓣压迫室间隔造成血流阻塞

不对称性室间隔肥厚

二尖瓣的收缩期前部运动

▲ 图 15-5 室间隔呈不对称性肥厚伴梗阻

经许可转载自 Cardiomyopathy UK, http://www.cardiomyopathy.org

患者的心脏舒张功能障碍和心律失常。

一些患有 ASH 的患者会出现从左心室到主动脉血流受阻的情况。是由于收缩期增厚的室间隔和二尖瓣相互挤压，导致左心室流出道（left ventricular outflow tract，LVOT）明显变窄，从而阻碍血液流入主动脉（图 15-5）。

三、肥厚型心肌病的诊断与治疗

（一）临床表现

肥厚型心肌病（HCM）患者在任何年龄都可以发病；但大多数是无症状的，也有些患者会出现轻微的症状，如呼吸困难、胸痛、疲劳、心悸 / 心律失常、晕厥。在某些情况下还会出现心源性猝死（SCD），约 1% 的成人 HCM 患者会发生 SCD，青少年 / 青年 HCM 患者发生 SCD 则可高达 4%；20%～25% 的 HCM 患者可能发生心房颤动（atrial fibrillation，AF）；也有些可能会发展到"泵衰竭期"，此时心肌细胞死亡，导致瘢痕产生和心室扩张，发生类似扩张型心肌病的表现。

（二）病史

- 患者的家族史（如猝死）和家系图谱。
- 症状：胸痛、头晕、气短、疲劳、心悸、晕厥。

（三）检查

根据患者的临床表现，可以住院或在门诊进行检查。要确保患者检查前身体和心理上已充分做好准备。检查项目包括以下。

- 12 导联心电图。
- 经胸超声心动图（Transthoracic echocardiograph，TTE）（➔ 第 3 章的 "影像学检查：超声心动图"）。
- 家系筛查——详细询问患者家族史，并制订家系图谱。
- 动态监测（➔ 第 3 章的 "动态监测"）。
- 运动耐量试验（exercise tolerance test，ETT）（➔ 第 3 章的 "运动耐量试验"）。
- 血液检验——血红蛋白（haemoglobin，Hb）、尿素和电解质、甲状腺功能试验（thyroid function test，TFT）、α 半乳糖苷酶。

其他可能的检查包括以下。

- 血管造影（➔ 第 8 章的 "冠状动脉造影的术前护理"）——但没有冠状动脉性心脏病危险因素的年轻患者没有必要行血管造影。
- 高级心脏成像技术（影像检查：核素与心脏磁共振）（➔ 第 3 章的 "影像学检查：超声心动图"）。
- 胸部 X 线检查（➔ 第 2 章的 "胸部 X 线检查"）。
- 电生理学检查（electrophysiological study，EPS）（很少）（➔ 第 13 章的 "基础电生理学"）。
- 基因检测。

（四）诊治

1. 诊治策略

- 明确诊断。
- 明确症状情况和制订个体化治疗方案。
- 确定预后风险，包括室性心律失常、猝死、心房颤动和脑卒中及心力衰竭。

- 开展家族筛查和基因检测。

2. 药物治疗

- β 受体拮抗药：适用于胸痛患者，对梗阻性 HCM 患者更获益（➔ 第 19 章的 "β 受体拮抗药"）。
- 钙离子通道阻滞药：适用于胸痛和梗阻性 HCM 患者（➔ 第 19 章的 "钙离子通道阻滞药"）。
- 抗心律失常药物：适用于心律失常患者和有心源性猝死风险的患者（➔ 第 19 章的 "抗心律失常药"）。
- 利尿药：适用于心力衰竭患者（➔ 第 19 章的 "利尿药"）。
- 抗凝药：适用于心房颤动患者和有血栓栓塞风险的患者（➔ 第 19 章的 "抗凝药"）。
- 丙吡胺：适用于有症状的左心室流出道梗阻（left ventricular outflow tract obstruction，LVOTO）患者。
- 对于有症状但无梗阻的患者来说，治疗可能是非常困难的。

3. 非药物治疗 重点为缓解药物治疗后仍有临床症状的 ASH 患者的梗阻。治疗方案包括以下。

- 室间隔化学消融术：通过收缩心肌以减少心肌增厚（➔ 第 14 章的 "右心室流出道梗阻"）。
- 双腔起搏器植入术（➔ 第 11 章的 "起搏类型"）。
- 心肌切除术：手术切除部分增厚心肌。

4. 进一步的非药物治疗

- 植入型心律转复除颤器（implantable cardioverter-defibrillator，ICD）的植入：适用于因室性心动过速（ventricular tachycardia，VT）或心室颤动（ventricular fibrillation，VF）的心脏停搏幸存者或自发性持续性室性心律失常导致血流动力学障碍造成晕厥的患者，且预期寿命 > 1 年。可采用 SCD 风险预测模型（http://doc2do.com/hcm/webHCM.html）评估确定是否需要 ICD 治疗（➔ 第 12 章的 "植入型心律转复除颤器"）。

5. 心脏移植

• 左心室辅助装置（left ventricular assist device，LVAD）/ 双心室辅助装置（biventricular assist device，BiVAD）。

• 应避免竞技类运动。

四、扩张型心肌病

扩张型心肌病（dilated cardiomyopathy，DCM）是一类以左心室或双心室扩大伴收缩功能障碍为特征的心肌病（图 15-6），其发病占总人口的 1/2500。DCM 通常男性比女性更常见、死亡率比女性高 64%。

DCM 是指以原发性心肌病变为主要原因的疾病，须除外高血压、冠状动脉性心脏病、瓣膜病等引起的心室扩张伴收缩功能受损的疾病。其中，约 40% 的 DCM 患者有家族史，约 25% 的病例与基因有关，也有观点认为持续病毒感染或怀孕可能是发生或诱发 DCM 的直接原因。多达 100 个基因被鉴定为单独或联合可引起 DCM[2]。但在大多数情况下，DCM 的病因很难确定，由此也称为"原发性 DCM"。与 DCM 的发病有关的因素包括以下。

• 家族 / 遗传疾病——包括骨骼肌疾病，如肌肉营养不良。

• 心肌炎症，通常为病毒性心肌炎。

• 代谢性疾病（如血色素沉着症和甲状腺毒症）。

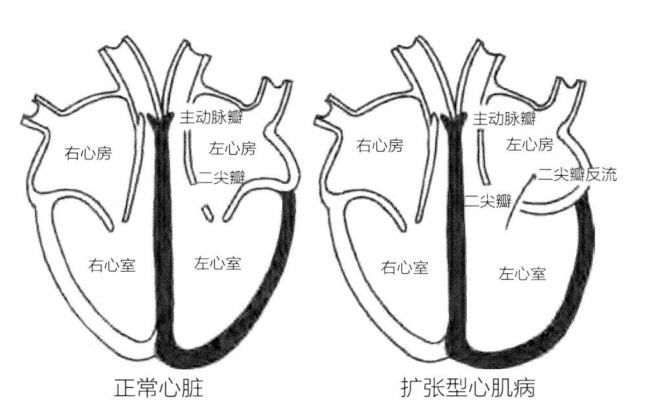

▲ 图 15-6 扩张型心肌病
经许可转载自 Cardiomyopathy UK，http://www.cardiomyopathy.org

• 自身免疫性疾病。

• 怀孕。

• 浸润性疾病。

• 有毒物质（如酒精、化疗和娱乐性药物）。

• 营养不良。

（一）临床表现

患者一般表现为心力衰竭症状，如疲劳、呼吸困难、夜间阵发性呼吸困难（paroxysmal nocturnal dyspnoea，PND）、端坐呼吸和外周水肿；其他症状包括心悸、晕厥和胸痛，还一些患者可能表现为急性肺水肿。DCM 很少出现栓塞事件，如全身或肺栓塞，或者猝死。与其他心肌病一样，患者可以通过常规的医疗筛查来确诊。

（二）病史

• 家族史和家系图谱。

• 症状：胸痛、头晕、气短、心悸。

• 妊娠。

（三）检查

与其他心肌病类似，DCM 的检查包括以下内容。

• 12 导联 ECG：左束支阻滞（left bundle branch block，LBBB）或可能存在心房颤动（AF）。

• TTE（➲ 第 3 章的"影像学检查：超声心动图"）。

• 胸部 X 线检查（➲ 第 3 章的"胸部 X 线检查"）。

• 血管造影（➲ 第 8 章的"冠状动脉造影的术前护理"）。

• 高级心脏成像技术（➲ 第 3 章的"影像学检查：心脏核医学和心脏磁共振"）；EPS（➲ 第 13 章的"基础电生理学"）。

• 动态心电图或心电监护（➲ 第 3 章的"动态监测"）。

• ETT（➲ 第 3 章的"运动耐量试验"）。

• 如果怀疑有家族性疾病，则进行家族筛查和（或）基因检测。

• 血清铁浓度、肌酸激酶（creatine kinase，CK）、肌钙蛋白、甲状腺功能。

（四）治疗策略

DCM 患者的治疗目标与所有心力衰竭患者的治疗目标相似，即控制症状和预防疾病进展或并发症（如血栓栓塞、进行性心力衰竭和 SCD）。

药物管理具体内容见第 10 章，通常包括以下内容。

- 血管紧张素转换酶（Angiotensin-converting enzyme，ACE）抑制药、β 受体拮抗药、盐皮质激素受体拮抗药。

非药物管理可包括。

- 心脏再同步化治疗（cardiac resynchronization therapy，CRT）：确保左右心室同时收缩。
- 心脏起搏器植入。
- 导管消融：针对药物治疗无效的束支折返 VT。
- 植入型心律转复除颤器（ICD）：适用于射血分数（ejection fraction，EF）＜ 35%、有症状的持续性室性心律失常和功能状态良好的患者（参阅"第 12 章，植入型心律转复除颤器"）。
- 心脏移植。
- 左心室辅助装置（LVAD）。
- 家庭筛查 / 基因检测——适用于可疑家族性的患者。

（杨巧芳）

五、致心律失常性右室心肌病

致心律失常性右室心肌病（arrhythmogenic right ventricular cardiomyopathy，ARVC）是一种以心肌进行性纤维脂肪浸润为特征的遗传性心肌病。左心室亦可受累，并逐渐导致心力衰竭。ARVC 的发病率为 0.02%～0.1%[3]，是运动员和年轻人猝死的主要原因。

ARVC 是常染色体显性遗传或常染色体隐性遗传（非常罕见）。最常见的是常染色体显性遗传。与 HCM 一样，个体从父母遗传机会为50%，只需要一个异常基因即可导致 ARVC。然而，在 ARVC 家族中携带突变基因的个体并不一定会导致发病，这种情况被称为"不完全外显率"

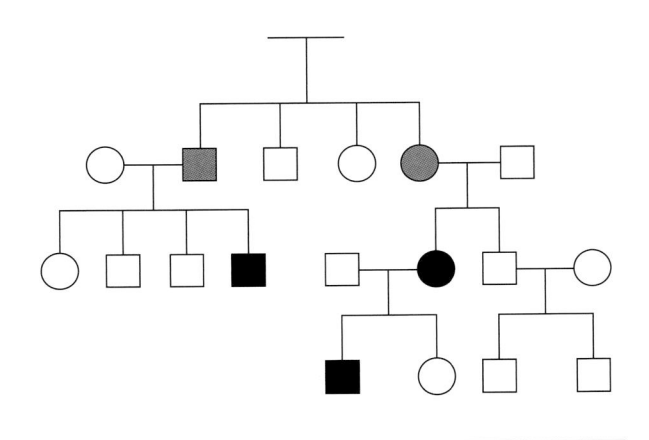

一个常染色体显性遗传 ARVC 家系图谱

□ 不受影响的男性或女性	○ 正常基因
▨ 不受影响的男性或女性	◕ 基因携带者
■ 受影响的男性或女性	● 异常基因

▲ 图 15-7　常染色体显性 ARVC 家系图谱

经许可转载自 Cardiomyopathy UK，http://www.cardiomyopathy.org

（图 15-7）。在常染色体隐性遗传模式中，个体必须遗传两个基因突变，因此父母双方都必须是携带者。人们普遍认为基因突变发生在连接心肌细胞的桥粒斑蛋白和斑珠蛋白上。

（一）病史
- 家族史（如猝死）和家系图谱。
- 症状。

（二）临床表现

患者可能无症状或出现心悸、先兆晕厥、晕厥、呼吸困难（包括端坐呼吸）和（或）外周水肿，不幸的是有些 ARVC 患者的首发症状就可能是猝死。与 HCM 类似，ARVC 患者的疾病严重程度、症状和并发症风险差异很大。超过 50% 的患者会累及左心室。

ARVC 通常以"活跃期"的表现为特征，主要包括：急性心肌凋亡和反应性炎症，此期疾病进程非常明显，患者可能会经历持续的症状发作，包括心悸和晕厥。这个时期患者猝死的风险很高，但也有人认为在这个时期疾病进展是不活跃的。

（三）检查

ARVC 的检查可包括以下内容。

- 12 导联心电图——可能存在 AF 或心脏传导阻滞。
- 信号平均心电图（signal average ECG，SAECG）—— 在 20min 内获得多个 ECG 图像。SAECG 可以检测发生在 QRS 波复合体后期的高频、低振幅电位。这些被称为晚电位。此症状的存在提示室性心律失常的风险增加。
- TTE（➡ 第 3 章的"影像学检查：超声心动图"）。
- 动态心电图或动态心电监测（➡ 第 3 章的"动态监测"）。
- ETT（➡ 第 3 章的"运动耐量试验"）。
- 血管造影（➡ 第 8 章的"冠状动脉造影的术前护理"）。
- EPS（➡ 第 13 章的"基础电生理学"）。
- 植入式循环记录仪。
- 高级心脏成像技术（➡ 第 3 章的"影像学检查：心脏核医学和心脏磁共振"）。
- 家庭筛查和基因检测。

（四）治疗

ARVC 患者治疗的总体目标是识别猝死高危人群，并提供保护措施，控制症状、改善心室功能、预防或控制心律失常，以及筛查家庭成员。与 HCM 类似，ARVC 患者管理的一个重要部分是风险分层，目的是预防猝死。

框 15-1 概述了识别高猝死风险的 ARVC 患者的标准。

框 15-1　用于识别具有高猝死风险的 ARVC 患者的标准

- 既往心脏停搏。
- 晕厥病史。
- 动态心电图监测或动态心电图显示室性心律失常的证据。
- 阳性信号平均心电图。
- 心脏停搏家族史。
- 弥漫性右心室扩张伴射血分数下降和左心室受累。

依据个体的症状和 SCD 风险进行治疗。治疗方案包括以下内容。

- 抗心律失常药物：如果不耐受 / 禁忌使用 β 受体拮抗药（➡ 第 19 章的"β 受体阻断药）。
- ICD 植入：适用于危及生命的室性心律失常或不明原因晕厥的患者（➡ 第 12 章的"植入型心律转复除颤器"）。
- 严重右心室或双心室收缩功能障碍患者的心力衰竭治疗包括抗凝药（➡ 第 19 章的"抗凝药"）。
- 心脏移植。
- 对频发室性期前收缩（premature ventricular contraction，PVC）或 VT、对药物治疗无效的患者进行射频消融。
- 家系筛查。
- 运动建议：应避免竞技类运动和剧烈运动（➡ 第 15 章的"护理要点"）。

六、限制型心肌病

限制型心肌病（restrictive cardiomyopathy，RCM）是罕见的心肌病，是一种心室充盈受限、舒张容量正常或减少的心肌疾病。由于心脏间质纤维化增生，心肌膜层越来越硬，导致心动周期充盈受限。RCM 患者心室收缩功能一般正常，心室壁厚度可能正常或增加，这取决于潜在的病因。因可累及一个或两个心室，因此可能会发生左心和（或）右心衰竭。

RCM 可能是特发性、家族性或继发于全身性的疾病，如心肌内膜纤维化、浸润性疾病（如淀粉样变性和结节病）和代谢性疾病（如法布里病、类癌综合征、戈谢病和黏多糖贮积症）。某些癌症的放射治疗也可能导致 RCM。

（一）临床表现

RCM 患者常出现双心室心力衰竭症状，如呼吸困难、端坐呼吸、夜间阵发性呼吸困难、疲劳和虚弱、外周水肿、腹水、心脏传导功能障碍（常见于淀粉样变性）、心悸和血栓栓塞并发症。

（二）检查

RCM 的检查与其他心肌病的检查相似，如下所述。

- 12 导联心电图。
- TTE（➡ 第 3 章的"影像学检查：超声心动图"）。
- 高级心脏成像技术（➡ 第 3 章的"影像学检查：心脏核医学和心脏磁共振"和"影像学检查：心脏 CT"）。
- 血管造影（➡ 第 8 章的"冠状动脉造影的术前护理"）。
- 心内膜心肌活检。
- 动态心电图或心电监护（➡ 第 3 章的"动态监测"）。

（三）治疗策略

RCM 治疗的总体目标是改善心力衰竭的症状，具体的治疗方法包括以下。

- 心力衰竭的药物治疗（包括可能的抗凝治疗）（➡ 第 10 章的"治疗"）。
- 起搏器植入（➡ 第 11 章的"永久起搏器管理"）——缓慢性心律失常患者达到植入起搏器指征。
- 抗心律失常药物——适用于心脏节律紊乱的患者（➡ 第 19 章的"抗心律失常药物"）。
- 心脏移植。
- 如果怀疑家族病，建议进行家系筛查。
- 左心室辅助装置（LVAD）。
- ICD——适用于持续室性心律失常导致血流动力学不稳定的患者。

七、其他类型的心肌病

（一）左心室心肌致密化不全

左心室心肌致密化不全（left ventricular noncompaction，LVNC）是一种以左心室壁由非致密的肌小梁构成、心室壁类似"海绵"状为特征的心肌病。病变亦可累及右心室，可能与 HCM 或 DCM 相关。

虽然它可能在出生时就存在，但亦可在出生后发生，即获得性 LVNC。它通常是由基因突变引起的。男性患者数多于女性，有些人可能直到晚年才发病。因为有些 LVNC 患者无症状，故诊断较困难。如有症状，包括呼吸困难、疲劳、头晕、晕厥、心悸和外周水肿。治疗目标为减少并发症和改善心脏功能。

（二）围产期心肌病——妊娠相关性心肌病

围产期心肌病（pregnancy-related cardiomyopathy，PPCM）可发生在妊娠末期或产后早期，心脏扩大与变化类似扩张型心肌病（➡ 第 15 章的"扩张型心肌病"）。大约 70% 的妇女会在确诊后的 1 年内痊愈。

由于有些症状与妊娠期出现的类似，如呼吸困难增加和外周水肿，故诊断困难。治疗的重点是管理心力衰竭的症状（详见第 10 章）。值得注意的是，若未来再妊娠，期间 PPCM 的患病概率增加。

（三）Takotsubo 心肌病（心碎综合征或应激性心肌病）

在 Takotsubo 心肌病中，患者的心肌会变大、变弱导致左心室短暂性局部收缩功能障碍。女性发病多于男性，是非遗传性疾病。可能是由极端的情绪或生理事件刺激导致肾上腺素过量而引发，约 30% 的患者没有明显的诱因。症状类似于心肌梗死（MI）。治疗目标为预防并发症和恢复心脏功能，预后通常良好。

八、护理要点

护士应依据不同阶段的心肌病患者，给予个体化的疾病护理、建议和支持。在可能的情况下，应由经验丰富的心肌病护士或遗传性心脏病（inherited cardiac condition，ICC）护士为患者提供护理服务。英国心肌病组织可以为患者及其家人提供专业性的帮助。护士在护理心肌病患者时需要考虑以下要点。

- 监测患者心肌病并发症（如心力衰竭、心律失常和血栓栓塞）并据实记录。
- 根据证据对发生的严重症状进行处理，如心力衰竭、持续性或阵发性心律失常。
- 对于有室性心律失常的患者，需监测血清钾浓度并维持在专家共识建议的水平。
- 药物指导——确保患者了解任何药物的作用和不良反应，特别是使用胺碘酮的患者，用药指导要包括监测肝功能和甲状腺功能。如使用增加光敏性的药物，建议使用防晒霜和避免强烈的阳光照射以防止皮肤损伤。

- 护士详细询问患者的家族史，以便清楚地了解家族所有的疾病表现。
- 护士在为患者及其家人提供建议和支持等方面发挥着重要作用。重要的是要意识到，患者的诊断和后期的生活方式改变可能会产生广泛的社会和情感后果，并可能影响他们与其他家庭成员的关系。
- 帮助患者做好应对恐惧和焦虑的心理准备，尤其是新确诊的患者。
- 及时熟知患者的病情和治疗的信息。为其实施有效指导，既可以帮助其消除疑虑，尽快应对疾病，也可以帮助患者调整生活方式。
- 指导并建议患者居家时如何监测与其心肌病类型相关的并发症，以及何时寻求帮助。特别是患者应注意可能危及生命的症状，如晕厥和心悸。
- 告知 ARVC 患者可能出现"活跃期"的临床表现（心力衰竭、恶性心律失常），并在此期寻求紧急医疗护理，以便及时治疗。
- 如果患者遇到可能导致低血钾或干扰药物吸收的情况（如腹泻、呕吐和食欲不振）并诱发心律失常，应寻求医疗照护。
- 建议有先兆晕厥和晕厥史的患者注意避免导致昏厥的诱因，如在炎热的环境中长时间站立、热水浴和淋浴等。
- 指导患者如何调整生活方式，注意一些心肌病患者不鼓励从事竞技类体育、警察、商业

飞行、职业驾驶和军人等职业。如从事上述职业建议咨询心脏病专家。

- 提供相关饮食指导——建议合理饮食，超重者减肥。建议适度饮酒，因为酒精对心脏有抑制作用。也应建议不要吸烟。应避免脱水，尤其是患有左心室流出道梗阻（LVOTO）的患者。
- 告诫已患有心律失常的患者不要服用兴奋剂，包括咖啡因和娱乐性药物（如可卡因、摇头丸和大麻等）。
- 驾驶指南——通常应向英国司机及车辆牌照机构（Driver and Vehicle Licensing Authority, DVLA）[4]和心脏病学团队寻求有关驾驶的建议。一般根据患者的症状和心肌病的严重程度给予建议。
- 提供有关锻炼方面的指导。鼓励患者进行休闲运动，但应建议患者运动时不要强迫自己超越个人极限。如出现任何心悸、胸痛，或者运动时头晕目眩，应劝其立即停止。请注意，一些心肌病患者不建议参加竞技类运动或剧烈活动，因其患 SCD 的风险很高，因此任何锻炼方案均需寻求医师建议。
- 关注患者焦虑和抑郁的迹象，可给予心理咨询或心理护理，使其掌握放松技巧。
- 提供有关家庭筛查和基因检测的支持和指导。
- 转诊到专业医疗保健机构由专业人员照护，如心肌病服务或 ICC 服务。

（于 漫）

参考文献

[1] Elliott P, Anastasakis A, Borger M, et al. (2014) ESC guidelines on the diagnosis and management of hypertrophic cardiomyopathy. European Heart Journal 35, 2733-79.

[2] http://www.cardopmyopathy.org (accessed 3 May 2020).

[3] Priori S, Blomstrom-Lundqvist, Mazzanti A, et al. (2015) ESC guidelines for the management of patients with ventricular arrhythmias and the prevention of sudden cardiac death. European Heart Journal 36, 2793-867.

[4] http://www.dvla.gov.uk (accessed 3 May 2020).

相关指南

[1] Brignole M, Moya A, J de Lange F, et al. (2018) ESC guidelines for the diagnosis and management of syncope. *European Heart Journal* 39, 1883-948.

[2] Cardiomyopathy UK—information booklets: M http://www.cardiomyopathy.org

[3] Elliott P, Anastasakis A, Borger M, et al. (2014) ESC guidelines on the diagnosis and management of hypertrophic cardiomyopathy. *European Heart Journal* 35, 2733-79.

[4] National Institute for Health and Care Excellence (2014) *Implantable Cardioverter Defibrillators and Cardiac Resynchronization Therapy for Arrhythmias and Heart Failure. TA314.* NICE, London.

[5] National Institute for Health and Care Excellence (2014) *Acute Heart Failure: Diagnosis and Management. CG187.* NICE, London

[6] National Institute for Health and Care Excellence (2018) *Chronic Heart Failure in Adults: Diagnosis and Management. NG106.* NICE, London.

[7] Ponikowski P, Voors A, Anker S, et al. (2016) ESC Guidelines for the diagnosis and treatment of acute and chronic heart failure. The Task Force for the diagnosis and treatment of acute and chronic heart failure of the European Society of Cardiology. *European Heart Journal* 37, 2129-200.

[8] Priori S, Blomstrom-Lundqvist, Mazzanti A, et al. (2015) ESC guidelines for the management of patients with ventricular arrhythmias and the prevention of sudden cardia death. *European Heart Journal* 36, 2793-867.

第16章 其他心脏疾病

Other cardiac problems

一、概述

心脏病患者最常见的问题与冠状动脉性心脏病和瓣膜病有关。除此之外，还有一些感染性疾病和恶性肿瘤可能对心脏造成影响，本章概述了涉及心包和心肌的主要疾病，这几类疾病在本书其他章没有涉及。

本章还简短介绍了妊娠期心脏病。

二、心包疾病

心包为覆盖在心脏表面的膜性囊，它由以下部分组成。

- 纤维层，坚韧且无弹性（"纤维心包"）。
- 浆膜层，由两层组成，壁层排列于纤维心包，心外膜（"脏层"）黏附于心脏外部。
- 两层心包之间的间隙正常情况下包含10～30ml浆液，用以减少因心脏跳动产生的摩擦。

心包有以下几种功能。

- 它有助于将心脏固定在胸腔内并保持其位置。
- 它是预防微生物感染的屏障。
- 它有助于防止恶性肿瘤从其他器官扩散到心脏。

导致心包疾病的病因包括以下。

- 感染——病毒、真菌、寄生虫或细菌感染。
- 胶原蛋白和结缔组织疾病——如系统性红斑狼疮（systemic lupus erythematosus，SLE）、结节性多发动脉炎和硬皮病。
- 自身免疫性疾病——类风湿关节炎、风湿热、心肌梗死后（Dressler综合征）和开胸心脏手术后综合征。
- 急性心肌梗死。
- 心包出血——外伤、主动脉夹层或华法林治疗。
- 肿瘤性疾病——通常来自其他器官，如肺、乳腺或皮肤。
- 放疗。
- 甲状腺功能减退。
- 急性肾衰竭。
- 代谢性尿毒症或痛风。
- 特发性——病因不明。

心包疾病主要分为三种类型。

- 急性心包炎（比慢性更常见）。
- 心包积液。
- 缩窄性心包炎。

心包或心脏压塞是急症，详见第18章的"心脏压塞"。

三、急性心包炎

心包炎分为急性、亚急性、慢性和反复发作的心包炎[1]。可能为特发性、也可能发生于术后，或者是心肌梗死的并发症。心包炎也与一些基础疾病相关，如SLE等疾病的首发症状。

（一）特发性心包炎

常在上呼吸道感染后发生；一般来说，不能分离出病原体，但推测是病毒来源。发病突然，持续 1～3 周。

（二）开胸心脏手术后并发症

通常见于心脏手术后 2～3 周，但也可能发生在手术后的几天内。这种症状通常持续 2～4 周。

（三）心肌梗死

20% 的心肌梗死患者可发生急性心包炎。它通常发生在梗死后 2～3 天，但也可以作为晚期并发症发生（梗死后几周或几个月）。晚期并发症，被称为 Dressler 综合征，是一种自身免疫反应，可复发。

（四）症状和体征

- 胸痛是最常见的症状。它通常突然发作，被描述为"锐痛"。患者平躺或仰卧时胸部周围疼痛加重，吸气加重。当患者端坐时，疼痛会减轻。
- 疼痛引起呼吸急促，通常为浅表呼吸。
- 听诊器可听到心包摩擦的声音——当患者屏住呼吸时，仍可以听到摩擦的声音。
- 发热——炎症过程相关，患者的体温通常不超过 39℃。
- 疲劳和乏力。
- 心包积液（可能存在也可能不存在）。

（五）检查

- 12 导联心电图——可显示所有导联 ST 段呈凹面抬高。几天后，T 波倒置，但 Q 波消失。
  ▶注意 ST 段抬高的形态与急性心肌梗死不同，MI 的 ST 段为凸型抬高。
- 超声心动图——可检测心包积液。
- 血液化验——红细胞沉降率（erythrocyte sedimentation rate，ESR）和白细胞（white blood cell，WBC）计数增高。如果心包炎患者存在潜在心肌炎，肌钙蛋白水平可增高。C 反应蛋白也可增高。
- 胸部 X 线检查——心脏扩大增加，可能有肺水肿。
- 计算机断层扫描（computer tomography，CT）。
- 心脏磁共振（cardiac magnetic resonance，CMR）。

（六）治疗

除非患者是高风险患者（如发热＞38℃、大量心包积液），否则可门诊治疗。

- 疼痛管理是治疗核心。阿司匹林和非甾体抗炎药通常与秋水仙碱作为辅助处方。
- 结核性心包炎需要抗结核药物治疗，如果分离出病原体，选用适当抗生素。
- 如果怀疑有细菌感染，通常会使用一些抗生素治疗，如青霉素、氟氯西林或庆大霉素。
- 如果有阿司匹林、非甾体抗炎药和秋水仙碱的禁忌证，可以使用低剂量的皮质类固醇。

（七）护理要点

护理的主要原则如下。

- 使用消炎药并评估其有效性。
- 控制症状，如发热和疼痛。
- 监测心血管状况。
- 支持患者的心理需求，心包炎通常可由基础疾病引起，患者容易焦虑。

根据急性心包炎患者症状的严重程度，注意执行以下内容。

- 至少每 4 小时一次记录体温——如果患者感到发热或体温升高，增加测量频次。
- 至少每 4 小时一次监测血压和脉搏以评估心血管状况——如果症状恶化增加监测频次。
- 至少每 4 小时一次监测呼吸频率和血氧饱和度——遵医嘱给氧。
- 每日行 12 导联心电图检查。
- 由于患者急性期相对制动，应监测患者的凝血功能，为患者选择合适的预防静脉血栓的弹力袜。
- 如果患者不活动且发热，要进行压力性损伤风险评估——根据风险评估评分采取预防措施。
- 在患者恢复之前，应限制运动。

四、心包积液

液体在心包层间积累，形成心包积液。积液来源主要有以下 3 种。

- 浆液或脓液渗出。
- 心力衰竭导致的渗出。
- 外伤或恶性疾病出血。

如果积液是逐渐积累的，症状可能会很轻微，心包逐渐拉伸，心功能可能不会受损。欧洲心脏病学会（ESC）指南[2]根据超声测量结果将心包积液分为：少量<10mm，中量10～20mm，大量>20mm。如果根本原因不确定，且没有及时治疗，快速积液可导致心脏压塞（参阅"第18章，心脏压塞"）。

（一）症状和体征

- 患者可能无症状，检查其他疾病时发现积液。
- 可能存在心包疼痛。
- 呼吸困难。
- 发热。
- 咳嗽。
- 虚弱和嗜睡。
- 与基础疾病相关的症状，如心力衰竭时腹水和外周水肿。
- 如果其他组织受压，可能会导致恶心、吞咽困难、声音嘶哑、打嗝等症状。

（二）检查

- 12导联心电图——显示低电压和心动过速。可以看到电交替现象，即QRS波的振幅周期变化。这反映了心脏在积液中的位置变化，高度提示存在心包积液。
- 胸部X检查——如果积液量超过250ml，可见心脏扩大。排除肺静脉瘀血的心脏扩大，心包积液的诊断可能性大。
- 超声心动图可显示液体过多，并可估计积液量的大小。连续回声有助于观察积液的进展。
- CT。
- CMR。

（三）治疗

- 评估血流动力学改变。
- 治疗因渗液引起的心包炎。
- 对积液不需要特殊治疗，但必须注意对引起心包积液的疾病的诊断和治疗。
- 如病因不明，需心包穿刺，以便确定积液的性质。穿刺抽出的积液应送检，以排除肺结核。

（四）护理要点

护理的主要原则如下。

- 控制原发病的症状。
- 因心包积液可引发心脏压塞，注意监测心血管状况。
- 满足患者心理需求。

对于所有诊断为心包积液的患者，执行以下措施。除以下措施外，还需对原发病给予额外干预。

- 至少每4小时一次记录体温——如果体温升高或患者感到发热增加测量频次。
- 至少每4小时一次监测血压和脉搏以评估心血管状况——如症状恶化，增加监测频次。
- 至少每4小时一次监测呼吸频率和血氧饱和度——遵医嘱给氧。
- 每日行12导联心电图检查。
- 监测液体状况——可以使用出入量记录表或测量每日体重监测液体状况。
- 观察颈静脉，判断有无颈静脉压升高的迹象（➋第2章的"患者一般评估"）。

五、缩窄性心包炎

常见病因包括：肺结核、纵隔放疗、既往手术、病毒、特发性、结缔组织疾病、创伤。以上病因造成心包纤维化，形成瘢痕，心包失去弹性。心脏受到压迫，舒张充盈受限。缩窄性心包炎的表现类似于右心室衰竭。

（一）症状和体征

- 心输出量减少，代偿性心动过速。
- 低心搏量。
- 颈静脉怒张。
- 腹胀。
- 疲乏。
- 肝脏肿大、腹水。
- 外周水肿。
- 胸膜炎疼痛。
- 呼吸困难。

（二）检查

- 12导联心电图——异常，但通常是非特异性改变（如QRS波低电压）。可能存在心房颤动。

- CRX——可见钙化。心脏大小正常或缩小。
- 超声心动图——可见明显心包增厚。
- CT 或 CMR 扫描——显示心包增厚，可代替部分心肌活检，区分限制型心肌病和缩窄性心包炎（➡ 第 3 章的"影像学检查：心脏核医学与心脏磁共振"和"影像学检查：心脏CT"）。
- 心导管检查——可见舒张压异常。
- 血液化验——通常肝功能异常，白细胞计数增高。

（三）治疗

- 最佳方案是预防，如果已发生严重心包缩窄，需要外科心包切除术。

（四）护理要点

护理措施主要针对右心衰症状，护理的主要原则如下。

- 控制症状。
- 监测心血管状况。
- 支持患者的心理需求，特别是与手术准备相关的需求。

对于所有诊断为缩窄性心包炎的患者，应考虑以下措施，但需要对心包炎的潜在病因进行额外干预（如抗结核治疗），并做好手术准备（➡ 第 9 章的"术前评估"）。

- 至少每 4 小时一次监测血压、脉搏以评估心血管状况——如果症状恶化，增加监测频次。
- 监测液体状况——可以使用出入量记录表或测量每日体重监测液体状况。
- 观察颈静脉，判断有无颈静脉压升高的迹象（➡ 第 2 章的"患者一般评估"）。
- 如果患者活动受限，要进行压力性损伤风险评估，并根据风险评分采取相应预防措施。
- 如果存在外周水肿，禁止使用抗血栓弹力袜。

六、心肌炎

心肌炎是心肌的炎症。它可能是由心包炎引起的心肌心包炎。心肌炎症状多种多样，从轻微的流感样症状到严重的心力衰竭和猝死都有可能发生。引起心肌炎的原因很多（框 16-1），治疗很大程度上取决于症状和病因。心肌炎原因不明，通常是病毒引起的。可引发全身性的炎症反应，引起心肌细胞坏死。心肌炎引发的炎症反应正是产生临床症状和体征的原因。病程分为3 期。

- 1 期——病毒性心肌炎。
- 2 期——自身免疫阶段。
- 3 期——扩张型心肌病（DCM）。

（一）症状和体征

由于病因不同，症状体征多种多样，没有特异性。当发生以下情况时应给予治疗。

- 胸痛。
- 呼吸困难。
- 心悸。
- 晕厥。
- 疲乏。
- 发热。

严重者表现为 DCM 急重症表现（➡ 第 15 章的"扩张型心肌病"）。

（二）相关检查

- 12 导联心电图——显示轻微或严重异常。
- 胸部 X 线检查——显示由于心力衰竭和心脏扩大造成的异常改变。
- 超声心动图——提示心功能不全。
- 血液化验——由于心肌损伤，心脏标志物水平升高。C 反应蛋白（CRP）和 BNP 升高。病毒滴定可帮助找到病原微生物。
- CMR 成像——有助于诊断心肌炎（➡ 第 3

框 16-1　心肌炎病因

- 病毒（如肠病毒、细小病毒、立克次体、柯萨奇病毒 B 型、腮腺炎病毒、丙型肝炎病毒和艾滋病毒）。
- 真菌病（如念珠菌病和曲霉菌病）。
- 细菌性疾病（如白喉、军团菌和沙门菌）。
- 原虫病（如锥虫属）。
- 药源性（如可卡因、砒霜、强心药，磺胺类药物的反应）。
- 结节病。
- 其他（如辐射、围产期和自身免疫）。

章的"影像学检查：心脏核医学与心脏磁共振"和"影像学检查：心脏CT"）。

- 活检——心肌内膜活检有助于诊断，但费用较高，且有创。

（三）治疗

- 限制体力活动。
- 消灭感染源。
- 心律失常和心力衰竭症状管理。
- 如果患者存在严重血流动力学改变，考虑给予主动脉球囊反搏，左心室辅助装置，或体外膜氧合治疗（⟶ 第18章的"主动脉内球囊反搏""心室辅助装置""体外膜氧合"）。

（四）护理要点

护理措施主要针对患者目前症状。护理的主要原则如下。

- 控制症状。
- 监测心血管状况。
- 支持患者的心理需求。

对于所有诊断为心肌炎的患者，应考虑以下措施，但需要对潜在病因进行额外干预（如抗菌治疗）。

- 早期建议持续心电监测，以评估心律失常和ST段改变。
- 至少每4小时一次监测血压和脉搏，以评估心血管状况——如果症状恶化增加监测频次。
- 至少每4小时一次记录体温。
- 监测液体状况——可以使用出入量记录表或测量每日体重评估心力衰竭进展或心力衰竭治疗效果。
- 观察颈静脉压升高（JVP）的症状。
- 如果患者活动受限，要进行压力性损伤风险评估，并根据风险评分采取相应预防措施。
- 如果存在外周水肿，禁止使用抗血栓弹力袜。

七、运动员心脏

"运动员心脏"一词是指由于长期运动锻炼而产生的心血管生理变化，这种变化类似心脏病改变，包括以下内容。

- 左心室容积增大。
- 静息心率减慢。
- 房室结传导减慢，心电图可见一度房室传导阻滞。
- 心电图示左心室肥厚。
- 心电图示不完全性右束支传导阻滞。

如果运动员停止训练，心脏就会恢复到以前的状态。如观察到上述改变，需进一步检查，排除病理生理原因。超声心动图可区分运动员心脏和肥厚型心肌病（HCM）。因为患有"运动员心脏"的人没有任何症状，这些症状通常是在他们接受其他医疗检查或手术治疗时发现的。这种情况下，主要是帮助患者完善检查，并使他们了解造成这种改变的原因。

▶ 强调注意以上变化是由于长期运动锻炼而产生的心血管生理变化，而不是需要治疗的病理变化。需进行相关检查以排除病理原因。

对年轻运动员的赛前筛查

在一些国家和英国的部分地区，常规对年轻运动员进行参赛前筛查，以排除HCM、先天性心脏病和可能导致心源性猝死的心律失常等问题。心电图的变化可能是由于"运动员心脏"引起的，但当存在其他问题，如晕厥发作、胸痛、心脏疾病家族史、心悸、血压升高和与运动无关的过度呼吸困难均应进一步检查。

八、心脏肿瘤

心脏肿瘤很少见。心血管科护士在护理患者时应注意以下问题。

（一）黏液瘤

黏液瘤通常是良性的，常发生在左心房，它通过蒂连接在房间隔上。因此，它的位置随姿势而变化，相关症状转瞬即逝。症状通常与二尖瓣阻塞、二尖瓣狭窄相似（⟶ 第4章的"二尖瓣狭窄"）。超声心动图可诊断黏液瘤，需要外科手术治疗。

（二）类癌综合征

伴有肝转移的恶性肿瘤，可伴有肺动脉瓣和三尖瓣狭窄和反流。瓣膜病变的机制尚不完全清楚，但一般认为与肿瘤分泌激肽有关。常出现右心衰竭症状，可采用常规心力衰竭治疗（→ 第 10 章的"治疗"）。

（三）肿瘤相关心包积液

心包积液可来自肿瘤进展期患者邻近的肺或乳腺肿瘤的渗出液。采用姑息治疗，对症处理。

（四）血管肉瘤

这是一种罕见的软组织肉瘤。它可能与过去的放疗有关，由于非常罕见，原因常常未知。在癌细胞扩散到身体其他部位之前，患者可能没有任何症状。可能出现的症状包括气短（SOB）、胸痛和胸腔积液。患者需要手术、放疗和化疗。

九、妊娠期心脏病

在英国，心脏病是导致产妇死亡的主要原因。造成这种情况的原因包括冠状动脉疾病（CAD）、高龄产妇、肥胖和 2 型糖尿病。越来越多先天性心脏病妇女成年，尽管许多种先心病可以生育，但对母亲和胎儿都存在更高的风险。

在妊娠期间，血流动力学正常变化包括。

- 心输出量增加（归功于每搏输出量和心率增加）。
- 体循环阻力下降。
- 心室容积增加。
- 儿茶酚胺增加、激素变化导致的心律失常。
- 高凝状态。

在临盆、分娩和产后早期，血流动力学变化最大。

ES 制订了妊娠期心血管疾病管理指南。一些重要的信息如下 [3]。

（一）常规患者

- 对已知或怀疑患有心血管疾病的妇女应在妊娠前开始咨询，包括遗传咨询。
- 对于有新的或无法解释的心血管疾病症状和体征的孕妇应进行超声检查。
- 心电图、超声心动图、运动试验、CT 或 MRI 可用于妊娠前风险预估。
- 高危妇女应到专科医院就诊。
- 疑似胎儿先天性畸形的受累家庭应做超声检查。

- 应避免涉及辐射的诊断试验（更推荐心脏超声、运动试验，或无对比剂 MRI 检查）
- 尽可能避免心导管检查和外科手术。
- 优先阴道分娩。
- 40 周内分娩。

（二）先天性心脏病

- 妊娠风险大小取决于疾病种类、心室和瓣膜功能、发绀程度。
- 制订个体化的随访方案。
- 不建议下列患者妊娠，包括肺动脉高压、先天性大动脉转位纠正术后、心功能Ⅲ/Ⅳ级（NYHA）、射血分数（EF）< 40%、严重三尖瓣反流、有症状的 Ebstein 综合征伴 SpO_2 < 85% 或心力衰竭，或者艾森门格综合征（→ 第 14 章的"艾森门格综合征"）。

（三）主动脉疾病

- 对于那些患有主动脉疾病的人来说，怀孕的风险很高。
- 妊娠前应进行有关主动脉夹层风险的评估。
- 马方综合征或主动脉根部 > 45mm 时不建议妊娠。
- 如果主动脉直径为 > 45mm 建议剖宫产。

（四）瓣膜疾病

- 因患者耐受性较差，中、重度二尖瓣狭窄应在孕前给予治疗。
- 严重的主动脉狭窄不建议怀孕。
- 瓣膜反流比瓣膜狭窄患者耐受性更好。
- 机械瓣患者，口服抗凝药和低剂量维生素 K 拮抗药是最安全的。在第 36 周，通常会改变为低分子肝素或普通肝素抗凝。

（五）冠状动脉疾病

- 急性冠状动脉综合征 /ST 段抬高型心肌梗死首选经皮冠状动脉介入治疗。
- 如果没有残留的缺血或左心室功能障碍的临床迹象，冠状动脉性心脏病患者可以妊娠。

（六）心肌病

- 肥厚型心肌病患者通常可以耐受妊娠。
- 扩张型心肌病患者妊娠有可能病情恶化。
- 如果在妊娠的最后一个月或产后的第一个月出现左心室收缩功能障碍，而无法查明原因，通常怀疑围产期心肌病。

（七）心律失常

- 心律失常可在妊娠期间频繁发作，或首次发作。
- 心房颤动患者可服用β受体拮抗药。
- 如果母亲因心律失常导致血流动力学不稳定，应考虑电复律。
- 如果存在心源性猝死的高风险，应考虑妊娠前植入植入型心律转复除颤器。
- 房室结折返性心动过速或房室折返性心动过速——可采用迷走神经刺激或腺苷治疗。

（八）高血压

- 药物治疗重度高血压是有益处的。

- 治疗妊娠期高血压的目标血压为135/85mmHg[4]。
- 拉贝他洛尔、硝苯地平或甲基多巴是妊娠期高血压长期治疗的推荐药物。
- 妊娠期禁止服用血管紧张素转换酶抑制药、血管紧张素Ⅱ受体阻断药、肾素抑制药。
- 如果有任何先兆子痫的症状（如严重头痛、视物模糊），应尽快就医。
- 如果有先兆子痫的高风险，患者需从妊娠第12周开始服用阿司匹林，直到胎儿出生。

（张　辰）

参考文献

[1] Adler Y, Charron P, Imazio M, Badano L, Baron-Esquivias G (2015) 2015 ESC Guidelines for the diagnosis and management of pericardial diseases. The Task Force for the Diagnosis and Management of Pericardial Diseases of the European Society of Cardiology (ESC). European Heart Journal 36, 2921-64.

[2] Adler Y, Charron P, Imazio M, Badano L, Baron-Esquivias G (2015) 2015 ESC Guidelines for the diagnosis and management of pericardial diseases. The Task Force for the Diagnosis and Management of Pericardial Diseases of the European Society of Cardiology (ESC). European Heart Journal 36, 2921-64.

[3] Regitz-Zagrosek V, Roos-Hesselink JW, Bauersachs J, et al. (2018) 2018 ESC guidelines on the management of cardiovascular diseases during pregnancy. European Heart Journal 39(34), 3165-241.

[4] National Institute for Health and Care Excellence (2019) Hypertension in Pregnancy: Diagnosis and Management. NG133. NICE, London.

相关指南

[1] Adler Y, Charron P, Imazio M, Badano L, Baron-Esquivias G (2015) 2015 ESC Guidelines for the diagnosis and management of pericardial diseases. The Task Force for the Diagnosis and Management of Pericardial Diseases of the European Society of Cardiology (ESC). *European Heart Journal* 36, 2921-64.

[2] National Institute for Health and Care Excellence (2019) *Hypertension in Pregnancy: Diagnosis and Management. NG133*. NICE, London.

[3] Regitz-Zagrosek V, Roos-Hesselink JW, Bauersachs J, et al. (2018) 2018 ESC guidelines on the management of cardiovascular diseases during pregnancy. *European Heart Journal* 39(34), 3165-241.

第 17 章　心脏康复

Cardiac rehabilitation

一、概述

第 1 章讨论了心血管疾病（cardiovascular disease，CVD）的风险因素和管理（ 第 1 章的"不可改变的危险因素""第 1 章，可改变的危险因素 1"），以及健康促进的作用（ 第 1 章的"行为改变"）。本章着眼于心脏康复对存在心脏病风险或发生过心脏事件的患者的作用。

长期以来，心脏康复一直是英国国家冠状动脉性心脏病服务框架中的重点领域；英国国家医疗服务体系（National Health Service，NHS）的心脏改善计划现在是 NHS 长期规划中的一部分[1]。

心血管预防与康复方案（cardiovascular prevention and rehabilitation programme，CPRP）认证的引入意味着我们可以评价不同方案的质量。更多技术化干预措施的引入为更多人提供了参与机会，特别是不能或不想参加传统 CPRP 的人。2018 年英国国家心脏康复审计署（National Audit for Cardiac Rehabilitation，NACR）[2] 的审计报告表明，越来越多的人在接受心脏康复计划。

二、心血管疾病的预防与康复

所有发生过心脏事件的患者都应接受心脏康复治疗。CVD 高危人群也可以从 CPRP 中获益。

对于将要入院接受心脏手术或治疗的患者及等待入院的患者，可于入院前在门诊开始进行心脏康复。但是，心脏康复通常在住院期间开始。图 17-1 显示了心脏康复的路径[3]。虽然大多数医疗机构可能会雇用心脏康复护士和（或）团队，但所有护士都有责任参与患者心脏康复过程。

心脏康复的标准和核心内容

英国心血管预防和康复协会制订了疾病预防

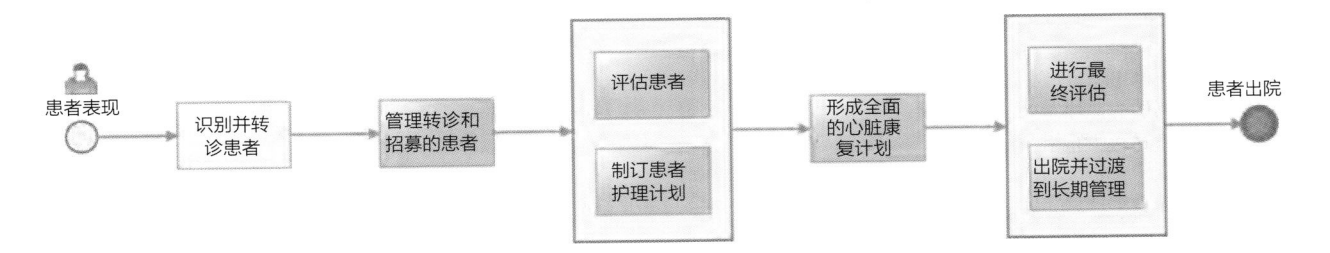

▲ 图 17-1　心脏康复路径

经许可转载自 Open Government Licence from Department of Health（2010）*Service Specification for Cardiac Rehabilitation Services*. Department of Health, London

和康复的标准和核心内容（框 17–1）[4]。

核心内容包括以下。

- 健康行为改变和教育。
- 生活方式风险因素管理——体力活动和锻炼；健康的饮食和身体成分；戒烟和预防复吸。
- 社会心理健康。
- 药物风险管理。
- 长期策略。
- 审计与评价。

应尽快识别患者并将其转诊至心脏康复团队。无论患者是否愿意或能够参加正式的锻炼计划，他们仍然需要关于其自身健康状况的信息和保证。重要的是要记住，心脏事件发生后，患者可能无法立即接受太多信息，因此所有的口头信息都应有相应的书面文字支持。家庭成员应尽可能参与在内。在评估心脏康复需求后，可能需要转诊至其他服务机构（如营养师、戒烟顾问、心理学家）。

三、提供心脏康复服务

在医院或出院后对患者进行个人评估和目标设定。此时可以决定是否适合锻炼，以及最合适

的心血管预防和康复方案（CPRP）。建议患者在确诊（稳定型心绞痛或心力衰竭）后 2 周内或出院后开始心脏康复。在此期间，患者可以得到有关改变生活方式的建议。心脏康复还可以帮助患者解决抑郁、焦虑和社会孤立的问题。

康复应以证据为基础，旨在满足患者个体需求。无论提供方式如何，患者个体在该过程中应得到多学科团队的支持。它可包括以下方面。

- 电话支持，以随访电话或帮助热线服务的形式。
- 心脏专科护士家访。
- 上门或组织门诊。
- 网络课程。
- 文献。
- 以社区或医院为基础的锻炼计划。
- 在心脏康复专业人员的监测和支持下，提供以家庭为基础的康复计划，如心脏手册[5]或慢性心力衰竭康复支持（Rehabilitation Enablement in Chronic Heart Failure，REACH-HF）计划[6]。
- 一些计划可以由社区中心、慈善机构、私人组织和体育中心运营，特别是维持长期锻炼计划。

CPRP 的重中之重是那些急性冠状动脉综合征（acute coronary syndromes，ACS）、冠状动脉血供重建或心力衰竭患者。然而，计划应该尽可能适用于所有类型的心脏疾病及设备植入或心脏再同步治疗后的患者。

有证据表明，给予患者参加锻炼计划的鼓励越多，他们参与锻炼的可能性就越大。即使患者无法锻炼，也必须根据其个人风险因素向他们提供适当的建议，且该建议必须切实可行。医疗保健人员可利用各种资源帮助开发和提供心脏康复服务（➡ 本章"相关指南"）。

在结构化锻炼计划结束后应对患者进行重新评估，然后制订长期管理计划。

（一）长期随访

一些患者可继续参加以社区为基础的心脏康复计划。此外，以患者为主导的支持小组也是有益的。除了发病率和死亡率外，长期随访还包括

```
框 17–1    心脏康复标准

1. 由临床协调员领导的合格的多学科诊疗团队提供六个
   核心要素。
2. 及时识别、转诊和招募符合条件的患者群体。
3. 对患者个体需求进行早期初步评估，为制订一致的个
   体化目标提供信息，并针对其进行定期评估。
4. 早期提供结构化的心血管预防和康复计划（CPRP），
   并提供明确的护理路径，以满足患者个体目标，并与
   患者的偏好和选择相一致。
5. 计划完成后，对患者个体需求进行最终评估，并体现
   可持续的健康结果。
6. 向英国国家心脏康复审计署（NACR）注册和提交数
   据，并参与国家认证计划（NCP-CR）。
```

经许可转载自 British Association for Cardiovascular Prevention and Rehabilitation Standards and Core Components for Cardiovascular Disease Prevention and Rehabilitation 2017 (3rd edn)

对风险因素的审计，如戒烟率。该审计可由患者的全科医生 / 家庭医生进行。

（二）心脏康复的审计

每个心脏康复计划都应对其服务进行审计和评价。这应该包括临床结果，以及患者体验和满意度。在英国，该信息由 NACR 收集，并撰写年度报告。最近，心脏康复计划认证的引入确保其符合英国心血管预防和康复协会（British Association for Cardiovascular Prevention and Rehabilitation，BACPR）的标准和核心内容。

（梁宝凤）

四、生活方式与风险因素的管理

生活方式管理目标如下。

- 提高生活质量。
- 协助控制症状，如气短、嗜睡和胸痛。
- 减少远期心血管事件和死亡的风险。
- 延长冠状动脉旁路移植术和经皮冠状动脉介入治疗患者的生命周期。

为了实现这些目标，许多患者可能需要针对改变行为风险因素的指导（➡ 第 1 章的"行为改变"）。鼓励患者改变对其健康有负面影响的行为，协助患者制订更可行的目标以最终实现行为改变非常重要。如果患者有很多风险因素，如同时需要戒烟和减肥，应该为患者提供优先解决的风险因素建议。

护士可以帮助患者设定行为改变的目标。需要注意的是，设定的目标应为患者的目标，而不是医疗保健专业人员的目标。护士在其中的角色是评估患者的知识水平，使用不同、适当的方法向患者提供相关信息，并鼓励患者实现他们的目标。设定的目标也应是现实的、可达到的和可衡量的。例如，如果目标是减重，患者需要共同决定他们想要减掉多少体重，以及他们将在多长时间内实现这一目标。他们还需要考虑如何实现这一目标（例如，通过参加一个锻炼项目或加入一个减重俱乐部等）。护士可以帮助他们设定目标和提供合理的减重建议。为了提高积极性，可以在实现目标过程中为患者设定一些奖励，同样家人和朋友的支持也是有益的。目标应该是让生活方式发生永久性改变，重点是采用实用的和令患者愉快的方式，这样患者就不会在改变中有被剥夺某种权利的感受。

通常，一个人微小的行为改变都会对健康产生积极的影响。虽然患者可能只关注了自己某一个方面，如减重，但减重同时可以提高体能、降低血压和血液胆固醇水平。

应该重视对心血管预防和康复方案（CPRP）和疾病认知的误解。

CPRP 健康教育部分的主题应该包括以下[7]。

- 疾病病理生理和症状。
- 疾病治疗措施，如冠状动脉旁路移植术。
- 生活方式因素，包括体力活动、健康饮食、体重管理、戒烟。
- 血压、血脂和血糖管理。
- 心脏保护性药物。
- 社会心理和自我情绪管理。
- 心肺复苏技术。
- 恢复和维持性关系及与性功能障碍有关的问题。
- 职业 / 职业因素。
- 日常生活活动。

关于减少心血管疾病（CVD）风险因素的建议详见第 1 章。

五、体力活动

体力活动可以帮助降低血压，提高高密度脂蛋白胆固醇（HDL）水平，降低脑卒中风险，帮助预防或控制糖尿病，帮助减重，并提高心脏病发作后的生存率。它对抑郁、焦虑和幸福感有积极的影响。因此，它是康复和二级预防的重要组成部分。体力活动应该成为日常活动的一部分，有些人可能觉得参加健身房或正式的锻炼课程更有益，但这其实并不适合所有人。发生心脏事件后，个人在进行任何剧烈运动之前都应寻求医生的建议。

患者的体力活动水平取决于现存症状和其他可能限制活动的并发症，如关节炎或呼吸系统疾病。因此，需要根据患者的情况调整其活动水平和内容。可以为患者进行一些评估以制订安全的运动方案，如运动耐量试验（exercise tolerance test，ETT）、6min 步行测试或台阶测试（CST）。

散步是一种大多数患者都能进行的活动，如果规律散步，将有助于提高健康水平。其他类型有氧运动包括骑自行车、游泳和跳舞。对那些正在进行体力活动的患者一般建议如下。

- 活动应该包括热身期和放松冷却期。
- 除了热身和放松，CPRP 通常还包含有氧训练（使用健身器械或其他运动）和肌肉力量及耐力训练（muscular strength and endurance，MSE）。MSE 有助于改善平衡功能和减少老年摔倒的风险。
- 心绞痛患者应随身携带硝酸甘油喷雾剂或药片（在某些情况下，也会建议患者在运动前服用硝酸甘油）。
- 如果患者出现胸痛、头晕、急性呼吸短促或心悸时应停止活动。同时患者应该保持走动，避免突然中止运动。
- 应逐渐提高活动水平，如果患者在活动中没有遇到任何问题，那么应该适当延长活动时间、增加强度和距离。
- 心绞痛患者避免在非常寒冷的天气或饱餐后立即运动。
- 患者最初应尝试少量多次的运动。目标是在一周完成 150min 的中等强度有氧运动，如快走或骑自行车。
- "谈话测试"可以作为检查患者运动强度是否合适的方法，患者最佳状态是虽然身体微热和呼吸加重，但仍然能够完整表达。如果他们在运动时不能说话，表示运动负荷过大，应该放慢速度。CPRP 中还可以使用常见的方法来评估运动强度，包括心率和主观用力程度。

（一）性生活

发生过心脏事件的患者可能会对恢复性生活感到焦虑。但其实如果一个人能够爬上一层楼梯，他们就有能力开展性生活。一些药物（如 β 受体拮抗药）会影响性生活表现（➡ 第 19 章的"β 受体拮抗药"）患者如果有担忧，应该尽早与全科医生或心脏病专家讨论这个问题。

（二）重返工作岗位

心脏事件后重返工作岗位可能受到以下因素的影响。

- 年龄。
- 其他并发症。
- 经济地位。
- 患者及其家人的态度。
- 工作类型（例如，心肌梗死后患者或心脏外科术后患者不建议开展重体力劳动）。
- 医生的态度。
- 雇主的态度。
- 症状复发。

六、社会心理状态评估

心脏事件发生后，患者可能会经历抑郁、焦虑和社交孤立。虽然这种情况非常常见并且大多数是暂时的，但一些患者可能会表现得更严重，并对他们的康复产生负面影响。应在住院期间对所有患者进行基本的社会心理评估，包括焦虑、抑郁、疾病感知、社会支持、压力、性健康和生活质量。如确实有需要，患者应转介至心理医生或其他专业医生。有许多评估工具（通常是问卷）可以用来评价患者的心理、情感需求和生活质量。

认知行为疗法对焦虑或抑郁的患者很有用。CPRP 中应该提供放松学习和压力管理，同时应在患者完成康复后再次评估社会心理健状态。

（吴　岳）

参考文献

[1] National Health Service (2019) The NHS Long Term Plan. NHS England, London.

[2] National Audit of Cardiac Rehabilitation (2018) Quality and Outcomes Report 2018. BHF, York.

[3] Department of Health (2010) Service Specification for Cardiac Rehabilitation Services. Department of Health, London.

[4] British Association for Cardiovascular Prevention and Rehabilitation (2017) The BACPR Standards and Core Components for Cardiovascular Disease Prevention and Rehabilitation 2017 (3rd edition). British Cardiovascular Society, London.

[5] NHS Lothian (2019) The Heart Manual: Post Myocardial Infarction Edition. http://www.theheartmanual.com (accessed 11 September 2019).

[6] National Institute for Health Research (2019) Rehabilitation EnAblement in CHronic Heart Failure (REACH-HF). https://clahrcprojects.co.uk/resources/projects/rehabilitation-enablementchronic-heart-failure-reach-hf-intervention (accessed 11 September 2019).

[7] British Association for Cardiovascular Prevention and Rehabilitation (2017) The BACPR Standards and Core Components for Cardiovascular Disease Prevention and Rehabilitation 2017 (3rd edn). British Cardiovascular Society, London.

相关指南

[1] Anderson L, Thompson D, Oldridge N, Zwisler A-D, et al. (2016) Exercise based cardiac rehabilitation for coronary heart disease. *Cochrane Database of Systematic Reviews.* https://doi.org/10.1002/14651858.CD001800.pub3

[2] British Association for Cardiovascular Prevention and Rehabilitation (2017) *The BACPR Standards and Core Components for Cardiovascular Disease Prevention and Rehabilitation 2017* (3rd edn). British Cardiovascular Society, London.

[3] British Heart Foundation (2018) *Cardiac Rehabilitation: The Big Picture.* BHF, London.

[4] National Audit of Cardiac Rehabilitation (2018) *Quality and Outcomes Report 2018.* BHF, York.

[5] National Health Service (2019) *The NHS Long Term Plan.* NHS England.

[6] National Institute for Health and Care Excellence (2013) *Cardiac Rehabilitation Services (Commissioning Guide). Myocardial Infarction: Cardiac Rehabilitation and Prevention of Further Cardiovascular Disease. CG172.* NICE, London.

[7] Piepoli MF, Hoes AW, Agewall S, Albus C, et al. (2016) European Guidelines on cardiovascular disease prevention in clinical practice. The Sixth Joint Task Force of the European Society of Cardiology and Other Societies on Cardiovascular Disease Prevention in Clinical Practice. *European Heart Journal* 37, 2315-81.

[8] Public Health England (2019) *Health Matters: Preventing Cardiovascular Disease.* DH, London.

[9] Scottish Intercollegiate Guidelines Network (2017) *Cardiac Rehabilitation SIGN 150.* Health Improvement Scotland, Edinburgh.

第18章 心血管急症

Cardiovascular emergencies

一、概述

心血管急症为突发性急症，或者在患者病情明显恶化前发生。常见于重症监护病房 [如冠状动脉性心脏病监护室（cardiac care unit，CCU）、高依赖病房（high dependency unit，HDU）、重症治疗病房（intensive therapy unit，ITU）] 危重患者，但近年来在普通病房患者中越来越常见。许多医院将设立延伸服务团队，以便患者接受专业的护理，并为照顾他们的工作人员提供支持。精准的评估、及时的治疗、记录和良好的沟通对于心血管急症患者的管理至关重要。近年来一直在讨论"人为因素"[1] 的重要性，特别是团队合作的重要性和最大限度地减少护理患者过程中的错误。本章讨论病情恶化患者的评估、抢救，以及包括脑卒中在内的一些心血管紧急情况的原因和治疗。

二、病情恶化患者的评估

如果及时发现到患者的病情正在恶化，并采取适当的干预措施，许多院内心脏停搏可能会得到预防。观察临床指标的变化，特别是呼吸频率的变化，可能是病情恶化的早期迹象；然而，这些并非都能准确或频繁地记录下来。可使用ABCDE 方法评估患者。

- 气道。
- 呼吸。
- 循环。
- 意识障碍。
- 其他风险。

许多机构会使用跟踪和触发系统来识别有恶化风险的患者，以及可能需要重症护理外展团队评估或干预的患者。如英国推荐医院使用的国家早期预警评分 2（National Early Warning Score 2）系统[2]。

（一）气道

气道评估包括检测部分或全部气道阻塞的迹象。这可能包括以下内容。

- 无声音——表示完全阻塞。
- 打鼾。
- 湿啰音。
- 窒息。
- 喘息。
- 喘鸣音。
- 肉眼可见的梗阻。
- 水肿。
- 肿胀。
- 出血。
- 如果患者可以与您交谈，说明他们的气道通畅。

简单的气道操作，如头部倾斜 / 下巴抬起，可以打开气道并缓解阻塞。如果怀疑颈部受伤，使用双手托颌法以防止颈椎损伤。可能需要抽吸液体，如血液、呕吐物或过量唾液。只有当假牙松动或不合适并且可能造成阻塞时，才可以摘下假牙。气道附属物，如鼻气道或口咽气道，也可用于支持气道。如果怀疑颅骨骨折（例如，耳朵和眼睛周围有瘀伤或脑脊液从鼻子或耳朵漏出），请勿使用鼻气道。只有在患者深度昏迷时才使用口咽气道。

（二）呼吸

呼吸评估的全面描述参见"第 2 章，呼吸系统评估"。对于病情恶化的患者，评估以下方面。

- 呼吸频率、节律、模式和深度（呼吸 < 12 次 / 分或 > 21 次 / 分，可能表明有异常）。
- 使用辅助肌肉帮助呼吸。
- 不能完整地说句子。
- 呼吸音——听是否有水泡音气过水声（咕噜声）、哮鸣音和湿啰音。
- 等量通气——进入不均匀的原因包括气胸、实变和基底塌陷。
- 胸部对称性。
- 气管位置。
- 周围或中央发绀的表现。
- 气短（shortness of breath，SOB）或呼吸困难的主诉。
- 咳嗽咳痰的表现——检查色、质、量和气味。
- 血氧饱和度水平。
- 动脉血气（如有必要）。

如果有呼吸窘迫的迹象，患者应取端坐位。如果在紧急情况下需要氧气，则应通过带有储氧袋的面罩提供氧气（15L/min），保持血氧饱和度 94%～98% 或 88%～92% [对于有高碳酸血症呼吸衰竭风险的患者，如慢性阻塞性肺疾病（chronic obstructive pulmonary disease，COPD）][3]。

（三）循环

除了心血管观察外，循环评估还包括寻找任何明显的出血迹象。应包括以下内容。

- 心率、心律和容量。
- 血压。
- 12 导联心电图。
- 观察颈静脉是否充盈或塌陷，以及中心静脉压（如有必要）。
- 排尿量 [应 > 0.5ml/（kg·h）] 和体液平衡。
- 有瘀伤、肿胀、发红、出血或疼痛的迹象。
- 观察伤口部位（如有）。

- 毛细血管再充盈——通过对保持在心脏水平的指尖施加压力 5s 进行评估。释放压力后，皮肤应在 2s 内恢复正常颜色。
- 皮肤的颜色和温度。
- 触诊中央和外周脉搏（如果收缩压 < 80mmhg，则无法触诊外周脉搏）。
- 注意有无血管接入装置，以及采集血液的需求。
- 必要时执行 12 导联心电图检查和（或）对患者进行心电监护。

（四）意识障碍

神经症状和体征最初使用警报、对声音有反应、对疼痛有反应、无反应或新的精神错乱或谵妄量表进行评估。接下来可以进行更深入的评估，如格拉斯哥昏迷评分。FAST 可用于评估脑卒中（ ➲ 第 18 章的"脑卒中"）（面部下垂、手臂无力和语言障碍）[4]。此外，评估血糖并考虑可能影响意识水平的任何其他因素，如缺氧、灌注不良和服用任何药物的影响。

（五）其他风险

在这一点上，考虑之前未考虑到的可能导致患者病情恶化的任何其他因素。如果尚未记录，则测量患者的体温。检查身体是否有出血、瘀伤、皮疹、血肿、针头留下的痕迹等迹象。

（六）沟通和交接

根据当地政策，适当记录和报告 ABCDE 评估结果非常重要。SBAR 等系统可用于交接[5]。

- 情况——您是谁，您打电话的目的是什么，以及当前的问题。
- 背景——近期病史 / 手术 / 诊疗计划。在他们恶化之前发生了什么。
- 评估——ABCDE 评估结果，特别是异常情况，做过的任何事情及由此产生的影响。
- 建议——您希望审查人员的速度。在等待过程中你可以做的任何事情。

三、基础生命支持

（一）院外

成人院外基本生命支持的程序如图 18-1 所示。

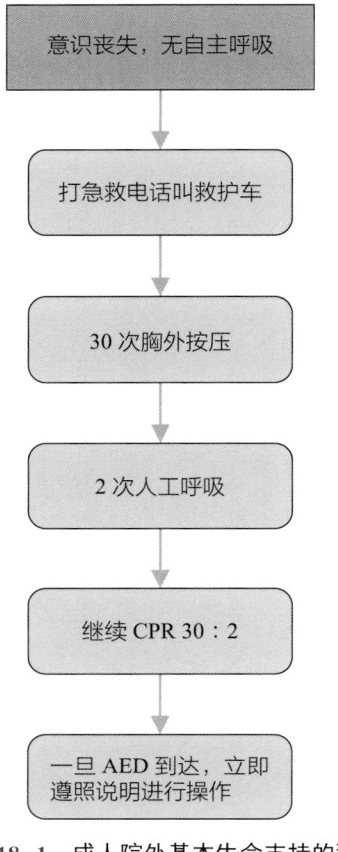

▲ 图 18-1 成人院外基本生命支持的程序
经许可转载自 Resuscitation Council (2015)

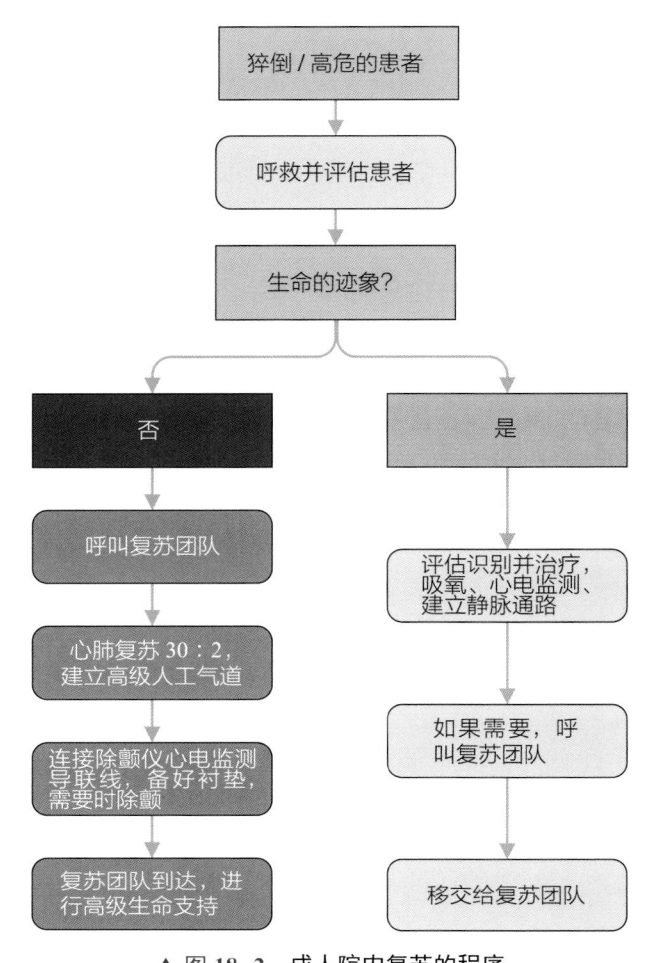

▲ 图 18-2 成人院内复苏的程序
经许可转载自 Resuscitation Council (2015)

（二）院内

成人院内复苏程序如图 18-2 所示。

四、复苏

本章上文概述了当前的院内复苏指南（图 18-2）。在心脏停搏的情况下，以下事项至关重要。

- 立即识别昏迷患者。
- 寻求进一步帮助。
- 尽快开始基础的生命支持，特别是高质量的胸部按压。
- 一旦开始胸部按压，尽量减少中断。
- 应尽快（在 3min 内）进行除颤（如有指示）。

通常有许多人可以提供协助，但协调的方法对于确保快速启动复苏至关重要。应检查该区域是否安全，并尽快戴上手套。

对患者的初步评估包括确定其意识水平，然后打开气道，评估呼吸、循环和生命 / 运动迹象。呼吸和循环评估可以同时进行，但不应超过 10s。如果确定患者呼吸不正常（濒死呼吸不应被误认为是生命迹象）并且没有脉搏，那么一个人应该去呼叫心脏停搏小组，然后将抢救车带到床边，而另一个人则进行心肺复苏（cardiopulmonary resuscitation,CPR）。30 次按压后应进行 2 次通气。一只手的掌根应放在患者胸部的中心，另一只手叠放，每次按压后胸部应充分回弹。以 100～120 次 / 分的速度，5～6cm 的深度进行按压。通气应使用袋式面罩、声门上气道装置或氧袋 - 面罩 - 阀门系统（以离手较近的为准）。氧袋 - 面罩 - 阀门系统可能需要两个人操作：一个人将面罩固定到位并确保密封，另一个人挤压袋子。应尽快连接氧气。经常更换做按压的人，及时替换按压人员避免劳累。

尽快通过监测电极或除颤垫启动心电监护，以监测潜在的心脏停搏心律。

心脏停搏心律包括无收缩心脏停搏（图 18-3）、心室颤动（图 18-4）、室性心动过速（图 18-5），或无脉冲电活动（pulseless electrical activity，PEA）。

心室颤动是一种混乱的不协调心律（⟳第 12章的"心室颤动"），可能对除颤有反应。无脉性室性心动过速（pulseless ventricular tachycardia，pVT）（⟳第 12 章的"室性心动过速"）也应除颤。心脏停搏意味着没有电活动。如果怀疑心脏停搏，请检查导线以确保其连接，并检查监护仪器上的心电波形增益以确保不是细小的心室颤动。心脏停搏不需要除颤。心脏停搏的复苏预后最差。应调查可逆原因（⟳本章"高级生命支持"）。如果在监护仪上看到通常与心输出量相关的心律，但患者没有脉搏，则存在 PEA。当心脏的电活动正常，但在生理上无法工作时，通常会导致心脏不能泵血，例如，存在心脏压塞（⟳本章"心脏压塞"）或张力性气胸（⟳本章"张力性气胸"）的情况下。心律的治疗包括心肺

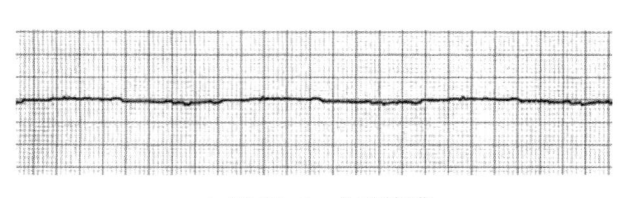

▲ 图 18-3 心脏停搏

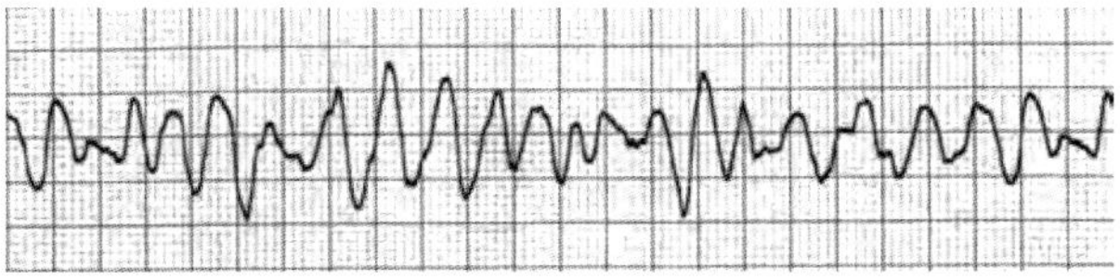

▲ 图 18-4 心室颤动

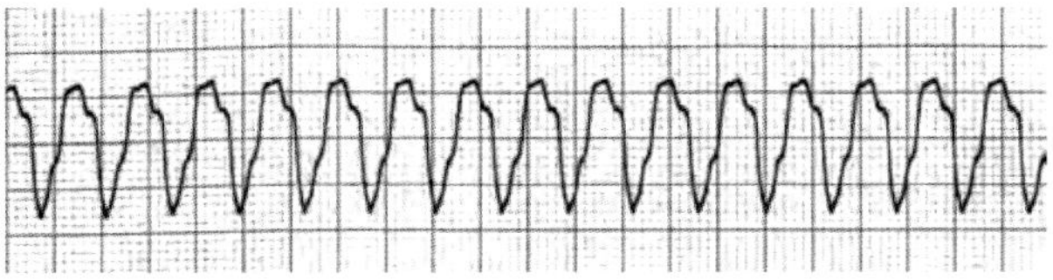

▲ 图 18-5 室性心动过速

复苏和纠正根本原因。不建议除颤。

当复苏团队到达时，重要的是以结构化的方式向他们提供信息，如 SBAR（⟳本章"病情恶化患者的评估"）。

▶ 在心脏停搏期间照顾其他患者的需要，因为这对他们来说是一种痛苦的经历。如果亲属在场，他们可能希望在复苏期间与患者待在一起。这应该谨慎地处理，护士应该陪伴他们。如果患者的近亲不在，请尽快与他们联系。

根据当地政策检查抢救车内的物品（通常每天至少一次），必要时更换物品并保持其备用状态。所有护士必须熟悉呼叫心脏停搏小组的程序。

五、高级生命支持

高级生命支持（advanced life support，ALS）包括高级气道管理、除颤（如有必要）、给药，以及识别和治疗可逆原因。图 18-6 显示了英国 ALS 的程序。

（一）药物管理

复苏中最常用的药物是肾上腺素和胺碘酮（用于可电击复律心律）。治疗 VF 和 pVT，可在第三次电击后重新开始胸部按压时，静脉注射肾上腺素 1mg，然后每隔一次电击（3～5min）静脉注射 1mg，以改善对大脑和心脏的灌注。治疗心脏停搏和 PEA，在静脉通路建立后，立即静脉注射肾上腺素 1mg，之后每 3～5 分钟注射一次。第三次电击后给予 300mg 胺碘酮用以治疗心室颤动和室性心动过速。

必须尽快建立静脉通路，也可以给予静脉输液（对某些患者要谨慎）。

（二）高级气道管理

当麻醉师（或其他适当的称职人员）到达时，通常会对患者进行插管，以确保气道有效开放并改善氧合。可能气管插管或使用声门上气道（supraglottic airway，SGA）装置。在心肺复苏过程中，应使用二氧化碳图来确认插管和后续监测。一旦患者插管，胸部按压可以不间断地进行，速度为 100～120 次/分，通气约为

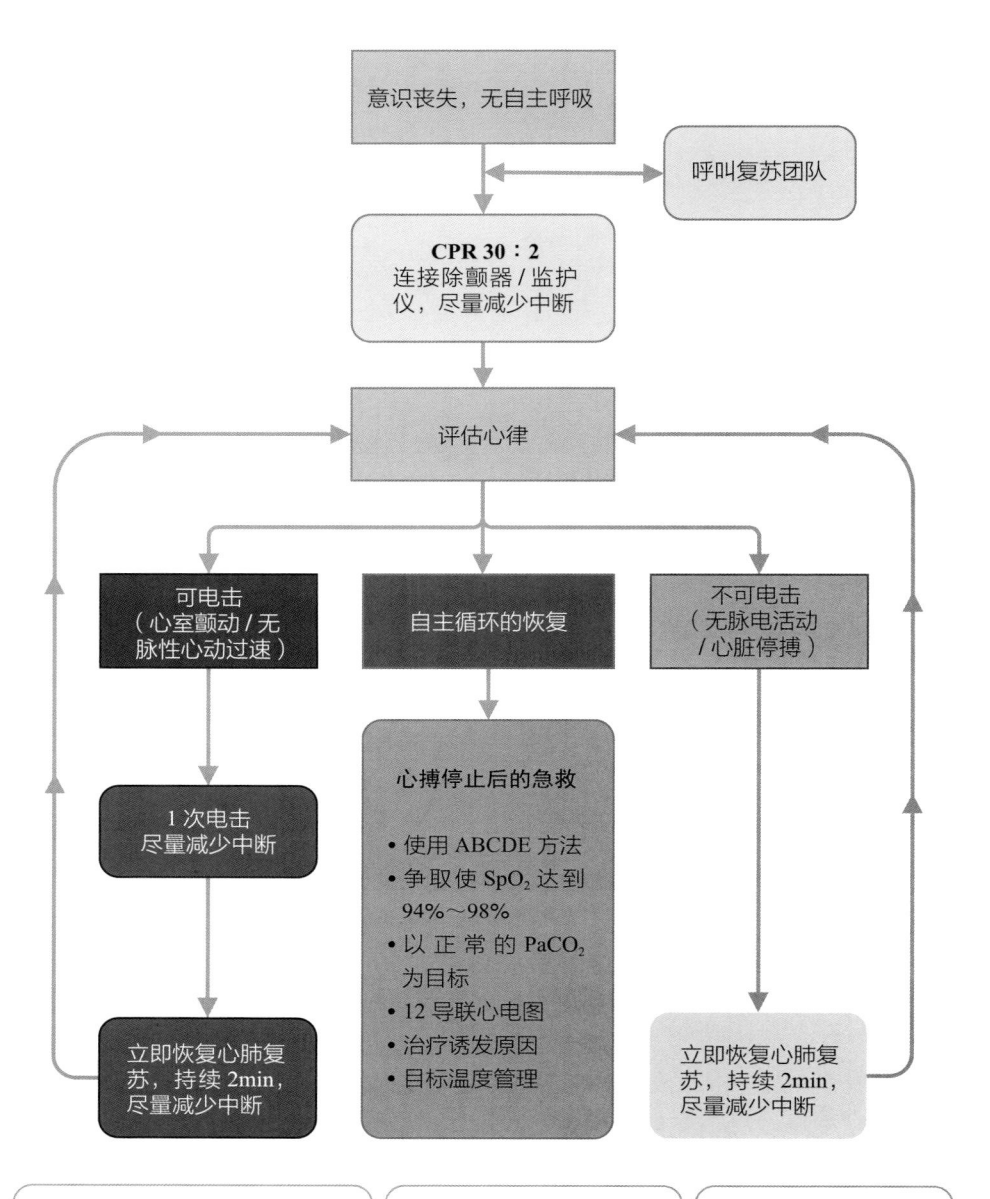

意识丧失，无自主呼吸

呼叫复苏团队

CPR 30：2
连接除颤器 / 监护仪，尽量减少中断

评估心律

可电击
（心室颤动 / 无脉性心动过速）

自主循环的恢复

不可电击
（无脉电活动 / 心脏停搏）

1 次电击
尽量减少中断

立即恢复心肺复苏，持续 2min，尽量减少中断

心搏停止后的急救

- 使用 ABCDE 方法
- 争取使 SpO_2 达到 94%～98%
- 以正常的 $PaCO_2$ 为目标
- 12 导联心电图
- 治疗诱发原因
- 目标温度管理

立即恢复心肺复苏，持续 2min，尽量减少中断

心肺复苏期间	治疗可逆性原因	考虑
• 确保高质量的胸外按压 • 尽量减少按压中断的情况 • 给予氧气 • 使用波形二氧化碳测定法 • 当高级气道到位时，持续按压 • 血管通路（静脉内或鞘内） • 每 3～5 分钟给予肾上腺素 • 3 次电击后给予胺碘酮	• 缺氧 • 低血容量 • 低 / 高钾血症 / 代谢性疾病 • 低温 • 冠状动脉或肺血栓形成 • 张力性气胸 • 心脏压塞 • 毒素	• 超声波成像 • 机械性胸外按压以促进转移 / 治疗 • 冠状动脉造影和经皮冠状动脉介入治疗 • 体外循环心肺复苏

▲ 图 18-6　成人高级生命支持
经许可转载自 Resuscitation Council (2015)

10 次 / 分。

（三）可逆原因

许多可逆原因可能导致心脏停搏（图 18-6）。本章将更详细地讨论其中一些原因。

需要进行血液化验以检查电解质水平和是否存在毒素。

（四）英国国家心脏停搏资料管理库

英国国家心脏停搏资料管理库（National Cardiac Arrest Audit，NCAA）是全英国医院内心脏停搏数据管理库。主要是收集每次心脏停搏的审计数据，以帮助预防和管理未来的心脏停搏。

六、除颤

除颤可以改善室性心动过速 / 心室颤动的预后，因此，早期除颤至关重要。除颤可以使用手动除颤器或自动体外除颤器（automated external defibrillator，AED）进行。除颤的目的是阻止心律失常，使窦房结再次恢复心律。电击期间与患者或患者的床接触是极其危险的，操作员必须确保在电击患者之前所有人都远离，如果通过面罩提供氧气，那么在除颤期间应将面罩移到 1 米以外。在电击结束后应立即恢复胸外按压。

（一）自动除颤器

自动除颤器可以在操作员不需要分析心律的情况下进行除颤。PAD 放置在患者身上，允许自动除颤器分析 ECG。▶加强与皮肤的接触非常重要，因此皮肤必须干燥，在某些情况下，可能需要剃掉毛发。

如果发现可电击节律，机器会充电并建议用户电击（半自动 AED）或发出电击（自动 AED）。这只能在操作员确定环境安全后进行。

AED 放置在公共场所，如购物中心、机场和车站，以保证尽快除颤。它们在医院也被广泛使用，因此尽可能让护士有信心使用它们是很重要的。

（二）手动除颤

手动除颤要求操作者可以识别心律异常。

在电击患者之前，操作员必须确保该区域是安全的（一个人可以在除颤器充电时继续进行胸部按压）。电击的能量应基于制造商的指南，通常至少是 150J。

（曾晓霞）

七、肺栓塞

肺栓塞（pulmonary embolism，PE）和深静脉血栓（deep vein thrombosis，DVT）是静脉血栓栓塞症的两种表现。约 90% 的肺栓塞都是腿部深静脉血栓造成的。肺栓塞也可由脂肪栓塞、肿瘤、空气栓塞、脓性栓塞或异物造成。肺栓塞常因症状和其他疾病相似而被忽视或误诊，如心肌梗死（myocardial infarction，MI）。患者也可能没有症状。静脉血栓栓塞症的危险因素有。

- 年龄增长。
- 静脉血栓栓塞症病史。
- 大创伤。
- 大手术（特别是腹部手术、髋 / 膝关节置换手术）。
- 口服避孕药。
- 癌症。
- 妊娠。
- 慢性心力衰竭或呼吸衰竭。
- 下肢骨折。
- 住院时间长。

（一）症状和体征

症状和体征与栓塞的大小有关。急、慢性肺栓塞以症状的发作来区分。如果只是小栓塞，患者可能只是主诉精神差和轻微气促。中度栓塞（阻塞肺动脉分支）可导致咯血、胸痛、发热和气促。重度栓塞（阻塞 30%～50% 肺动脉床）可导致右心衰竭症状、肺动脉压增高、心输出量降低、中心静脉压升高、发绀和心率增快。患者可能有心悸或肺部啰音。甚至可能晕倒或心脏停搏。如果患者出现气促、呼吸增快、胸膜性胸痛或深静脉血栓的症状，应考虑肺栓塞。

（二）检查

英国国家健康与临床卓越研究所（NICE）指南[6] 建议，如果怀疑有肺栓塞，但从首次临床症状到确诊可能超过 1h，则应给予治疗剂量的抗凝治疗。根据肺栓塞发生的概率开展检查。有可用的评分系统，如 Wells 评分，可用于评出肺栓塞的低、中或高风险概率[7]。如果患者出现休克或低血压，则为肺栓塞高风险。当发生肺栓塞风险高时，一些检查可能没有用处，因为这不会影响治疗方式。

- 胸部 X 线检查——排除其他引起急性呼吸短促的原因，如气胸。
- 心电图——主要为窦性心动过速。也可见 S1Q3T3 模式（Ⅰ 导联见深 S 波，Ⅲ 导联见 Q 波和倒置的 T 波）。如果少见或不见，也不能排除肺栓塞。此模式常见于大范围的肺栓塞。也可出现右束支传导阻滞、房性心律失常、右心房肥大、心电轴右偏、非特异性 ST 段和 T 波前移。
- 动脉血气。
- 血液检查，包括全血细胞计数、尿素和电解质及 D- 二聚体。动脉血气联合静脉 D- 二聚体检查结果可能受其他临床条件的影响，因此不能作为确诊肺栓塞的依据，但是静脉 D- 二聚体检查可排除低、中风险患者的肺栓塞可能性。
- CT 肺血管造影。
- 通气——灌注扫描。
- 超声——特别是肺栓塞高风险患者。
- 下肢超声。

英国国家健康与临床卓越研究所（NICE）指南[8] 建议，对于没有明确病因的肺栓塞患者，应进行癌症筛查（癌症患者的血栓栓塞症风险增加）。检查应包括血清钙、肝功能检查、胸部 X 线检查、尿液分析、腹部盆腔计算机断层扫描，女性患者做乳房 X 线检查。

（三）治疗

欧洲心脏病学会（ESC）指南[9] 总结了诊断和后续治疗的方法。治疗取决于栓塞的大小和患者的临床症状。如果患者出现右心衰竭或心源性休克，治疗参见前文（➲ 第 10 章的"心力衰竭的分类"和本章"心源性休克"）。大范围肺栓塞且死亡风险高者，溶栓治疗或肺动脉栓子取栓术（特别是禁忌溶栓治疗或溶栓失败的）。其他治疗包括磺达肝素、低分子量肝素、普通肝素、口服

抗凝药（如非维生素 K 拮抗药）（维持 INR 2～3）或溶栓治疗。抗凝持续 3 个月，如深静脉血栓 / 肺栓塞复发，需终身抗凝治疗。

静脉滤器（下腔静脉）放置在下腔静脉肾下部分可能对急性肺栓塞和抗凝药禁忌患者有用。

非致命性静脉血栓栓塞症可导致长期症状，如血栓后综合征和慢性血栓栓塞性肺动脉高压。

（四）预防静脉血栓栓塞症

近年来，人们更加重视静脉血栓栓塞症的预防。护士应确保已对所有住院患者进行静脉血栓栓塞症进展的风险评估，并采取适当措施，如药物预防、抗栓塞袜。已有指南概述了可以采取哪些措施来帮助预防静脉血栓栓塞症（➲ 本章"相关指南"）。

八、张力性气胸

张力性气胸发生在空气进入胸膜腔却无法排出时。张力逐渐增加，导致纵隔移位，并对心脏造成压力，可能导致心脏停搏。这通常是无脉性电活动致心脏停搏的原因之一。如果胸膜腔有血，则为血胸。

（一）病因

气胸常为自发性的，特别是年轻男性。它可发生在拔除胸腔引流管后或发生心脏创伤时，如交通事故或打架。也可发生在人工通气，特别是在应用了气道高压通气模式时。

（二）症状和体征

- 急性气促。
- 患侧进气量减少或无进气。
- 心动过速。
- 患者可能会感到痛苦。
- 可能有明显的胸部外伤。
- 叩诊过清音（如有血胸，则可能为浊音）。
- 气管向健侧位移。
- 心脏停搏。

（三）治疗

在急诊室，由有资质的医生行胸腔穿刺术。术中在锁骨中线第二肋间穿刺置入一个大孔径（14G）的导管以释放压力。然后接胸腔引流管。

九、心脏压塞

心包积液是指心包囊内液体、血凝块、血液或气体的异常聚集。如果引起血流动力学改变，则会导致心脏压塞。填塞通常发生得很快。如果液体积聚缓慢，则可以很好地耐受。

（一）病因

心脏压塞发生的原因如下。

- 创伤。
- 心脏手术。
- 起搏器导线拔除后。
- 人类免疫缺陷病毒感染或肺结核。
- 电生理实验或消融术。
- 心导管检查时。
- 恶性肿瘤。
- 心肌梗死后心脏破裂。

（二）症状和体征

症状包括心动过速、中心静脉压或颈静脉压升高（吸气时进一步升高）、血压下降、气促、心音减弱、心输出量下降，偶有腹痛。在急性病例中，如心脏手术后，常发生心脏停搏。

（三）检查

- 胸部 X 线检查。
- 心电图：室性波群可能比正常的小。
- 超声检查。

（四）治疗

治疗取决于患者的病情。许多患者在心脏手术后出现心包积液，可自行缓解。如果反复渗液，可能会形成心包窗。如果患者病情严重，则应进行心包穿刺（针吸）。除非在紧急心脏停搏情况下，否则应在超声引导下进行。在某些情况下，插入猪尾导管，可保留长达 24h。如果心脏手术后 48h 内发生心脏压塞，患者会重返手术室清除血块并确定出血来源。

十、肺水肿

肺水肿是一种危及生命的急症。患者非常痛苦，有濒死感。

（一）病因

肺水肿的病因有体液过多、肺栓塞、急性心肌梗死、心律失常、急性瓣膜关闭不全或慢性心力衰竭急性发作。患者可能"湿暖"（肺部充血，收缩压正常或升高）或"湿冷"（肺部充血，收缩压 < 90mmHg）[10]。

（二）症状和体征

- 气促加重。
- 粉红色或血性泡沫痰。
- 呼吸 > 25 次 / 分。
- 血氧饱和度下降。
- 血压经历下降、正常、下降的过程。
- 外周血流减少。
- 心动过速。
- 大汗。
- 肺部听诊湿啰音。

（三）检查

- 胸部 X 线检查。
- 心电图：排除 ST 段抬高型心肌梗死（ST-segment elevation myocardial infarction，STEMI）。
- 血氧饱和度。
- 动脉血气分析。
- 利尿钠肽 [如 B 型利尿钠肽（B-type natriuretic peptide，BNP）]。
- 心脏标志物。
- 全血细胞计数、尿素和电解质、C 反应蛋白（C-reactive protein，CRP）。
- 超声检查。

（四）治疗

用多个枕头支撑患者保持直立位。一些患者觉得坐在椅子上更舒服。给予氧气吸入以维持 SpO_2 94%～98 % 或 88%～92%（慢性阻塞性肺疾病）。可能需要持续气道正压（continuous positive airway pressure，CPAP）通气或双水平气道正压通气（bilevel positive airway pressure，BPAP）。静脉注射襻利尿药（呋塞米），有时会再输注呋塞米（遵医嘱）。其他处理取决于肺水肿的病因。如果患者有心律失常，可能需要抗心律失常药物或直流电复律。监测 K^+ 水平，必要时纠正失衡。也可以输注血管扩张药和硝酸盐（没有禁忌证的情况下）。某些情况可能需要正性肌力药，如多巴酚丁胺（➡ 第 19 章的"正性肌力药"）。非 ST 段抬高型心肌梗死（non-ST-segment elevation myocardial infarction，NSTEMI）或 ST 段抬高型心肌梗死应根据指南进行处理。患者需要导尿并持续监测心血管系统（cardiovascular system，CVS）、RR、SpO$_2$ 和尿量。

十一、心源性休克

心源性休克通常是由于左心室（left ventricle，LV）受到严重且不可逆的损害而造成的，临床表现如下。

- 急性循环衰竭。
- 动脉低血压。
- 尿量下降。
- 意识水平下降。
- 脉搏快、弱。
- 四肢发冷、发绀。

心源性休克要与其他类型的休克区分开。心源性休克的临床标准是收缩压＜90mmHg 持续 30min 以上，或血压可维持在收缩压＞90mmHg 但有器官灌注不足的症状，如精神状况改变、皮肤湿冷、少尿。心源性休克的病因如下。

- 急性心肌梗死（最常见）。
- 肺栓塞。
- 主动脉瓣 / 二尖瓣狭窄。
- 人工瓣膜衰败。
- 急性心肌炎。
- 药物中毒。
- 室间隔缺损。
- 心脏压塞。
- 瓣叶破裂。
- 左心室动脉瘤破裂。
- 主动脉夹层。

（一）症状和体征

起初心输出量下降，导致尿量减少、脉搏增快。这会触发一系列机制，如血管收缩，造成外周灌注下降和代谢性酸中毒。心动过速、血压下降、颈静脉怒张、外周湿冷、血清乳酸水平增加、精神状态改变、少尿，还可能有外周水肿。患者可能还有呼吸窘迫的症状，包括呼吸增快、

气促、辅助呼吸肌参与呼吸、SpO$_2$ 下降。

（二）治疗

治疗包括明确和治疗病因，如 ST 段抬高型心肌梗死者行经皮冠状动脉介入治疗（percutaneous coronary intervention，PCI）。也可能需要冠状动脉旁路移植术（coronary artery bypass graft，CABG）重建血供。常需有创监测辅助治疗，如肺动脉压、肺动脉楔压（pulmonary artery wedge pressure，PAWP）和动脉血压。为患者导尿，密切监测尿量 [目标为 0.5ml/（kg·h）]。如果出现低血容量，或患者出现药物性低血压或没有明显的心源性休克原因，则可能需要补液 [11]。阿片类药物，如静脉注射吗啡，除了有助于缓解疼痛外，还有助于降低前负荷。监测动脉血气和氧饱和度水平，并进行合适的氧疗。药物治疗包括正性肌力药和静脉注射升压药。有时需要机械辅助，如主动脉内球囊反搏（intra-aortic balloon pump，IABP）（➡ 本章"主动脉内球囊反搏"），左心室辅助装置（left ventricular assist device，LVAD）（➡ 本章"心室辅助系统"），或体外膜氧合（extracorporeal membrane oxygenation，ECMO）（➡ 本章"体外膜氧合"）。治疗的目标是保护左心室功能，防止出现不可逆的多器官功能障碍。对患者和家属的支持至关重要；心源性休克的预后往往很差。

十二、主动脉内球囊反搏

（一）介绍

主动脉内球囊反搏（IABP）是一种反搏装置，放置在主动脉弓正下方（图 18-7），可控制放气和充气。球囊可以容纳 30～40ml 的气体，通常是氦气。根据患者的心电图或心动周期来控制充气和放气。球囊可以设置为每收缩 1 次、2 次、3 次或 4 次充气。IABP 对心脏的益处如下。

- 球囊在心脏收缩前放气，通过降低后负荷降低了心脏的负荷。
- 球囊在心脏舒张期充气，增加了冠状动脉和脑的血流。

此外，IABP 增加了心输出量、射血分数和全身灌注；降低了心率、PAWP 和体循环阻力。

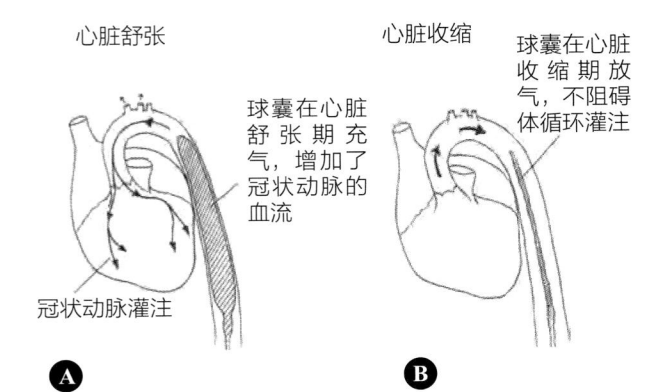

心脏舒张

心脏收缩

球囊在心脏舒张期充气，增加了冠状动脉的血流

球囊在心脏收缩期放气，不阻碍体循环灌注

冠状动脉灌注

A　　**B**

▲ 图 18-7　主动脉内球囊反搏的位置

A. 心脏舒张；B. 心脏收缩

经许可转载自 Ramrakha P and Moore K (eds) (2004) Oxford Handbook of Acute Medicine (2nd edn). Oxford University Press, Oxford

（二）适应证

IABP 仅用于可改善患者病情的情况。

- 室间隔缺损等机械并发症引起的心源性休克。
- 急性二尖瓣反流。
- 败血症休克。
- 不稳定型心绞痛。
- 心脏手术后体外循环脱机困难。
- 心脏手术前病情不稳定的患者。
- 桥接心脏移植。
- 病情不稳定的患者在做冠状动脉造影 / 血管成形术 / 瓣膜成形术时的支持治疗。

（三）禁忌证

- 主动脉瓣关闭不全。
- 腹部和主动脉动脉瘤。
- 有抗凝禁忌证的患者。
- 无法控制的快速性心律失常。
- 严重的主髂动脉疾病。
- 主动脉夹层。
- 胸主动脉人工血管。
- 不可逆的脑损伤。
- 严重的外周血管病。

（四）并发症

在 IABP 植入期间和植入后可能会发生并发症。护士有责任监测患者的并发症表现。并发症可能是生理的和心理的。

1. 植入期间的并发症

- 出血。
- 主动脉穿孔或夹层。
- 球囊破裂引起气体栓塞。
- 由于动脉粥样硬化，导管无法送入。

2. 留置期间的并发症

- 肢体缺血。
- 抑郁和焦虑。
- 背痛。
- 出血。
- 主动脉夹层。
- 感染。
- 在错误的时间充气 / 放气，导致心脏负荷加重。
- 败血症。
- 血小板减少。
- 血栓栓塞症。
- 肾衰竭。

（五）护理

除了了解反搏仪的工作原理外，护士还要观察患者是否有任何的上述并发症表现。IABP 保留的时间越长，发生败血症或焦虑和抑郁等并发症的风险越大。患者必须保持平躺（床头抬高不能超过 45°），患肢伸直，可能会导致背痛。此外还有静止不动造成的并发症。其他护理包括以下内容。

- 监测心血管指标，如心率、血压、呼吸、平均动脉压（mean arterial pressure，MAP）。
- 观察肢体有无缺血症状——对比双足的颜色、温度、感觉和足背动脉搏动。
- 测量双臂的血压，评估桡动脉搏动，记录异常。
- 观察腹股沟穿刺点有无感染、出血或血肿。
- 监测尿量 [0.5ml/（kg·h）] 以确保肾脏灌注。
- 检查反搏触发和 IABP 的频率是否符合设置。
- 检查机器上的反搏波（图 18-8），并监测充气时间。
- 对患者和家属提供心理支持。
- 观察患者胸痛的症状。
- 受压部位皮肤护理。

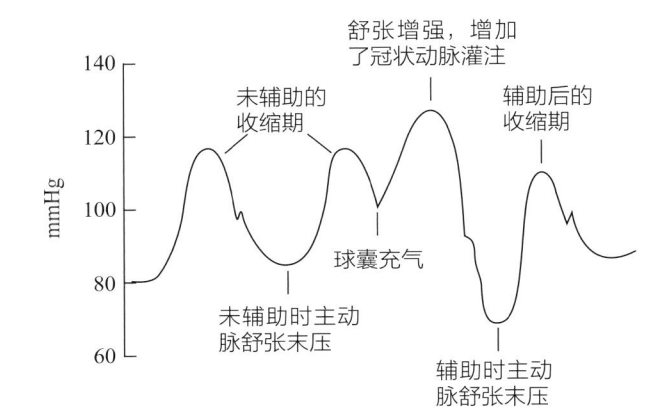

▲ 图 18-8　IABP 辅助下的动脉波形

经许可转载自 Ramrakha P and Moore K (eds) (2004) *Oxford Handbook of Acute Medicine* (2nd edn). Oxford University Press, Oxford

- 观察神经系统并发症，如脑血管意外（cerebrovascular accident，CVA）。
- 遵医嘱给予抗凝药。患者需注射肝素。
- 仪器出现任何功能异常立即报告灌注师和医生。

如果有感染或故障，IABP 可能会被撤除。随着患者病情的改善，辅助的时间逐渐减少。当充气比为 1：4 时，可移除 IABP。应首先停止肝素输注，激活全血凝血时间（activated clotting time，ACT）降至 <150s。在穿刺部位以恒定压力按压约 30min。

十三、心室辅助装置

心室辅助装置（ventricular assist devices，VAD）给心室提供支持，提高心输出量，增加灌注。心室辅助可以辅助左心室、右心室或双心室（双心室辅助装置）。VAD 可用于急性心力衰竭（如心肌梗死后或体外循环撤机困难），也可用于慢性心力衰竭或心肌病的长期治疗。随着设备的改进，血栓栓塞症的风险已经减少，但感染的风险依然很高。重要的是，VAD 仅用于益处大于风险的患者。它们可以在短时间内使用，作为康复、移植、确定治疗方案前的桥接，或作为不适合心脏移植的患者的终末治疗。

装置是有体外式的或植入式的，有些安装在主动脉瓣区（Impella[12]），从左心室抽出血液并将其输送到主动脉瓣上方。经皮 VAD 可通过腹部或股静脉/股动脉置入。左心辅助装置（LVAD），将左心房或心室通过泵与主动脉相连。右心室辅助装置（right ventricular assist device，RVAD），将右心房与肺动脉干相连。可以将设备设置为固定频率，或者当每搏输出量下降时工作。除了严格注意将感染风险降至最低之外，无论何种类型的 VAD，都需要抗凝。对患者和家属的教育和支持极为重要。

并发症

装置留置时间越长，并发症的风险越高，主要并发症如下。

- 感染。
- 血栓栓塞症。
- 心理问题，如抑郁和焦虑。
- 出血。
- 心输出量降低。
- 线路打结。
- 异常心律。

十四、体外膜氧合

体外膜氧合（ECMO）是一种支持治疗。它类似于心脏手术中使用的体外循环机，但可以使用更长时间。血液被泵至膜肺，在膜肺中进行氧合，并排出 CO_2。随后，氧合后的血液被回输到人体。ECMO 患者通常在重症监护室接受护理。

（一）ECMO 的类型

ECMO 有 2 种类型。静脉 - 静脉 ECMO（VV），用于呼吸支持；动脉 - 静脉 ECMO（AV），用于心肺支持。VV ECMO 导管插在右股静脉（出血端）和右颈内静脉（回血端）。AV ECMO 的静脉导管插在右股静脉或右心房，动脉导管插在股动脉或升主动脉。如果患者肾功能不全，可接入血液滤过装置。患者需要输注肝素。

（二）ECMO 的适应证

ECMO 的适应证如下。

- 呼吸机支持无效的低氧血症性呼吸衰竭。
- 心源性休克。
- 急性心力衰竭。

- 心脏停搏。
- 桥接心脏移植。
- 心脏手术后体外循环无法撤机。

十五、急性主动脉综合征

急性主动脉综合征（acute aortic syndromes, AAS）是一组涉及主动脉的具有相似临床特征的急症的总称[13]。包括主动脉夹层、壁内血肿、穿透性主动脉溃疡、主动脉破裂、创伤性主动脉损伤和医源性主动脉夹层。

根据 ESC 指南[14]，AAS 发生的高风险因素如下。

- 马方综合征。
- 家族史。
- 主动脉瓣膜病。
- 胸主动脉瘤。
- 之前有过主动脉操作（包括心脏手术）。

高危疼痛特征[15]包括以下。

- 胸痛、背痛或腹痛，描述如下。
  - 突发。
  - 强度严重。
  - 撕裂样。

如果患者进展为 AAS，剧烈疼痛的症状与心肌梗死类似。需排除心肌梗死。心电图可能没有任何异常。

高危特征[16]包括以下。

- 灌注不足的表现。
- 脉搏短绌。
- （双臂）收缩压有差异。
- 局部神经功能缺损伴疼痛。
- 主动脉瓣舒张性杂音（新发并伴有疼痛）。
- 血压下降或休克。

检查包括以下。

- 经胸 / 经食管超声心动图。
- D- 二聚体。
- 计算机断层扫描术。
- C 反应蛋白。
- 心电图——可能存在 ST 段抬高，与 ST 段抬高型心肌梗死相似。
- 胸部 X 线检查。

- 超声。
- 磁共振成像。

治疗将取决于 AAS 的病因，内科治疗和（或）手术治疗。这里将讨论主动脉夹层。

（一）主动脉夹层

除了上述病因，主动脉夹层的病因还有以下 6 个。

- 高血压。
- 高龄。
- 主动脉缩窄。
- 创伤。
- IABP。
- 妊娠。

夹层的位置决定了其影响，如可能累及肾动脉或主动脉瓣。夹层的 Stanford 分型如下（图 18-9）。

- A 型——起源于近端，累及升主动脉，累及或不累及降主动脉（占 2/3）。
- B 型——起源于远端，累及降主动脉，不累及升主动脉。

（二）症状与体征

患者可能有低血压（约 20%）、正常血压或高血压。其他症状和体征包括以下。

- 严重疼痛——取决于夹层的类型。如果疼痛位置靠前，更有可能是累及近端的 A 型夹层。如果疼痛靠近背部，则更有可能是 B 型

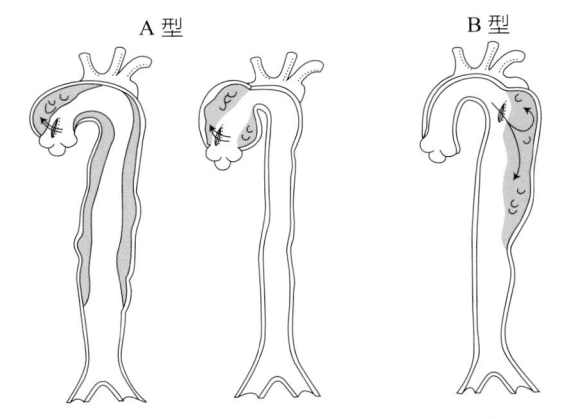

▲ 图 18-9　主动脉夹层 Stanford 分型

经许可转载自 Myerson SG, Choudhury RP, and Mitchell ARJ (eds) (2010) Emergencies in Cardiology (2nd edn). Oxford University Press, Oxford

夹层。区分疼痛和 ST 段抬高的心肌梗死十分重要。

- 心动过速。
- 恶心和呕吐。
- 苍白。
- 大汗。
- 其他症状取决于夹层波及的范围，如心肌梗死、血尿（如有肾灌注不足）、脑血管意外、主动脉瓣反流或神经系统缺陷。
- 双臂血压有差异。

（三）治疗

全面评估疼痛部位和相关症状非常重要，可以为治疗提供帮助。缓解疼痛（通常是静脉注射阿片类药物）并监测疗效。护士应进行尿液分析，检查血尿和蛋白尿，并仔细评估神经系统状况。记录双臂血压。同时严密监测外周灌注。β 受体拮抗药或其他类型的血管扩张药（如硝普钠）可治疗高血压。还需提供心理支持。A 型夹层常需紧急手术，可能还需行主动脉瓣置换。

简单的 B 型夹层可内科治疗。复杂的 B 型夹层通常行胸主动脉腔内修复术（thoracic endovascular aortic repair，TEVAR）治疗。TEVAR 也用于治疗胸主动脉瘤。方式是在主动脉内放置支架，以改善血流并稳定病情。

十六、脑卒中

脑卒中是一种急症，它可能是一些心脏疾病的并发症，如心房颤动、感染性心内膜炎和心脏手术等，因此了解该疾病的初步评估和治疗很重要。85% 的脑卒中由缺血性病因引起，10% 由原发性出血引起，5% 由蛛网膜下腔出血引起[17]。

运用 FAST 法则（◐ 本章"病情恶化患者的评估"）有助于提高对潜在脑卒中的认识。一旦怀疑脑卒中，立即评估并治疗非常关键。其他疾病如癫痫发作、晕厥及脑肿瘤同脑卒中有相似的症状。除了分辨脑卒中的可能症状外，护士还应注意发病时间。

（一）症状与体征
- 突发神经系统局灶性症状。
- 面部、手臂或腿（常单侧发作）无力或麻木。
- 说话困难，或理解语言困难。
- 单侧或双侧视力问题。
- 眩晕、平衡或协调问题。
- 步行困难。
- 严重头痛。

（二）病因
可能有以下危险因素。
- 高血压。
- 心房颤动。
- 糖尿病。
- 吸烟。
- 短暂性脑缺血发作（transient ischaemic accident，TIA）或脑卒中的病史。
- 创伤。
- 抗凝、抗血小板、溶栓治疗。

（三）检查
如果症状在 24h 内缓解，则为 TIA。TIA 的症状常在数分钟或数小时内缓解。

检查如下。
- 计算机断层扫描。
- 体温、脉搏、呼吸和血压。
- SpO_2。
- 血糖。
- Glasgow 昏迷评分。
- 心电图。
- 急诊脑卒中识别评分量表（Recognition of Stroke in the Emergency Room，ROSIER）[18]。

（四）治疗
脑卒中患者通常在急性脑卒中病房接受护理。如果排除了颅内出血，可以在症状开始后 4.5h 内开始治疗，缺血性脑卒中的治疗包括用阿替普酶溶栓。血栓切除术也可用于缺血性脑卒中。可以考虑对急性出血性脑卒中患者进行手术治疗及血压控制。其他治疗包括 300mg 阿司匹林（仅限缺血性脑卒中）、吞咽评估、血糖控制、早期活动、营养和液体需求。

（曾 珠）

参考文献

[1] NHS England (2013) Human Factors in Healthcare. NHS, London.

[2] Royal College of Physicians (2017) National Early Warning Score (NEWS) 2: Standardising the Assessment of Acute-Illness Severity in the NHS. Updated report of a working party. RCP, London.

[3] O'Driscoll HL, Earis J, Mak V, et al. (2017) BTS guideline for oxygen use in adults in healthcare and emergency settings. Thorax 72(Suppl. 1), 1-90.

[4] http://www.stroke.org.uk (accessed 3 May 2020).

[5] NHS Improvement (2018) SBAR communication tool -situation, background, assessment, recommendation. https://improvement.nhs.uk/resources/sbar-communication-tool/ (accessed 3 May 2020).

[6] National Institute for Health and Care Excellence (2016) Venous Thromboembolism in Adults: Diagnosis and Management. QS29. NICE, London.

[7] Konstantinides S, Meyer G, Becattin C, Bueno H, et al. (2020) 2019 ESC Guidelines for the diagnosis and management of acute pulmonary embolism developed in collaboration with the European Respiratory Society (ERS). European Heart Journal 41(4) 543-603.

[8] National Institute for Health and Care Excellence (2016) Venous Thromboembolism in Adults: Diagnosis and Management. QS29. NICE, London.

[9] Konstantinides S, Meyer G, Becattin C, Bueno H, et al. (2020) 2019 ESC Guidelines for the diagnosis and management of acute pulmonary embolism developed in collaboration with the European Respiratory Society (ERS). European Heart Journal 41(4) 543-603.

[10] Ponikowski P, Voors A, Anker S, et al. (2016) ESC Guidelines for the diagnosis and treatment of acute and chronic heart failure. The Task Force for the diagnosis and treatment of acute and chronic heart failure of the European Society of Cardiology. European Heart Journal 37, 2129-200.

[11] Ibanez B, James S, Agewall S, et al. (2018) 2017 ESC Guidelines for the management of acute myocardial infarction in patients presenting with ST-segment elevation: The Task Force for the management of acute myocardial infarction in patients presenting with ST-segment elevation of the European Society of Cardiology (ESC). European Heart Journal 39(2), 119-77.

[12] National Institute for Health and Care Excellence (2016) Impella 2.5 for Haemodynamic Support During High Risk Percutaneous Interventions. MIB89. NICE, London.

[13] Erbel R, Aboyans V, Boileau C, et al. (2014) ESC Guidelines on the diagnosis and treatment of aortic diseases. European Heart Journal 35, 2873-926.

[14] Erbel R, Aboyans V, Boileau C, et al. (2014) ESC Guidelines on the diagnosis and treatment of aortic diseases. European Heart Journal 35, 2873-926.

[15] Erbel R, Aboyans V, Boileau C, et al. (2014) ESC Guidelines on the diagnosis and treatment of aortic diseases. European Heart Journal 35, 2873-926.

[16] Erbel R, Aboyans V, Boileau C, et al. (2014) ESC Guidelines on the diagnosis and treatment of aortic diseases. European Heart Journal 35, 2873-926.

[17] Sibson L, Khadjooi K (2018) Initial assessment and management of stroke. British Journal of Cardiac Nursing 3(3), 121-7.

[18] National Institute for Health and Care Excellence (2019) Stroke And Transient Ischaemic Attack in Over 6s: Diagnosis and Initial Management. NG128. NICE, London.

相关指南

[1] Erbel R, Aboyans V, Boileau C, et al. (2014) ESC Guidelines on the diagnosis and treatment of aortic diseases. *European Heart Journal* 35, 2873-926.

[2] Konstantinides S, Meyer G, Becattin C, Bueno H, et al. (2020) 2019 ESC Guidelines for the diagnosis and management of acute pulmonary embolism developed in collaboration with the European Respiratory Society (ERS). *European Heart Journal*. 41(4), 543-603.

[3] National Institute for Health and Care Excellence (2014) *Extracorporeal Membrane Oxygenation for Acute Heart Failure. IPG482.* NICE, London.

[4] National Institute for Health and Care Excellence (2015) *Implantation of a Left Ventricular Assist Device for Destination Therapy in People Ineligible for Heart Transplantation. IPG516.* NICE, London.

[5] National Institute for Health and Care Excellence (2016) *Stroke in Adults. QS2.* NICE, London.

[6] National Institute for Health and Care Excellence (2016) *Venous Thromboembolism in Adults: Diagnosis and Management. QS29.* NICE, London.

[7] National Institute for Health and Care Excellence (2017) *CentriMag for Heart Failure. MIB92.* NICE, London.

[8] National Institute for Health and Care Excellence (2018) *Venous Thromboembolism in Over 16s: Reducing the rRsk of Hospital Acquired Deep Vein Thrombosis or Pulmonary Embolism. NG89.* NICE, London.

[9] National Institute for Health and Care Excellence (2019) *Stroke and Transient Ischaemic Attack in Over 16s: Diagnosis and Initial Management. NG128.* NICE, London.

[10] Ponikowski P, Voors A, Anker S, et al. (2016) ESC

Guidelines for the diagnosis and treatment of acute and chronic heart failure. The Task Force for the diagnosis and treatment of acute and chronic heart failure of the European Society of Cardiology. *European Heart Journal* 37, 2129-200.

[11] Priori SG, Blomstrom-Lundqvist C, Mazzanti A, Blom N, et al. (2015) ESC Guidelines for the management of patients with ventricular arrhythmias and the prevention of sudden cardiac death. *European Heart Journal* 36, 2793-867.

[12] Resuscitation Council (2015) *Resuscitation Guidelines 2015*. Resuscitation Council, London.

第 19 章 心血管药物

Cardiovascular drugs

一、概述

本章主要针对心血管常用药物的护理进行简要概述。每一类药物将从适应证、作用机制、常见药物及护理注意事项进行简要描述。

对于临床护理人员来说最重要的是通过阅读研究论文和最新的国际、国家及地方指南来更新自己对于药物应用的常识。对于药物的剂量、给药方法、禁忌证和药物不良反应，除使用当地政策外，还应使用公认的处方。

二、抗心律失常药物

（一）适应证

抗心律失常药物可用于室上性心律失常和室性心律失常的治疗。有些药物专门用于治疗室上性心律失常（如维拉帕米和腺苷），有些药物治疗室性心律失常（如利多卡因），而有些药物（如丙吡胺和胺碘酮）可对两种心律失常起作用。

（二）作用机制

抗心律失常药物通过不同的机制纠正心律失常，因此，这类药物通常根据其对心脏传导的作用机制进行分类。一般来说，它们可以通过阻断特定离子通道的作用或自主神经系统的作用来抑制心律失常。所以了解心脏动作电位（action potential，AP）和自主神经系统，有助于了解其作用机制。

（三）常见药物

现在临床上常用的抗心律失常药物分类方式是 Vaughan Williams 分类方法，将抗心律失常药物分为 4 类（表 19-1），但是有些药物不只属于一个类别（如索他洛尔），还有一些也被用作抗心律失常的药物未包括在内，如腺苷、强心苷类药物、阿托品。

（四）护理注意事项

• 抗心律失常药物也会引起心脏的心率、节律

表 19-1　Vaughan Williams 心律失常药物分类

分　级	机　制	药　物
I a	钠离子通道阻滞（延长动作电位时间）	普鲁卡因胺，丙吡胺
I b	钠离子通道阻滞（延缓动作电位时间）	利多卡因
I c	钠离子通道阻滞（对动作电位时间的影响作用不大）	氟卡尼、普罗帕酮
II	β 受体阻断	普萘洛尔，索他洛尔
III	钾离子通道阻滞（延长动作电位时间）	胺碘酮，索他洛尔，决奈达隆
IV	钙离子通道阻滞	维拉帕米

和收缩力的异常改变，且这些药物常伴有其他许多的不良反应。因此在应用抗心律失常药物的同时要重点监测患者的心率及 K^+ 水平。

- 抗心律失常药物与其他药物也存在相互作用，因此关注其他药物与抗心律失常药物的相互作用也是至关重要的。使用非常规控制心脏状况的药物，包括抗疟药、一些三环类抗抑郁药、抗组胺药和抗精神药，也会有发生心律失常的风险。

- 半衰期指的是药物浓度降低一半所需的时间。有些药物半衰期较短，如腺苷（其半衰期约为 10s），因药物很容易被机体代谢，所带来的不良反应也是短暂的，因此使用时应增加给药次数，但在某些情况下，腺苷带来的不良反应可能是致命的。有些药物半衰期较长，如胺碘酮（其半衰期约为 100 天），其需要很长时间才能够达到治疗水平，所以应给予较大的负荷量及较小的维持剂量。半衰期较长的药物会在体内停留一段时间，即使是在停药后，胺碘酮依旧会在停药后的几天与其他药物相互作用，因为血药浓度仍然足以引起相互作用。

抗心律失常药物 4 分类中，根据药物对动作电位时长的影响，又分为 3 个亚组。

三、强心苷类药物

（一）适应证

最常见的强心苷类药物为地高辛，该药常用于治疗室上性心动过速，控制心房颤动或心房扑动的心室率，也可以用来治疗心力衰竭。

（二）作用机制

地高辛等强心苷的作用的机制主要是抑制细胞膜结合的 Na^+，K^+，ATP 酶。在心房颤动治疗中，它主要减慢心室率，通过增强迷走神经的作用使得钙离子内流增加，房室结除极减慢，房室的传导速度就会减慢。强心苷正性肌力作用的机制主要是抑制细胞膜结合的 Na^+-ATP 酶、K^+-ATP 酶，致使心肌细胞内游离 Ca^{2+} 浓度升高。强心苷与 Na^+-ATP 酶、K-ATP 酶结合，抑制酶的

活性，使 Na^+，K^+ 离子转运受到抑制，结果细胞内 Na^+ 逐渐增加，K^+ 逐渐减少。强心苷的作用机制：阻断 Na^+-ATP 酶、K^+-ATP 酶后，使细胞内钠离子浓度升高，通过细胞膜上 Na^+-Ca^{2+} 交换系统，不是使胞内 Ca^{2+} 与胞外 Na^+ 进行交换，而是使胞内 Na^+ 与胞外 Ca^{2+} 进行交换，使细胞内 Ca^{2+} 浓度升高。

（三）常见药物

地高辛。

（四）护理注意事项

- 必须严格监测患者不良反应，分为心脏性和非心脏性。心脏性不良反应包括心动过缓、可能的心脏传导阻滞及室性心律失常。为监测心动过缓的发生，应在给药前记录心率，如果脉搏 < 60 次 / 分，应先停止服用该药，并咨询医生，教会居家服用地高辛患者正确测量自己的脉搏。

- 非心脏性的不良反应包括厌食、恶心、呕吐及腹泻。

- 神经系统不良反应包括头痛、嗜睡、意识混乱及视觉障碍。

- 应监测地高辛血药浓度，以防止发生中毒症状。

- 监测血钾水平，低钾血症可能会增加地高辛中毒的可能性。尤其在与排钾利尿药合用时，更应关注血钾水平。可给予保钾利尿药或补钾药物。

- 为防止术后发生心律失常或心动过缓的风险，心脏手术前可能需要停用地高辛，但请咨询医务人员。这是因为手术后钾离子水平的改变会导致地高辛的浓度发生波动。

- 老年患者应给予较低剂量的地高辛，因为老年患者往往对地高辛的浓度更敏感，更容易出现不良反应。

四、β 受体拮抗药

（一）适应证

- 高血压。
- 心绞痛——减轻心肌负荷。
- 心肌梗死——降低复发率。

- 抗心律失常——阻断交感神经活动。
- 心力衰竭——阻断交感神经活动。
- 焦虑。
- 偏头痛的预防。

（二）作用机制

β受体拮抗药是能选择性地与β- 肾上腺素受体结合，β受体分布于全身脏器血管系统，心脏、支气管、外周血管系统、胰腺和肝脏。其受体分为 2 种类型，即 $β_1$ 受体、$β_2$ 受体。$β_1$ 受体主要分布于心肌，所以阻断这些受体会阻断交感神经的反应，引起心输出量、血压、心率的下降。但是有一些β受体拮抗药是具有心脏选择性的，它们也可能阻断 $β_2$ 受体。$β_2$ 受体存在于肺部，可能引起支气管收缩等不良反应。不同的β受体拮抗药可用于不同的临床情况。

（三）常见药物

普萘洛尔、阿替洛尔、美托洛尔、比索洛尔和卡维地洛。

（四）护理注意事项

- 对于自主神经系统的了解不仅可以很好地了解这组药物的作用机制，而且还有助于了解其不良反应，不良反应包括过度的心动过缓。由于心输出量的降低，会使患者容易发生心力衰竭和过度的低血压。因此，应仔细监测患者的心率、心输出量、血压，使它们保持在安全范围，并据此来调整服用的剂量及方案。此外，心输出量的减少可能会让患者感到疲劳。
- 另一个严重的不良反应是支气管痉挛，不建议对有支气管痉挛病史的患者使用β受体拮抗药，如哮喘和慢性阻塞性肺疾病（chronic obstructive pulmonary disease，COPD）。
- β受体拮抗药可引起周围血管收缩，如肢端发冷。这些药物可能有胃肠道不良反应，如果饭前服用，可以减少不良反应的发生。
- 糖尿病患者使用β受体拮抗药时应谨慎用药，因为低血糖和高血糖的症状和体征有可能会被掩盖。▶因此针对糖尿病患者，应重点监测血糖水平，糖尿病患者也可能需要改变其胰岛素或口服降糖药的剂量。

- 长效β受体拮抗药可能需要在术前停止使用，以降低其作用对术后的影响，包括心动过缓和心脏收缩力的下降。应由医生检查判断。
- 老年人更有可能对β受体拮抗药敏感，因此可能有更多的不良反应。它们也可能使患者对低温的耐受性降低。
- β受体拮抗药的不良反应还包括可能导致勃起功能障碍。这可能会影响患者服药的意愿，需要在服药前对患者进行明确的健康宣教。

五、钙离子通道阻滞药

（一）适应证

- 高血压。
- 稳定型心绞痛。
- 抗心律失常作用。

（二）作用机制

钙离子通道阻滞药是阻断钙离子经过细胞膜上的钙离子通道进入细胞的药物。这种钙阻滞发生在血管平滑肌、心肌细胞和传导系统中。如果没有钙离子，肌肉就不能收缩，导致外周血和冠状动脉血管舒张，心肌收缩力下降、减缓神经脉冲的形成和传导。

（三）常用药物

这类药物可分为如下亚组。

- 二氢吡啶类钙离子通道阻滞药——硝苯地平和氨氯地平，主要是通过抑制钙离子通过细胞膜二通道进入周围平滑肌细胞，降低外周血管的阻力使血压下降，是对心脏活动影响最小的血管扩张药。
- 非二氢吡啶类钙离子通道阻滞药——可进一步细分为维拉帕米和地尔硫草。维拉帕米作为一种抗心律失常药物，主要作用于心脏传导。地尔硫草介于维拉帕米和二氢吡啶之间，对血管和心脏都有一定的作用。

（四）护理注意事项

对于所有影响心率和血压的药物，监测这两个变量是很重要的。因为它们是血管扩张药，患者最初可能会出现潮红和头痛，随着时间的推移而减轻。

- 钙离子通道阻滞药抑制心肌收缩力，并可与其他药物引起相互作用，如 β 受体拮抗药和一些抗心律失常药物，这可能导致严重的血流动力学紊乱。
- 老年患者开始时需要服用较低的剂量，因为他们可能比年轻患者对这组药物更敏感。
- 维拉帕米会引起便秘。

六、硝酸酯类药物

（一）适应证
- 预防和治疗心绞痛，包括稳定和不稳定型心绞痛。
- 静脉剂量的硝酸盐可用于治疗急性左心衰竭。

（二）作用机制
硝酸盐在血管平滑肌中释放一氧化氮，导致血管松弛，从而舒张血管。它们主要作用于静脉系统，导致静脉扩张，降低静脉回心血流量，因此减轻前负荷，降低心肌耗氧量。部分动脉扩张；不受动脉粥样硬化斑块影响的冠状动脉会扩张血管，增加心肌供血。外周动脉血管舒张，降低心脏泵血的阻力。

（三）常用药物
硝酸甘油（glyceryl trinitrate，GTV）、二硝酸异山梨酯和单硝酸酯。

（四）护理注意事项
- 硝酸盐最常见的不良反应与血管舒张有关，包括潮红、头痛和低血压。当开始静脉注射硝酸酯类药物时，要密切监测患者的血压和心率。当硝酸酯类药物通过其他途径使用时，血压也会下降，如舌下含服。在站立时也会出现直立性（体位性）低血压，所以建议患者坐几分钟。
- 硝酸甘油片剂吞服是无效的，应指导患者正确服用该药片。
- 硝酸酯类可能会产生耐药性，因此建议连续用药每 24h 设置 4～8h 的间歇期不使用硝酸酯类药物。
- 如果发作心绞痛时，间隔两次使用硝酸甘油

无缓解，则应考虑是否为心肌梗死，需要立即提供医疗援助。

- 患者需要被告知，他们可以在胸痛发作时服用硝酸酯类药物，但也可以在开始任何可能导致胸痛的活动之前这样做，如爬楼梯之前。
- 短效硝酸酯类药片应保存在避光的容器中，并用箔衬盖关闭。一旦打开使用后，应在 8 周后被丢弃，以防失去药效。

七、血管扩张药、降压药

（一）适应证
高血压。

（二）作用机制
这些药物可以使动脉血管舒张，导致周围血管阻力降低，使血压下降。

（三）常见药物
肼屈嗪扩张动脉血管，硝普钠作为一种特殊的扩血管药物，通过释放一氧化氮，松弛动脉和静脉系统的血管平滑肌，降低前后负荷，使血压下降。

（四）护理注意事项
- 肼屈嗪可引起心动过速及液体潴留。
- 硝普钠的作用持续时间较短，因此必须通过静脉注射，且该药物稳定性较差，必须定期补充输注，并避光输注，因为不避光情况下会产生氰化物。因此护理人员在为患者进行硝普钠输注时，应保证输液器所有部分避光。

八、血管紧张素转换酶抑制药

（一）适应证
- 心力衰竭。
- 高血压，特别是在胰岛素依赖型糖尿病患者中。
- 心肌梗死后管理。

（二）作用机制
血管紧张素转换酶抑制药通过对肾素 – 血管紧张素 – 醛固酮系统（renin-angiotensin-aldosterone system，RAAS）起作用，因此了解这一系统可

以更准确地了解这类药物的作用机制。肾素是一种将血管紧张素原转化为血管紧张素 I 的酶；血管紧张素 I 随后在肺中通过 ACE 转化为血管紧张素 II。血管紧张素 II 是一种强大的血管收缩剂，可刺激醛固酮的释放。

（三）常见药物

卡托普利、赖诺普利、依那普利、雷米普利和培哚普利。

（四）护理注意事项

- 在使用血管紧张素转换酶抑制药的几个小时内，血压即可下降，因此，在使用此类药物时应先低剂量应用，并严格检测患者血压水平。
- 服用血管紧张素转换酶抑制药的患者的血钾浓度可能会升高，如果患者也在服用保钾利尿药或钾补充剂时，应严格监测血钾浓度，以防因为高钾血症引起心律失常。
- 血管紧张素转换酶抑制药其中一个不良反应是持续的刺激性干咳，其产生原因是在发挥血管紧张素转换酶抑制的同时也阻断了缓激肽的分解，而该激肽是肺内的刺激物。
- 血管紧张素转换酶抑制药通过降低肾脏血压，进而降低滤过压，因此应监测患者肾功能，该类药物可对糖尿病患者提供肾脏保护。

九、血管紧张素 II 拮抗药

（一）适应证

高血压，特别是针对血管紧张素转换酶抑制药不耐受的高血压患者。

（二）作用机制

血管紧张素 II 拮抗药不像 ACE 抑制药那样阻断血管紧张素 I 向血管紧张素 II 的转化；它们阻断了血管紧张素 II 在其受体位点的作用。

（三）常用药物

氯沙坦和坎地沙坦。

（四）护理注意事项

详见血管紧张素转换酶抑制药的注意事项。

（席文杰）

十、正性肌力药

（一）适应证

- 增强心肌收缩力和最大限度增加组织氧合。
- 治疗休克。

（二）作用机制

这组药物模拟了交感神经系统，并且在不同程度上模拟了心脏的收缩性、HR 和 BP。临床常用的正性肌力药包括儿茶酚胺或其衍生物。了解自主神经系统，尤其是肾上腺素受体的内容很重要。要了解一系列的生理反应，重要的是了解 α_1 和 α_2、β_1 和 β_2 受体的位置，以及它们在受到刺激时的作用。不同的正性肌力药物对这些受体会产生不同的作用，因此，根据反应的不同适用于不同的临床情况。

（三）常见药物

肾上腺素具有 α_1 活性，小剂量引起血管舒张，但大剂量时可引起血管收缩。该药作用于 β_1 肾上腺素受体，增强心肌收缩力。因其血管舒张作用范围广泛，尤其适用于过敏性休克，超敏反应和感染性休克；它还可以通过血管收缩来维持血压。但肾上腺素会导致肾血流量下降。它也适用于心脏停搏。

去甲肾上腺素与肾上腺素作用相类似；它是一种比肾上腺素更强的动脉收缩药。该药物有时用于治疗急性低血压，但必须确保较强的血管收缩与重要脏器血流灌注之间的平衡，尤其是肾脏的组织灌注。

多巴胺不同的剂量作用于不同的受体。在小剂量时，血管平滑肌中 D_1 受体受到刺激并导致肾和肠系膜血管扩张，从而改善肾血流量。在达到中等剂量时，β_1 受体被激活，增加 HR 和心肌收缩力，在大剂量时，α 肾上腺素受体被激活，导致血管收缩。

多巴酚丁胺同时影响 α 和 β 肾上腺素受体，但对 β 肾上腺素受体的影响更大。它会导致心肌收缩力增加，但对 HR 的影响很小；因此，该药物用于心力衰竭的治疗。

（四）护理注意事项

- 确保所有给予正性肌力药的患者都有中心静

脉通路（防止严重的药物外渗）并且正确配置药物浓度。还要密切监测患者的中心静脉压（central venous pressure，CVP）、每小时尿量和有创血压监测。

- 尿量的测量非常重要，因此应用正性肌力药物的患者通常常规留置尿管。用于及时监测患者的肾功能，并定时监测血液中尿素及电解质。

- 输注肾上腺素或去甲肾上腺素时，切勿突然停药，避免血压骤降。

- 多巴胺和去甲肾上腺素与碳酸氢钠存在配伍禁忌。

十一、抗凝药

（一）适应证

预防和治疗深静脉血栓形成、肺栓塞、不稳定型心绞痛和急性冠状动脉综合征，有时与溶栓药联合使用。

（二）作用机制

抗凝药抑制纤维蛋白的产生，从而破坏凝血环节。它们可以抑制新的血凝块形成，但不能溶解现有血凝块。

（三）常见药物

- 肝素通过增强抗凝血酶Ⅲ的作用抑制凝血。这可以防止凝血酶原转化为凝血酶和纤维蛋白原转化为纤维蛋白。低分子量肝素，如依诺肝素，均来源于肝素。它们是增强了抗凝血酶对因子Xa的影响，而不是对凝血酶的影响。它们往往被用来代替普通肝素，因为效果更可预测并且不会延长活化部分凝血活酶时间（activated partial thromboplastin time，APTT）。

- 华法林是维生素K的拮抗药，可抑制凝血因子Ⅱ、Ⅶ、Ⅸ和Ⅹ在的肝脏合成。

- 达比加群是一种凝血酶抑制药，因此阻止凝血酶使纤维蛋白原转化为纤维蛋白。

- 非维生素K拮抗药口服抗凝药（non-vitamin K antagonist oral anticoagulant，NOAC）也称为直接口服抗凝药（direct oral anticoagulants，DOAC），如阿哌沙班、依度沙班和利伐沙班。它们是Xa因子的直接和可逆抑制药。抑制因子Xa可防止凝血酶形成和血栓的形成。

（四）护理注意事项

- 华法林只能口服；在医院通常建议晚上服用，以便根据患者的血液检查结果改变剂量。

- 肝素通过静脉（intravenous，IV）或皮下（subcutaneous，SC）注射给药。

- 达比加群为口服给药。

- 抗凝药的两大风险如下。
  - 过度抗凝，导致出血。用硫酸鱼精蛋白对抗肝素；用维生素K对抗华法林。没有特定的药物可以对抗达比加群。
  - 抗凝不足，导致血栓形成。

- 患者教育——建议患者密切观察任何出血的征象，并及时报告医护人员。

- 华法林与多种药物有相互作用，必须在公认的药品配伍规范中进行检查。尤其酒精和阿司匹林，它们都可以增强华法林的作用。还应告知患者华法林和某些草药产品之间可能存在相互作用，应与医生讨论后用药。

- 华法林通常在患者术前2～3天停用，改用肝素抗凝；这样可以更严格规范化抗凝并更快地起到逆转抗凝作用。以上情况需与医疗人员核实。

- 已知口服抗凝药具有致畸作用，可导致妊娠早期胎儿畸形和晚期胎儿流产。女性患者如果怀孕或可能怀孕，必须提前告知医生。

- 告知患者需要定期复查，以监测其凝血情况[国际标准化比值（INR）]。即使使用了家庭检测试剂盒，仍需在门诊进行凝血化验。

- 使用新型口服抗凝药患者，无须定期进行血液监测INR。但是仍需定期抽血化验肝肾功能，并定期预约复查。

十二、抗血小板药

（一）适应证

预防心肌梗死和脑血管事件[如脑血管意外（cerebrovascular accident，CVA）]。

（二）作用机制

一般来说，这组药物会干扰血小板膜功能，阻止血小板成分的释放，抑制血小板聚集。

（三）常见药物

- 阿司匹林是最常用的药物，在血小板内起作用，通过阻断环氧合酶（cyclooxygenase，COX）来抑制花生四烯酸形成血栓素 A_2，对血小板聚集产生抑制作用。它常用作二级预防用药。

- 氯吡格雷和替格瑞洛通过抑制二磷酸腺苷介导的血小板聚集来干扰血小板功能。

- 阿昔单抗属于一组称为糖蛋白 IIb/IIIa（GP IIb/IIIa）抑制药的药物。血小板上的 GP IIb/IIIa 受体被阻断，从而有效地抑制血小板聚集，防止血小板或纤维蛋白原的进一步结合。

（四）护理注意事项

- 与食物一起服用药物，可以提高噻氯匹定的吸收，减轻阿司匹林引起的胃部刺激。

- 监测患者用药的不良反应，包括出血性疾病、恶心及呕吐。

- 考虑与抗凝药一起应用是否会增加出血的风险。

- 缺血事件后给予单剂量阿司匹林（150～300mg）。确保患者和家属知道该药物是为了抗血小板作用而不是作为镇痛药。

- 与医疗人员核实术前已停用阿司匹林，以降低术后出血的可能性。

十三、溶栓药

（一）适应证

- 急性心肌梗死。
- 肺栓塞。
- 脑血管意外。

➡ 第 7 章的 "ST 段抬高型 ACS 患者的具体护理原则"。

（二）作用机制

也称为 "纤维蛋白溶解剂"，其目的是分解现有的凝块。通过将纤溶酶原激活为纤溶酶来实现。纤溶酶是一种蛋白酶，可分解凝块的纤维蛋白基质。

（三）常见药物

链激酶、瑞替普酶和替奈普酶。

（四）护理注意事项

- 在诊断和排除禁忌证后尽早开始溶栓治疗，禁忌证包括近期出血、手术、未能控制的重度高血压和已知的超敏反应。

- 链激酶是一种来源于链球菌的蛋白质，有过敏反应的风险。抗体的产生会降低治疗的有效性，其抗体可以产生并影响该药物进一步治疗的有效性。一般建议一旦发生这种情况，使用过链激酶后就不宜再次使用。

- 注意监测患者出血及过敏反应。

十四、他汀类药物

（一）适应证

- 高胆固醇血症。
- 经饮食不能控制的高脂血症。
- 延缓动脉粥样硬化的进程。
- 预防冠状动脉事件。

（二）作用机制

他汀类药物是 3- 羟基 -3- 甲基戊二酰辅酶 A（HMG-CoA）还原酶抑制药。HMG-CoA 还原酶可以决定胆固醇的合成速度。因此，如果这种酶被抑制，胆固醇就会减少，尤其是在肝脏中。而且肝脏也有清除胆固醇的能力。

（三）常见药物

辛伐他汀、阿托伐他汀和普伐他汀。

（四）护理注意事项

- 晚上服用他汀类药物更有效，因为 HMG-CoA 还原酶在夜间最为活跃，胆固醇多在夜间合成。

- 肝病及妊娠禁用。

- 可能引起从肌痛（肌肉疼痛）到横纹肌溶解症（肌肉受损）等不同程度的肌肉问题。建议患者及时报告原因不明的肌肉疼痛、无力或触痛。

- 在开始他汀类药物治疗前和治疗后的 4～12 周内进行肝功能检查。在第 6 个月和第 6 年进行复查，因为肝功能异常是他汀类药物的潜在不良反应。

十五、利尿药

（一）适应证

治疗水肿和高血压。

（二）作用机制

利尿药通过促进肾单位中的离子转运来增加尿量。主要作用部位是近曲小管（proximal convoluted tubule，PCT）、髓襻升支粗段、远曲小管（distal convoluted tubule，DCT）和集合管。利尿药根据其作用机制进行分类。了解其作用机制有助于预测利尿的程度、电解质流失的模式及不良反应。

（三）常见药物

苄氟噻嗪属于"噻嗪类及相关利尿药"类别。本类药物在 DCT 开始起作用并抑制钠的重吸收。如果钠没有被重吸收，那么水的重吸收就会减少，从而产生利尿作用。这类药物利尿效果中等，因为大多数钠在到达 DCT 之前就被吸收了。噻嗪类利尿药用于治疗高血压和减轻心力衰竭中的水肿。

呋塞米因其作用部位而属于"襻利尿药"类。襻利尿药主要通过阻断髓襻升支粗段中的 $Na^+/K^+/2Cl^-$ 协同转运系统发挥作用。所以，钠和氯的重吸收受到抑制，但这也意味着钾离子的流失增加。此类药物属于强效利尿药，因为高达 35% 的 NaCl 在髓襻的这一部分被重吸收。这些药物用于治疗左心室衰竭中的肺水肿及充血性心力衰竭（congestive cardiac failure，CCF）。

螺内酯和阿米洛利尽管具有不同的作用机制，但都属于"保钾利尿药"类。螺内酯抑制醛固酮，是一种由肾上腺皮质产生的激素，不仅促进钠和水的排泄，还可以保留钾。阿米洛利主要干扰远端 DCT 和集合管中钠通道，从而防止钾移出到体液中。它们常被认为是低效利尿药，通常与其他利尿药一起服用以预防低钾血症。

（四）护理注意事项

- 服用利尿药患者密切监测其生命体征、体重及体液平衡。▶注意监测患者血钾水平，尤其是未服用保钾利尿药的患者。

- 密切监测糖尿病患者的血糖水平也很重要，因为这些药物会导致高血糖。

- 利尿药建议患者早上或下午早些时候服用，以避免因频繁排尿影响睡眠。噻嗪类利尿药作用时间长（12～24h），因此只能早上服用；而呋塞米的作用时间仅维持 6h，因此可以每天服用 2 次，而不会影响睡眠。

- 呋塞米必须以不超过 4mg/min 的速度缓慢给药，以防止耳毒性损害听力。

- 医疗人员可能会在心脏手术前核查或停止使用利尿药，以便维持术后液体平衡和控制心律失常的发生。

（黄　峥）

相关指南

[1] The Electronic Medicines Compendium (eMC). https://www.medicines.org.uk/emc/

[2] Advances in the field of pacing, cardioversion, and defibrillation; however, are limiting the role of antiarrhythmics in the clinical setting.

[3] Dronedarone has Class III effects but also Class Ib, IV, and II, and is used as a treatment for atrial fibrillation.

附录 A　其他参考资料

本书是一本快速参考用书，以下是为读者提供的一些进一步阅读建议和一些可能会有用的网站。本书涵盖的所有内容，都有丰富的参考资料，但不可能在这里一一列举。以下列出的参考资料并非详尽无遗，在此向读者深表歉意。

期刊

1. *British Journal of Cardiac Nursing*
2. *British Journal of Cardiology*
3. *European Heart Journal*
4. *European Journal of Cardiovascular Nursing*
5. *Journal of Cardiovascular Nursing*

参考图书

[1] Chikwe J, Cooke d, Weiss A (2013) Cardiothoracic Surgery (2nd edn). Oxford University press, Oxford.
[2] Eisen H (2016) Heart Failure: A Comprehensive Guide to Pathophysiology and Clinical Care. Springer, New York.
[3] Elliott p, Lambiase p, Kumar d (2011) Inherited Cardiac Disease. Oxford University press, Oxford.
[4] Hardin S, Kaplow R (2019) Cardiac Surgery Essentials for Critical Care Nursing (3rd edn). Jones and Bartlett, Burlington, VA.
[5] Humphreys M (2011) Nursing the Cardiac Patient. Wiley & Sons, Chichester.
[6] Menzies-G ow E, Spiers C (2018) Rapid Cardiac Care. Wiley Blackwell, Oxford.
[7] Mitchell A, West N, Leeson p (2019) Cardiac Catheterization and Coronary Intervention. Oxford University press, Oxford.
[8] Ramrakha p and Hill J (2012) Oxford Handbook of Cardiology (2nd edn). Oxford University press, Oxford.
[9] Smith R, Higgins M, Macfe A (2014) Cardiothoracic Critical Care. Oxford University press, Oxford.
[10] Taggart d, Abu-Omar Y (2018) Core Concepts in Cardiac Surgery. Oxford University press, Oxford.
[11] Thorne, S and Bowater S (2017) Adult Congenital Heart Disease (2nd edn) Oxford University press, Oxford.
[12] Tubaro M, Vranckx p, price S (215) The ESC Textbook of Intensive and Acute Cardiovascular care (2nd edn). Oxford University press, Oxford.
[13] Woods SL, Froelicher ESS, Underhill Motzer S, Bridges EJ (2010) Cardiac Nursing (6th edn). Lippincott Williams & Wilkins, London.

参考网站

[1] Arrhythmia Alliance: M http://w ww.heartrhythmalliance.org/aa/ uk
[2] Ashley Jolly Sudden Adult death Trust (SAd UK) : http://sadsuk.org
[3] British Cardiovascular Society— links to other groups such as British Association of Nursing in Cardiovascular Care and British Association of Cardiovascular prevention and Rehabilitation can be accessed through this website: http:// www.bcs.com
[4] British Heart Foundation: http:// www.bhf.org.uk
[5] British Heart Foundation statistics website: http://www.heartstats.org
[6] British Heart Valve Society: M http:// www.bhvs.org.uk
[7] Cardiomyopathy UK: M http:// www.cardiomyopathy.org
[8] Cochrane Collaboration—a useful website for finding the latest systematic reviews: http:// www.cochrane.org
[9] Department of Health— a useful site for accessing health policy and guidelines: http:// www.doh.gov.uk
[10] European Heart Network: http:// www.ehnheart.org
[11] European Society of Cardiology: http:// www.escardio.org
[12] Geeky medics— useful information on clinical skills: https:// geekymedics.com/
[13] Marfan Association UK: http:// www.marfan.org.uk
[14] National Institute for Cardiac Outcomes and Research: https:// www.nicor.org.uk/
[15] National Institute for Health and Care Excellence: http:// www.nice.org.uk
[16] Resuscitation Council (UK) : http:// www.resus.org.uk
[17] Scottish Intercollegiate Guidelines Network: http:// www.sign.ac.uk
[18] Society of Cardiothoracic Surgery: http:// www.scts.org
[19] The Somerville Foundation (previously known as the Grown up Congenital Heart patients Association) : http://www.thesf.org.uk/
[20] World Heart Federation: M http:// www.worldheart.org

（李永刚）

附录 B 心脏示意图

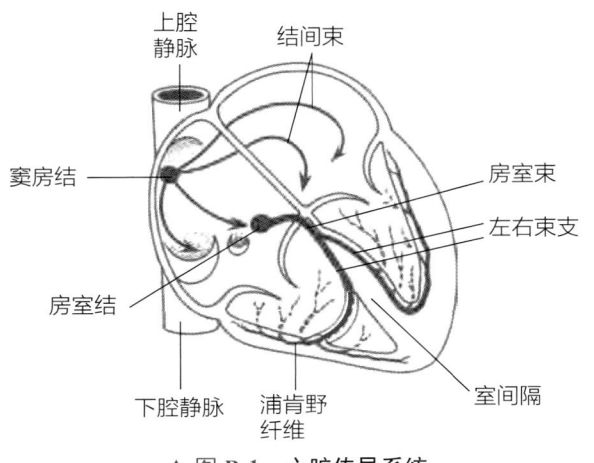

▲ 图 B-1 心脏传导系统
经许可改编自 Wilkins R, Cross S, Megson I, Meredith D（eds）
（2006）*Oxford Handbook of Medical Sciences*. Oxford University Press, Oxford

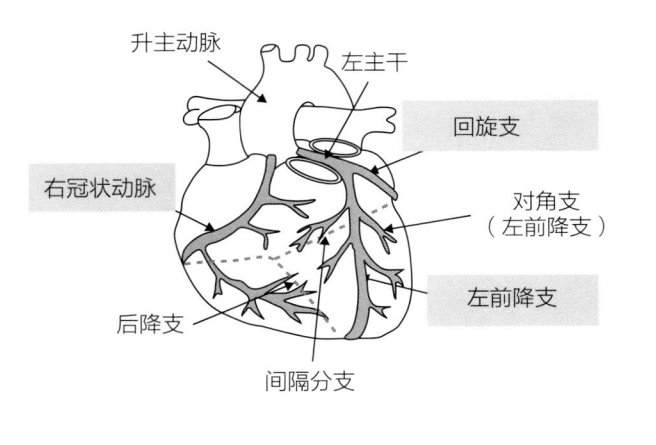

▲ 图 B-2 冠状动脉血液循环
经许可转载自 Myerson SG, Choudhury RP, Mitchell ARJ (eds)
(2006) *Emergencies in Cardiology*. Oxford University Press, Oxford

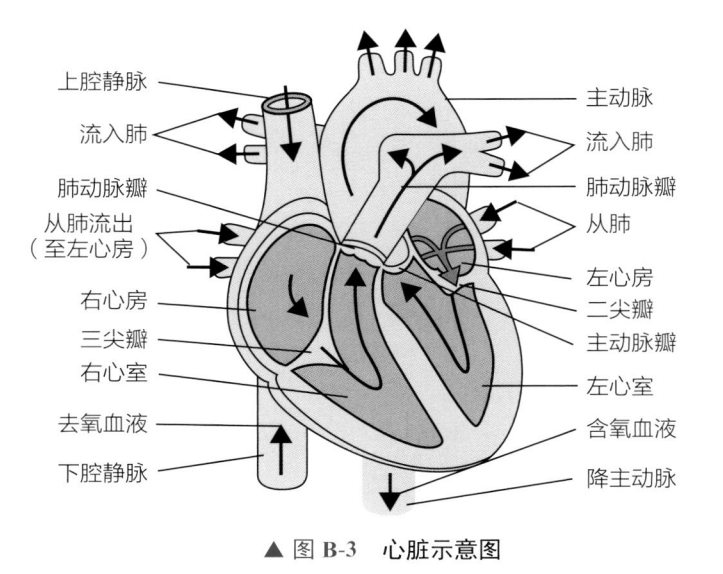

▲ 图 B-3 心脏示意图

（李永刚）

附录 C　常用检验参考值

常用血常规化验值

血红蛋白（Hb）	男性 13～18g/dl
	女性 11.5～16g/dl
血小板计数	（150～400）×10⁹/L
白细胞	（4～11）×10⁹/L

血脂及葡萄糖

总胆固醇	＜ 6mmol/L
甘油三酯	0.5～1.9mmol/L
空腹血糖	3.5～5.5mmol/L

肾功能 & 电解质

血清纳	135～154mmol/L
血清钾	3.5～5mmol/L
肌酐	70～150μmol/L
尿素	2.5～6.7mmol/L
血清钙总钙	2.12～2.65mmol/L
清蛋白	35～50g/L
总蛋白	60～80g/L

血气分析

pH	7.34～7.45
血氧分压（PO$_2$）	10.1～13.9kPa
血二氧化碳分压（PCO$_2$）	4.0～6.0kPa
碳酸氢根离子 (HCO$_3^-$)	22～26mmol/L
碱剩余 (BE)	−2～+2

心脏生物标志物（值随着不同检测方法而有所区别）

	发病时	峰值	恢复时间
肌酸激酶（CK）	4～8h	12～24h	3～4 天
肌酸激酶同工酶（CK-MB）	3～12h	18～24h	2～4 天
肌钙蛋白 T（TnT）	3～4h	10～24h	7～14 天
肌钙蛋白 I（TnI）	3～6h	12～24h	5～9 天

（李永刚）

附录 D ECG 测量

ECG 测量

秒（50mm/s）

0.1　0.2　0.3　0.4　0.5　0.6

心率

从箭头开始，读取 2 个循环
（走纸速度 25mm/s）

400　300　200　150　　100　90　80　70　60　　50　　40　　30

QRS 波群

PR 间期

Q 波 S 波

R 波

ST 间期

Q-T 间期

间期	标准时长 时长（s）
PR	0.12~0.22
ST	0.27~0.33
QT	0.35~0.42
QRS	0.08~0.11

秒（25mm/秒）

0.2　0.4　0.6　0.8　1.0　1.2

经许可转载自 Ramrakha P and Moore K (editors). Oxford Handbook of Acute Medicine 2nd edition. 2004.Oxford University Press, Oxford

（李永刚）

附录 E　缩略语

▶	important	重点
🡒	cross reference	参阅
💣	controversial topic	争议性话题
❶	warning	警惕
✍	website	网站
↑	increased/increasing	增加 / 递增
↓	decreased/decreasing	下降 / 递减
2D	two-dimensional	二维的
3D	three-dimensional	三维的
ABG	arterial blood gases	动脉血气
ABPM	ambulatory blood pressure monitoring	动态血压监测
AC	atrial conduction	心房传导
ACC	American College of Cardiology	美国心脏病学院
ACE	angiotensin-converting enzyme	血管紧张素转换酶
ACHD	adult congenital heart disease	成人先天性心脏病
ACS	acute coronary syndromes	急性冠状动脉综合征
ACT	activated clotting time	活化凝血时间
ADH	antidiuretic hormone	抗利尿激素
A&E	accident and emergency	急诊室
AECG	ambulatory electrocardiography monitoring	动态心电图监测
AED	automated external defibrillator	自动体外除颤器
AF	atrial fibrillation	心房颤动
AHA	American Heart Association	美国心脏协会
ALS	advanced life support	高级生命支持
AP	action potential	动作电位
APTT	activated partial thromboplastin time	活化部分凝血活酶时间
AR	aortic regurgitation	主动脉瓣反流
ARB	angiotensin receptor blockers	血管紧张素受体阻滞药
ARVC	arrhythmogenic right ventricular cardiomyopathy	致心律失常性右室心肌病

AS	aortic stenosis	主动脉瓣狭窄
ASD	atrial septal defect	房间隔缺损
ASH	asymmetrical septal hypertrophy	非对称性间隔肥厚
AV	atrioventricular	房室
AVNRT	atrioventricular node re-entry tachycardia	房室结内折返性心动过速
AVRT	atrioventricular re-entry tachycardia	房室折返性心动过速
AVR	aortic valve replacement	主动脉瓣置换术
BBB	bundle branch block	束支传导阻滞
BCL	basic cycle length	基础起搏周长
BCNIE	blood culture-negative infective endocarditis	血培养阴性感染性心内膜炎
BE	base excess	碱剩余
BIMA	bilateral internal mammary artery	双侧乳内动脉
BiVAD	biventricular assist device	双心室辅助装置
BLS	basic life support	基础生命支持
BMI	body mass index	体重指数
BMS	bare metal stents	金属裸支架
BNP	B-type natriuretic peptide	B 型利钠肽
BP	blood pressure	血压
BPAP	bilevel positive airway pressure	双水平气道正压通气
BRS	bioresorbable scaffold	生物可吸收支架
BVP	biventricular pacing	双心室起搏
CABG	coronary artery bypass graft/s	冠状动脉旁路移植术
CAD	coronary artery disease	冠状动脉疾病
CBT	cognitive behaviour therapy	认知行为疗法
CCF	congestive cardiac failure	充血性心力衰竭
CCU	Coronary Care Unit	冠状动脉性心脏病监护室
CDRIE	cardiac device-related infective endocarditis	心脏装置相关的感染性心内膜炎
CFAE	complex fractionated atrial electrogram	复杂性碎裂电位消融
CHB	complete heart block	完全性心脏传导阻滞
CHD	coronary heart disease	冠状动脉性心脏病
CHF	chronic heart failure	慢性心力衰竭
CK	creatine kinase	肌酸激酶

CKD	chronic kidney disease	慢性肾脏病
CK-MB	creatine kinase muscle and brain	肌酸激酶同工酶
CMR	cardiac magnetic resonance	心脏磁共振
CO	cardiac output	心输出量
COA	coarctation of aorta	主动脉缩窄
COPD	chronic obstructive pulmonary disease	慢性阻塞性肺疾病
CPAP	continuous positive airway pressure	持续气道正压通气
CPB	cardiopulmonary bypass	心肺转流术 / 体外循环
CPR	cardiopulmonary resuscitation	心肺复苏
CPRP	cardiovascular prevention and rehabilitation programmes	心血管预防与康复方案
CPVT	catecholaminergic polymorphic ventricular tachycardia	儿茶酚胺源性多形性室性心动过速
CR	cardiac rehabilitation	心脏康复
CRT	capillary refill time or cardiac resynchronization therapy	毛细血管再充盈时间 / 心脏再同步化治疗
CS	coronary sinus	冠状窦
CSM	carotid sinus massage	颈动脉窦按摩
CT	computed tomography	计算机断层扫描
CVA	cerebrovascular accident	脑血管意外
CVD	cardiovascular disease	心血管疾病
CVP	central venous pressure	中心静脉压
CVS	cardiovascular system	心血管系统
CXR	chest X-ray	胸部 X 线检查
DCM	dilated cardiomyopathy	扩张型心肌病
DC	direct current	直流电
DCT	distal convoluted tubule	远曲小管
DEB	drug-eluting balloon	药物洗脱球囊
DES	drug-eluting stent	药物洗脱支架
DKA	diabetic ketoacidosis	糖尿病酮症酸中毒
DVLA	Driver and Vehide Licensing Authority	英国司机及车辆牌照机构
DVT	deep vein thrombosis	深静脉血栓
ECG	electrocardiogram	心电图
Echo	echocardiograph	超声心动图
ECMO	extracorporeal membrane oxygenation	体外膜氧合

EF	ejection fraction	射血分数
EGM	electrogram	电描记图
EHRA	European Heart Rhythm Association	欧洲心律协会
EP	electrophysiology	电生理学
EPS	electrophysiological study	电生理学研究
ESC	European Society of Cardiology	欧洲心脏病学会
ESR	erythrocyte sedimentation rate	红细胞沉降率
ETT	exercise tolerance test	运动耐量试验
FAST	facial weakness，arm weakness，speech problems，time	面部下垂、手臂无力、语言障碍、抓紧时间
FBC	full blood count	全血细胞计数
F-FDG	fluorodeoxyglucose	氟代脱氧葡萄糖
FH	familial hypercholesterolaemia	家族性高胆固醇血症
GFR	glomerular filtration rate	肾小球滤过率
Hb	haemoglobin	血红蛋白
HCM	hypertrophic cardiomyopathy	肥厚型心肌病
HDL	high-density lipoprotein	高密度脂蛋白
HDU	high dependency unit	高依赖病房（正压病房）
HFpEF	heart failure with preserved ejection fraction	射血分数保留的心力衰竭
HFrEF	heart failure with reduced ejection fraction	射血分数降低的心力衰竭
HIV	human immunodeficiency virus	人类免疫缺陷病毒
HMG-CoA	3-hydroxy-3-methyglutaryl coenzyme A	3- 羟基 -3- 甲基戊二酰辅酶 A
HR	heart rate	心率
HRA	high right atrium	高位右心房
HRS	Heart Rhythm Society	美国心律学会
HV	His to ventricle interval	希氏束到心室间隔
IABP	intra-aortic balloon pump	主动脉内球囊反搏
ICC	inherited cardiac condition	遗传性心脏病
ICD	implantable cardioverter-defibrillator	植入型心脏复律除颤器
ICP	intracranial pressure	颅内压
IE	infective endocarditis	感染性心内膜炎
IM	intramuscular	肌内
IMA	internal mammary artery	乳内动脉

INR	international normalized ratio	国际标准化比值
ITU	intensive therapy unit	重症治疗病房
IV	intravenous	静脉
IVF	idiopathic ventricular fibrillation	特发性心室颤动
JVP	jugular venous pressure	颈静脉压
LA	left atrium/atrial	左心房
LAD	left anterior descending	左前降支
LAH	left atrial hypertrophy	左心房肥大
LBBB	left bundle branch block	左束支传导阻滞
LDL	low-density lipoprotein	低密度脂蛋白
LFT	liver function test	肝功能检测
LGV	large goods vehicle	大型货车
LMS	left main stem	左主干
LMWH	low-molecular-weight heparin	低分子肝素
LQTS	long QT syndrome	长 QT 综合征
LV	left ventricle/ventricular	左心室
LVAD	left ventricular assist device	左心室辅助装置
LVEDD	left ventricular end diastolic diameter	左心室舒张末期内径
LVEDP	left ventricular end diastolic pressure	左心室舒张末期压力
LVEF	left ventricular ejection fraction	左心室射血分数
LVF	left ventricular failure	左心室衰竭
LVH	left ventricular hypertrophy	左心室肥厚
LVOT	left ventricular outflow tract	左心室流出道
LVOTO	left ventricular outflow tract obstruction	左心室流出道梗阻
MAP	mean arterial pressure	平均动脉压
MI	myocardial infarction	心肌梗死
MPS	myocardial perfusion scintigraphy	心肌灌注显像
MR	mitral regurgitation	二尖瓣反流
MRA	mineralocorticoid receptor antagonist	盐皮质激素受体拮抗药
MRI	magnetic resonance imaging	磁共振成像
MRSA	methicillin-resistant Staphylococcus aureus	抗甲氧西林金黄色葡萄球菌
MS	mitral stenosis	二尖瓣狭窄

MSCT	multi-slice computed tomography	多层螺旋计算机断层扫描
MV	mitral valve	二尖瓣
MVP	mitral valve prolapse	二尖瓣脱垂
MVR	mitral valve replacement	二尖瓣置换术
NACR	National Audit for Cardiac Rehabilitation	英国国家心脏康复审计署
NBM	nil by mouth	禁食
NG	nasogastric	鼻饲
NHS	National Health Service	英国国家医疗服务体系
NICE	National Institute for Health and Care Excellence	英国国家卫生与临床优化研究所
NIV	noninvasive ventilation	无创通气
NMS	neurally mediated syncope	神经介导性晕厥
NOAC	Non-vitamin K antagonist oral anticoagulant	非维生素 K 拮抗药口服抗凝药（新型口服抗凝药）
NRT	nicotine replacement therapy	尼古丁替代疗法
NSAID	nonsteroidal anti-inflammatory drug	非甾体抗炎药
NSTEMI	non-ST segment elevation myocardial infarction	非 ST 段抬高型心肌梗死
NVE	native valve endocarditis	自体瓣膜心内膜炎
NYHA	New York Heart Association	纽约心脏协会
OH	orthostatic hypotension	直立性低血压
PA	pulmonary artery	肺动脉
PAH	pulmonary artery hypertension	肺动脉高压
PAP	pulmonary artery pressure	肺动脉压
PAWP	pulmonary artery wedge pressure	肺动脉楔压
PCCD	progressive cardiac conduction defect	进行性心脏传导缺陷
PCI	percutaneous coronary intervention	经皮冠状动脉介入治疗
PCT	proximal convoluted tubule	近曲小管
PCV	packed cell volume	红细胞压积
PDA	patent ductus arteriosus	动脉导管未闭
PE	pulmonary embolism	肺栓塞
PEA	pulseless electrical activity	无脉冲电活动
PEEP	positive end expiratory pressure	呼气末正压通气
PES	programmed electrical stimulation	程控电刺激
PET	positron emission tomography	正电子发射体层成像

PFO	patent foramen ovale	卵圆孔未闭
PND	paroxysmal nocturnal dyspnoea	阵发性夜间呼吸困难
POBA	plain old balloon angioplasty	普通球囊血管成形术
PoTs	postural orthostatic tachycardia syndrome	体位性心动过速综合征
PPCI	primary percutaneous coronary intervention	直接经皮冠状动脉介入治疗
PPCM	Pregnancy-related cardiomyopathy	围产期心肌病
PPI	proton pump inhibitor	质子泵抑制药
PPM	permanent pacemaker	永久性起搏器
PS	pulmonary stenosis	肺动脉瓣狭窄
PSV	passenger service vehicle	载客汽车
PTCA	percutaneous transluminal coronary angioplasty	经皮腔内冠状动脉成形术
PVC	premature ventricular contraction	室性期前收缩
PVD	peripheral vascular disease	周围血管病
PVE	prosthetic valve endocarditis	人工瓣膜心内膜炎
PVR	pulmonary vascular resistance	肺血管阻力
RA	right atrium/atrial	右心房
RAAS	renin-angiotensin-aldosterone system	肾素 – 血管紧张素 – 醛固酮系统
RAH	right atrial hypertrophy	右心房肥大
RBBB	right bundle branch block	右束支传导阻滞
RCM	restrictive cardiomyopathy	限制型心肌病
RFA	radiofrequency ablation	射频消融
RV	right ventricle/ventricular	右心室
RVA	right ventricular apex（apical）	右心室心尖部
RVAD	right ventricular assist device	右心室辅助装置
RVF	right ventricular failure	右心室衰竭
RVH	right ventricular hypertrophy	右心室肥大
RVOT	right ventricular outflow tract	右心室流出道
RVOTO	right ventricular outflow tract obstruction	右心室流出道梗阻
SAECG	signal average ECG	信号平均心电图
SBAR	situation，background，assessment，recommendation	现状、背景、评估、建议（标准沟通模式）
SC	subcutaneous	皮下
SCD	sudden cardiac death	心源性猝死